保险视角下的

健康生态探索与展望

本书编委会 / 编

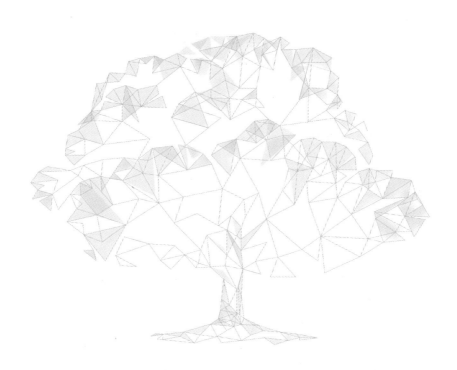

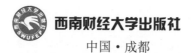西南财经大学出版社

中国·成都

图书在版编目(CIP)数据

保险视角下的健康生态探索与展望/本书编委会编.—成都:西南财经大学
出版社,2023.5
ISBN 978-7-5504-5786-7

Ⅰ.①保… Ⅱ.①本… Ⅲ.①医疗保健事业—研究—中国 Ⅳ.①R199.2

中国国家版本馆 CIP 数据核字(2023)第 088447 号

保险视角下的健康生态探索与展望
BAOXIAN SHIJIAO XIA DE JIANKANG SHENGTAI TANSUO YU ZHANWANG
本书编委会 编

责任编辑:李思嘉
责任校对:李琼
封面设计:墨创文化
责任印制:朱曼丽

出版发行	西南财经大学出版社(四川省成都市光华村街55号)
网 址	http://cbs.swufe.edu.cn
电子邮件	bookcj@swufe.edu.cn
邮政编码	610074
电 话	028-87353785
照 排	四川胜翔数码印务设计有限公司
印 刷	郫县犀浦印刷厂
成品尺寸	170mm×240mm
印 张	17.75
字 数	328 千字
版 次	2023 年 5 月第 1 版
印 次	2023 年 5 月第 1 次印刷
书 号	ISBN 978-7-5504-5786-7
定 价	78.00 元

序

习近平总书记指出"健康是幸福生活最重要的指标",在后疫情时代,国民对健康保障和健康管理的需求迅速提升。保险公司如何有效融入健康生态建设,提高国民健康水平同时提升自身的健康管理效率成为亟须解决的问题。

建信人寿保险股份有限公司(以下简称"建信人寿")成立于1998年,2011年经股权转换成为中国建设银行集团成员。公司坚持"以客户为中心"的服务理念,搭建了业内领先的保险产品和服务体系,并以"保险+科技""保险+生态"的经营模式,为客户提供一站式综合金融保险服务。公司已形成线上线下、面向全国的服务能力,业务领域覆盖寿险、资管、财险、健康、养老等板块,全面满足各类客户金融服务需求。

公司坚决贯彻落实党中央决策部署,服务国家建设,服务社会民生,积极推进"新金融"保险实践,策应中国建设银行住房租赁、普惠金融、金融科技"三大战略",助力乡村振兴,推动绿色金融,主动践行企业社会责任,在重大紧急灾害事件中勇于担当,发挥保障和资金支持作用,为社会传递休戚与共、守望相助的力量与温情,以向上向善的信念和"助他"理念,做百姓身边有温度的保险公司,在造福民生中实现高质量发展。

善建者行,守信者远。建信人寿作为中国建设银行集团满足客户风险保障、财富管理、健康养老需求的专业保险服务平台和集团重要的资产管理平台,秉承新金融发展理念,为客户提供更好服务,为股东创造更大价值,为员工搭建广阔的发展平台,为社会承担全面的企业公民责任,全心全意守护人民群众的美好生活。

建信人寿将坚持"诚信、精业、稳健、创新"的核心价值理念,以成为银行系保险公司的标杆为己任,全心全意为中国消费者提供优质的保险产品和金融理财服务。

为响应党中央"健康中国"战略部署，履行企业社会责任，满足慢性病年轻化、人口老龄化社会背景下人民日益增长的健康需求，切实发挥保险公司独特禀赋优势，建信人寿将大健康生态建设作为公司十四五规划的重要任务之一，全面融入集团发展战略，推动公司构建经营发展第二曲线，形成具有银行系保险公司特色的大健康生态发展蓝图。建信人寿近年来加大对"大健康"领域的研究力度，对国内外健康生态相关保险产品和业务创新实践进行了细致的分析和展望，并总结编纂成书，为公司未来构建健康生态圈提供支持。

　　本书从政策环境、经济环境、社会环境和科技环境对中国保险业构建健康生态圈的发展环境展开全面分析。在健康生态理论研究的基础上，本书全面地分析、探讨国际上保险业参与健康生态的发展模式，总结其对中国的经验借鉴价值，结合中国保险公司的现状，以大型保险公司、银行系保险公司为主，积极探讨保险业参与健康生态的发展模式及行业未来新发展格局，便于读者把握保险业参与健康生态的发展趋势，具有较强的前瞻性、战略性、针对性和应用性。希望本书能对读者有所裨益，同时，也欢迎广大读者对其中的疏漏给予指正。

本书编委会

2023 年 2 月

前言

2021 年是中国共产党建党 100 周年，100 年来，在党的领导下，中华民族实现了民族独立，人民当家做主，经济飞速发展，城市日新月异，人民生活发生了翻天覆地的变化。近年来，中国慢性病年轻化、人口老龄化程度加深，同时受新冠病毒感染的影响，人们在关注生活水平的同时也对自身的健康给予了更多的关注。人民对疾病的自我防护意识、健康风险的保障意识快速提高。

党的十九届五中全会提出了"全面推进健康中国建设"的重大任务，明确提出把保障人民健康放在优先发展的战略位置，据此提出了一系列的改革措施。2020 年中国经济总量突破 100 万亿元大关，中国人均 GDP 连续两年超过 1 万美元①，同时医疗费用支出的总量和其在 GDP 中的占比也在不断增长。党的二十大报告指出，人民健康是民族昌盛和国家强盛的重要标志。把保障人民健康放在优先发展的战略位置，完善人民健康促进政策。促进优质医疗资源扩容和区域均衡布局，坚持预防为主，加强对重大慢性病健康管理，提高基层防病治病和健康管理能力。

保险业在健康中国建设的重大任务中扮演着重要的角色，2013 年以后，国家接连出台鼓励商业健康保险发展的相关文件，印发《关于促进健康服务业发展的若干意见》《"健康中国 2030"规划纲要》等各类政策文件，鼓励保险公司丰富健康保险产品、开发与健康管理服务相关的健康保险产品。保险公司积极响应健康中国战略的号召，积极探索创新"保险+健康管理"的模式，将事前管理与事后保障相结合。

根据中国银保监会印发的《关于促进社会服务领域商业保险发展的意见》，至 2025 年中国健康保险市场规模力争超过 2 万亿元，年均复合增速超 18%。商业健康保险年保费收入预计仍有超过 1 万亿元的增量市场，预计 2030 年将占据 33% 的寿险市场。健康险市场成为保险公司"兵家必争之地"。近年

---

① 数据来源：《2020 年国民经济和社会发展统计公报》。

来，保险公司结合国情，借鉴国外经验，发挥各自优势，积极探索创新"保险+健康管理"模式，大多数以"保险+医疗+科技+药"全产业链布局大健康产业，围绕客户全生命周期，构建健康生态闭环。

在这种背景下，"保险+健康管理"方面的理论研究也日益丰富起来。本书深入研究健康险与健康管理服务的融合发展，借鉴国际上凯撒医疗、联合健康等企业关于"保险+健康管理"模式构建的经验，将保险公司由单一的经济支付角色，转为"持续管理+保障"健康管理者角色。本书从保险产品、业务实践分析方面入手，深入分析现阶段中国大型保险公司及银行系保险公司布局健康生态的模式。

从产业融合角度看，保险公司大多通过自建、共建、战略合作模式布局健康生态圈，其中自建、共建模式投入高，回报尚缺乏数据支撑，保险公司应结合自身战略规划和经营状况，理性选择布局模式及方向。从经济效益和模式选择方面看，保险业构建大健康生态推动保险经营从传统的资金赔付角色，转变为风险保障和医疗健康服务综合解决方案的提供者。从战略层面考虑，基于产品策略、健康管理服务策略、人力资源策略、保障措施等经营战略，保险公司围绕客户全生命周期，上游做好健康预防，中游做大保险支付，下游布局医疗服务，积累健康数据，反哺产品开发和风险管控，推动保险业产业升级，加快形成新发展格局。

目前，保险业构建健康生态圈是破解健康险困局的重要手段。深化保险业供给侧改革，在健康险产品同质化严重、竞争激烈、盈利空间被挤压的行业困境中，降本控费、增加盈利点和扩展获客通道是保险公司发展和经营健康险的关键，通过资本投入打通健康产业链，将保险产品与健康医疗服务相结合，满足客户全方位的医疗健康需求，成为发展的必然之路，也是保险公司积极布局健康产业的深层原因。保险公司提供健康管理服务，一方面，能够增强客户黏性，不断加强保险公司与客户之间的互动，实现老客户加保；另一方面，通过健康管理让保险提前进入客户的疾病治疗，达到降本控费的目的。

本书尝试探讨国际上保险业参与健康生态的发展模式及在中国保险业落地实施的可能性，既对过往探索模式进行了总结，也对健康保险的发展趋势进行了展望。

本书编委会
2023 年 2 月

目录

第一篇　序篇

第二篇　健康生态理论研究

第三篇　保险业布局健康生态的探索

第四篇 保险业健康生态的未来展望

第一篇
序 篇

党的十八届五中全会明确提出推进健康中国建设，从"五位一体"总体布局和"四个全面"战略布局出发，为更好保障人民健康做出了制度性安排。党的十九大报告将"实施健康中国战略"作为国家发展基本方略中的重要内容。党的二十大报告指出，推进健康中国建设，把保障人民健康放在优先发展的战略位置。习近平总书记指出："健康是促进人的全面发展的必然要求，是经济社会发展的基础条件，是民族昌盛和国家富强的重要标志，也是广大人民群众的共同追求。"健康中国建设关乎民生福祉、关乎国家全局与长远发展、社会稳定和经济可持续发展。

1989年世界卫生组织（WHO）认为健康包括生理健康、心理健康、良好的社会适应性及道德健康四个层面的相互协调发展，并提出了健康的十条标准。21世纪，世界卫生组织提出了健康公式：健康=7%环境因素+8%医疗+10%社会因素+15%遗传因素+60%生活方式，对健康的影响因素进行了更加明确的概括。生态（eco）一词源于古希腊字，意思是指家或者我们的环境。简单地说，生态就是指一切生物的生存状态，以及它们之间和它与环境之间环环相扣的关系。基于健康、生态的描述，结合目前国内已开始的"健康生态"相关的实践，"大健康生态圈"是指以人为本，围绕个人或特定群体的各方面健康需要，由政府、现存或潜在的健康服务需求者，健康服务提供者，通过交互平台，推动产业融合，以满足前述健康需要为目的的相互作用、协同发展、价值共享的经济联合体①。

习近平总书记在党的十九大报告中指出，随着社会的发展，社会主义进入新时代，社会矛盾已经发生明显的转变。在现阶段我国社会的主要矛盾是人民日益增长的美好生活需要和不平衡不充分的发展之间的矛盾。这个矛盾在中国保险业的发展中也得到了部分体现。人民群众日益增长的健康保险需求与保险业发展不平衡不充分的差距。人们期望得到全生命周期、差异化、定制化的健康保险和健康管理服务，保险业健康险处于产品同质化严重、竞争激烈的困境。推动保险业供给侧改革，完善健康保障，优化健康管理服务，加快推进健康中国建设。党的二十大报告提出"促进多层次医疗保障有序衔接，完善大病保险和医疗救助制度，落实异地就医结算，建立长期护理保险制度，积极发展商业医疗保险"。为更大程度地满足人们对医疗保险的需求，处于基本医疗保险补充地位的商业健康保险，其发展的必要性和迫切性日益增长。

2017 年中国保险行业协会与波士顿咨询公司（BCG）合作发布了《融合与创新：健康管理助力商业健康保险发展》课题报告。报告提出，在美国等发达国家，医疗费用支付方若能实现从"被动理赔"到"全流程健康管理"的角色转变，可减少 10%~20% 的医疗支出。报告指出，国际领先健康保险公司在健康管理方面的三大特点：一是细分客户群，提供有针对性的服务。保险公司将客户按照风险等级进行分类，具体识别细分人群不同的健康诉求，有针对性地提供合适的健康管理项目。二是打造闭环式健康管理体系，包括数据收集、数据分析、健康干预和评估反馈等环节。积极运用植入医疗设备、移动医疗、大数据分析、云计算等创新技术，帮助客户培养健康的生活习惯、持续改进健康状况，降低保险公司医疗成本、提高保险公司客户黏性。三是建立健康管理生态圈。保险公司通过投资入股、并购、合资等方式开展与科技创新企业、医疗技术企业、医药企业、医疗机构、健康消费等企业的合作，建立健康管理服务生态圈。

目前，保险业健康险处于产品同质化严重、竞争激烈、盈利空间被挤压的行业困境中，保险业构建健康生态圈是破解健康保险困局的重要手段，中国各大保险公司已纷纷布局大健康产业，积极探索"保险+健康管理服务"的模式。

---

① 艾合坦木江·艾合买提. "互联网+"趋势下大健康生态圈商业模式探析 [J]. 合作经济与科技，2015（9）：20-21.

第一章 保险视角下健康生态的 PEST 分析[①]

第一节 政策环境

一、"健康中国"相关政策

党的二十大报告指出，人民健康是民族昌盛和国家强盛的重要标志。把保障人民健康放在优先发展的战略位置，完善了人民健康促进政策。"大健康"与人们的生活息息相关，它贯穿人们的生老病死，遍及人们衣食住行各个方面，其不仅包括对身体健康的关注，还包括对心理和精神健康的重视，涵盖了从家庭到社会各方面的健康问题，其意义之深远以及发展潜力之大显而易见。为此，中国政府从政策层面为其提供了强大的支持。

2015 年 3 月，全国两会期间，"健康中国"第一次进入《政府工作报告》，凸显民之所望，为政府的医疗卫生工作提出了更高的要求。同年 10 月，十八届五中全会首次提出推进健康中国建设，"健康中国"上升为国家战略，作为国家发展基本方略中的重要内容，回应了人民的健康需要和对疾病医疗、食品安全、环境污染等方面后顾之忧的关切。2016 年 10 月，中共中央、国务院印发《"健康中国 2030"规划纲要》，明确了健康中国建设的目标和任务，其中 2020 年健康服务业总规模将超过 8 万亿元，2030 年达到 16 万亿元。

"健康中国"的目标和任务已明确，如何将"健康中国"落地成为关键。2017 年，党中央做出实施健康中国战略的重大决策部署；2018 年 6 月以来，在国务院领导下，由国家卫生健康委牵头会同教育部、体育总局等部门组成专

---

① PEST 分析是指对宏观环境的分析，P 是政治（politics），E 是经济（economy），S 是社会（society），T 是技术（technology）。

班，分领域开展专题研究；2019 年 6 月 25 日，国务院印发了《关于实施健康中国行动的意见》（以下简称《意见》），并依据《意见》成立了健康中国行动推进委员会，发布了《健康中国行动（2019—2030 年）》，国务院办公厅印发了《健康中国行动组织实施和考核方案》；2021 年 3 月《中华人民共和国国民经济和社会发展第十四个五年规划和 2035 年远景目标纲要》提出全面推进健康中国建设。将健康问题提高到国家战略的高度，足以看出政府对健康问题的重视。国民的健康是社会和经济发展的重要保障，目前"健康中国"战略已开始落地实施，而与健康相关的产业也迎来了广阔的发展前景。

"健康中国"相关政策的出台，为保险业积极探索"保险+"模式指明了方向，为国民提供全方位、全生命周期的健康管理服务，推进保险公司布局健康产业，探索"保险+健康管理服务"模式，培育健康保险的新增长点，提供了政策依据和战略支持。

二、"健康保险"相关政策

中共中央、国务院 2016 年 10 月印发《"健康中国 2030"规划纲要》强调了商业健康险的补充定位，"健全以基本医疗保障为主体、其他多种形式补充保险和商业健康保险为补充的多层次医疗保障体系"，并提出到 2030 年，现代商业健康保险服务业进一步发展，商业健康保险赔付支出占卫生总费用比重显著提高。商业健康险发展已经上升至国家战略层面。2020 年 2 月出台《关于深化医疗保障制度改革的意见》指出到 2030 年，全面建成以基本医疗保险为主体，医疗救助为托底，补充医疗保险、商业健康保险、慈善捐赠、医疗互助共同发展的医疗保障制度体系。保险业积极响应国家政策，推动保险公司健康保险发展，完善医疗保障制度体系。2021 年 9 月国务院办公厅《关于印发"十四五"全民医疗保障规划的通知》（国办发〔2021〕36 号）在健全多层次医疗保障制度体系中明确指出鼓励商业健康保险发展，鼓励产品创新、完善支持政策、加强监督管理。鼓励商业保险机构提供医疗、疾病、康复、照护、生育等多领域的综合性健康保险产品和服务，逐步将医疗新技术、新药品、新器械应用纳入商业健康保险保障范围。支持商业保险机构与中医药机构合作开展健康管理服务，开发中医治未病等保险产品。健康险发展的政策红利正逐步释放。政策越来越注重发挥商业医疗保险作用，引导商业保险机构创新完善保障内容，提高保障水平和服务能力。

2019 年年底，中国银保监会发布了修订的《健康保险管理办法》，要求健康险与健康管理相衔接，规定保险公司提供健康管理服务既可以纳入健康保合同，也可以单独列出，并将现行的健康管理服务成本从不超过净保费的12%提高至不超过20%。这大大鼓励保险公司将健康险产品与健康管理服务相结合，为其构建"保险+"释放政策红利。2020年3月中国银保监会发布《关于长期医疗保险产品费率调整有关问题的通知》，推进费率市场化，为保险公司差异化定价，提供政策支持。2020年9月《中国银保监会办公厅关于规范保险公司健康管理服务的通知》（银保监发〔2020〕83号）明确健康管理服务要求，规范业务运行。2021年1月中国银保监会办公厅《关于规范短期健康保险业务有关问题的通知》（银保监办发〔2021〕7号）指出保险公司开发设计的短期健康保险产品，应当以提升人民群众的健康保障水平，满足多层次、多样化的健康保障需求为目标，不断扩大健康保障与健康管理服务的覆盖面。2020年1月，中国银保监会等13个部委发布《关于促进社会服务领域商业保险发展的意见》，指出商业健康险保费收入到2025年将超过2万亿元，未来6年保持19%的年均增长率，截至2021年12月底商业健康险原保费收入达0.8447万亿元①，缺口较大。保险公司纷纷布局健康产业，打造"保险+健康管理服务"模式，促进健康险业务发展，推动产业融合，破解产品同质化严重、竞争激烈、盈利空间被挤压的行业困境。

近年来，中共中央国务院、中国银保监会对发展商业健康保险出台多项扶持政策，中国商业健康保险的保费收入和赔付支出逐年增长。在政策加持，行业经营环境利好的趋势下，商业健康险未来发展潜力巨大，前景无限。

第二节　经济环境

马克思主义政治经济学中指出"经济基础决定上层建筑"，经济基础是物质层面。经济发展为健康提供物质条件，健康是最大的生产力，健康业是庞大的民生产业，有助于推动供给侧改革，拉动经济增长。经济发展通过促进卫生医疗资源配置和医疗保险投入，提高健康水平。

1999—2020年中国GDP呈现逐年增长的趋势（见图1-1），2020年新冠病毒感染的冲击给国内经济造成了不小的冲击，但中国政府及时、有效地采取了防病毒措施，率先在当年第二季度控制了国内疫情，并逐步实现经济活动正常化。在全党、全国人民的共同努力下，2020年中国经济总量达101.60亿元，

---

① 数据来源：中国银保监会网站《2021年12月全国各地区原保险保费收入情况》。

首次突破 100 万亿元大关，人均 GDP 连续两年超过 1 万美元。后疫情时代，经济增速显著好转，主要得益于国内疫情防控态势向好以及积极的财政政策、稳健灵活的货币政策持续发力，复产复工、复商复市稳步深化推进，经济运行稳步复苏。

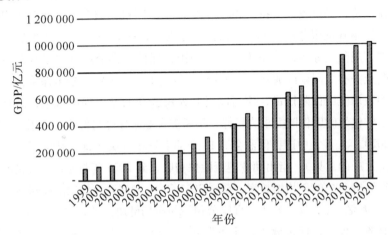

图 1-1　1999—2020 年中国国内生产总值（GDP）

（数据来源：《中国统计年鉴》）

2020 年三大产业占比分别为 7.7%、37.8%、54.5%，1999—2020 年三大产业占比情况显示，服务业成为经济主要拉动力量，第三产业同比增速明显高于第一、第二产业（见图 1-2），中国经济结构在加速调整。

经济的发展在促进人民健康水平提高与寿命延长的同时，也带来了新的健康问题，例如心理疾病、环境恶化。世界卫生组织的一项全球性的健康调查显示：只有 5% 的被调查者身体状况真正符合健康的标准，被医院确诊患各类病症的人群比例高达 20%，而剩余的 75% 则处于亚健康状态。富起来的人们更愿意在健康领域进行消费与投资，维持自己的健康水平。

在这样的大背景下，健康产业也顺势攀上了发展的高峰。仅在 2000—2010 年的 10 年间，健康产业相关的消费数额就实现了 5 倍增长，由 2 000 亿美元增至 1 万亿美元。而对应的收益更是节节攀升。目前全球健康产业收益已达数千亿美元级别。健康产业对经济的带动作用越来越明显。就世界贸易来看，在 15 类国际化产业中，医药保健是世界贸易增长最快的五大产业之一。不难看出，在全球，尤其是发达国家，健康产业已经成为带动经济发展的主要动力之一。近年来，中国大健康产业呈现蓬勃发展之势，根据《"健康中国 2030"规划纲要》，2030 年健康服务业总规模达到 16 万亿元，2021—2030 年这十年是大健康产业的黄金十年，占据上风口。目前保险公司积极探索布局大健康产业，推动"健康中国"战略的实施。

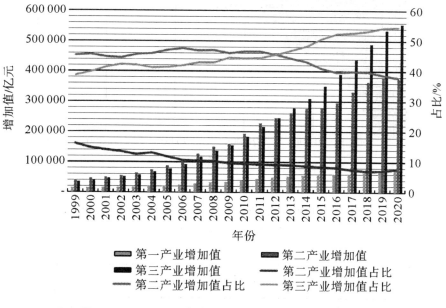

图 1-2　1999—2020 年中国三大产业增加值及占比情况

（数据来源：《中国统计年鉴》）

与 1999—2020 年中国 GDP 持续增长相匹配，中国保险业的保费收入和赔付支出也逐年增长，2020 年原保费收入和赔付支出分别为 4.5 万亿元、1.4 万亿元（见图 1-3）。同时随着人们生活水平的提高和健康意识的增强，中国商业健康险迅猛发展，2020 年健康险原保费收入和赔付支出分别为 0.82 万亿元、0.29 万亿元，在保险业整体中的占比分别为 18%、21%（见图 1-4）。商业健康保险日益成为中国医疗保障制度体系的重要组成部分。

保险密度和保险深度是衡量保险业发展情况的两个重要指标，1999—2020年中国保险密度和深度大体上呈增长趋势（见图 1-5）。与全球相比，中国 GDP 已处于全球第二，但中国保险密度和保险深度远远低于发达国家，均处于初级水平，这表明，中国的保险市场需求没有得到有效释放，保险市场未来有很大的发展空间。近年来，中国第三产业增加值及增速，超过第一、第二产业，处于领先水平，保险业属于第三产业，随着中国第三产业快速增长，保险业未来前景广阔。

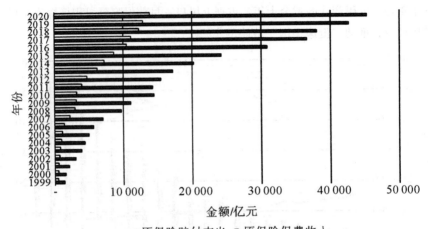

图 1-3 1999—2020 年中国原保险保费收入及赔付支出

（数据来源：《中国统计年鉴》）

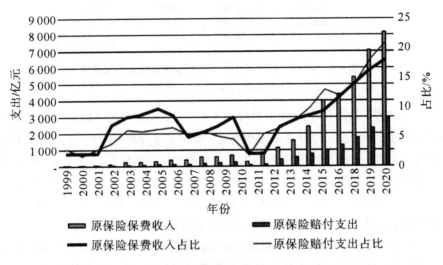

图 1-4 1999—2020 年中国健康险保费收入、赔付支出及占比

（数据来源：《中国统计年鉴》）

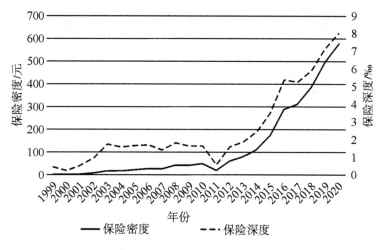

图 1-5　1999—2020 年中国保险深度和保险密度

（数据来源：《中国统计年鉴》）

第三节　社会环境

一、社会需求不断攀升，助力"保险+健康"创新和发展

按照国际标准，中国已进入中等收入国家行列，国民消费意愿提高，随着人口老龄化程度的加深，民众对健康保障的需求逐渐成为刚性需求。医疗、教育、养老三大新发展动力，已经成为中国经济内循环发展新的"三驾马车"，社会需求结构随之改变，医疗健康管理行业承担起了保障民生、释放消费的重任，也成为扩大内需的主力军之一。在"健康中国"战略实施背景下，民众逐渐接受了商业保险，且购买意愿提高，47.8%的消费者表示未来有必要投保商业健康保险①，这也与中国商业健康保险的保费收入、赔付支出、保险密度表现出的持续增长相吻合。随着居民风险保障和健康管理意识增强，健康保险服务需求也将提升。尤其是，新冠病毒感染的发生导致居民预防性储蓄增加，对商业健康保险的配置意愿高于理财类金融产品，且高收入家庭商业健康保险购买意愿更强烈，高端健康保障需求不断提升。未来随着民众健康意识攀升及各企业对员工福利的重视，团体健康保险需求也将持续提升。

———————————

① 资料来源：《中国商业健康保险发展指数调研》。

二、人口老龄化程度加深，刺激"保险+健康"需求持续增长

随着中国人口老龄化程度的不断加深，2020 年老年人口（65 岁及以上常住人口数）为 1.9 亿人，常住人口老年人抚养比为 19.7，如图 1-6 所示。同时，老年人群医疗费用支出日益增加，导致社会持续承压，亟须商业保险承担更多保障责任，成为消费升级和经济增长的新动力。2020 年，健康保险保费收入为 8 173 亿元，同比增长 15.66%，占行业总保费收入的 18%，与此相匹配的长期护理保险需求也迅速增加。随着人口老龄化加剧，政府对个体医疗服务补偿比例面临收支平衡压力，长期来看，商业健康保险补偿比例将逐步上升，健康保险保费收入将再创新高。从分险种发展状况来看，疾病保险发展最好，占比最高，2020 年上半年，疾病保险保费占比为 60%；医疗保险保费占比为 23%，位居第二；长期护理保险和失能收入损失保险规模较小，二者保费合计占比约为 11%①。可见，长期护理保险发展空间巨大，未来将突破限制，大放异彩。

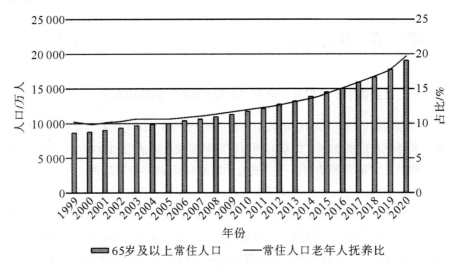

图 1-6 1999—2020 年中国老年人口及抚养比

（数据来源：《中国统计年鉴》）

从健康管理服务方面来看，老年人群身体状况个体差异大、情况复杂，传统的"一刀切"式的健康管理模式已不适合此群体。通常人在 60 岁以后所花费的医疗费用占一生总消费的比例为 60%~80%。目前基本医疗保险的体量、

---

① 数据来源：中国银保监会。

质量与提供的服务远不能满足老年人的健康管理需求，倒逼商业保险公司积极研发适合老年人群的健康保险产品以及康复护理、医疗保健、日常看护等健康服务，提升整体服务能力。面对老龄化趋势，健康保险服务思路也将发生转变，从被动治疗转向主动预防，将重点从疾病发生后的医疗救治转向疾病发生前的健康管理，从源头上控制疾病发生率。在经济内循环时代，健康保险发展动能加速转换，健康、养老领域将成为寿险业新一轮发展的最大增长点，长期护理保险、商业医疗保险、大病保险、多层次养老保险等将迎来更大增长空间，形成全面覆盖的健康保险产品体系。

第四节　技术环境

目前，科技的发展不断推动着保险业的转型升级。尤其在健康险领域，除了健康保障，消费者也非常注重健康管理等方面的服务。科技孵化着保险公司发展新引擎，保险公司通过引入新技术，为客户提供更优质的客户服务，改善客户体验，从而增强客户黏性。

科技赋能健康险行业发展，区块链、大数据、物联网等技术在保险行业的应用改变了保险行业的发展模式和业务模式，加速了保险业多元化、智能化、个性化发展，并为产品创新提供了条件，渗透到了从产品开发定价、营销、核保、理赔等各个环节，为保险公司的经营方式提供了新思路，也成为大健康领域生态搭建的强力推手。

保险科技市场增长较快的领域是寿险和年金险销售与服务板块。2018年，专注于寿险和年金险的保险科技公司吸纳了近 1.88 亿美元资本，占保险科技领域吸纳总投资的 7.2%。保险公司还应看到，保险科技的崛起在全球已是大势所趋，应放眼全球寻求投资与发展机遇。美国在寿险和年金险总投资额上引领全球，中国保险科技初创企业有 26 家，平均投资额高达 5 000 万美元[1]。近年来，国内大型保险公司纷纷将"保险+科技"提高到战略高度，对保险科技投入正在不断上涨，2019 年保险机构对保险科技的投入达到 319 亿元，同比增长 19.1%。保险科技也迎来了融资的热潮，2019 年保险科技行业融资达到 39.76 亿元[2]。保险科技公司在医疗健康和信息技术方面积累深厚，对智慧医

---

[1] 资料来源：德勤《2020 年保险行业展望》。

[2] 资料来源：华经情报网《2019 年中国保险科技行业现状，投融资火热，投入规模持续扩大》。

疗、健康管理等行业的业务需求和关键性应用场景有深刻的洞察力和理解，通过和保险公司、中介机构合作，对保险用户进行专业化的高频次全方位服务，并且在服务过程中实时获取健康信息并定制数字化健康管理方案，打造代理人端、企业端、用户端、医生端的联合健康生态圈。

第五节　本章小结

本章从政策环境、经济环境、社会环境及技术环境四方面较为全面的分析保险业参与健康产业所处的环境。保险公司积极响应"健康中国"战略，以国民的需求为导向，以技术为载体，尝试探索"保险+健康管理"生态闭环模式。

党的十八大以来，以习近平同志为核心的党中央把保障人民健康摆在优先发展的战略地位，做出了"实施健康中国战略"的重大部署，制定了一系列改革举措。习近平总书记在党的二十大报告中强调，要"推进健康中国建设""把保障人民健康放在优先发展的战略位置，完善人民健康促进政策"。目前"健康中国"战略已开始落地实施，而与健康相关的产业也迎来了广阔的发展前景。从经济环境来看，2020 年中国经济总量突破 100 万亿元大关，中国人均 GDP 连续两年超过 1 万美元，经济的发展在促进人民健康水平提高与寿命延长的同时，也带来了新的健康问题，中国医疗费用支出的总和在 GDP 中的占比不断增长。在这种趋势下，健康产业也顺势攀上了发展的高峰。从社会环境看，随着人口老龄化、慢性病年轻化加剧，医疗费用支出日益增加，导致社会持续承压，亟须商业健康保险承担更多保障责任，成为消费升级和经济增长的新动力。从技术环境来看，科技的发展不断推动着保险业的转型升级。尤其在健康险领域，除了健康保障，消费者也非常注重健康管理等方面的服务。科技孵化着保险公司发展新引擎，保险公司通过引入新技术，为客户提供更优质的客户服务，改善客户体验，从而增强客户黏性。

第二章 "保险+健康" 的探索及发展

第一节 "保险+健康" 的探索

近几年来，保险已经深入了国民健康意识，国民对保险的态度逐渐从以前的不信任变为一项固定的健康成本支出，"保险+健康" 的理念也逐渐深入人心。健康险的迅速发展是其中最重要的推动力。

党的十九届六中全会审议通过的《中共中央关于党的百年奋斗重大成就和历史经验的决议》（以下简称《决议》）明确指出"让老百姓过上好日子是我们一切工作的出发点和落脚点"。"让老百姓过上好日子"这一直白质朴的表述，彰显的是"人民至上"的初心。在《决议》的指导下，各地以保障和改善民生为重点加强社会建设，增加人民获得感、幸福感、安全感。《决议》提出全面推进健康中国建设，引导医疗卫生工作重心下移、资源下沉，还指出要打造绿水青山，共享生态红利。健康生态圈的全面构建是应运而生、顺势而为，要以人民为中心，打造健康生态圈，创造健康、高品质的生活，让人人享有更美好的健康服务。

发展为了人民、发展依靠人民、发展成果由人民共享。创新医疗保障服务，一张多层次、覆盖城乡、相互衔接的医疗保障网正在织牢织密。医疗保健服务支撑生态的核心，是以人为本、数据为基础、互联互通、智能决策的个人健康信息平台的搭建和有效运行。医疗保障服务网中重要的一环就是健康险。在众多保险类型中，健康险的增长速度一直快于保险行业的整体增速。以2020年为例，2020年全年保险行业累计实现原保费收入 4.53 万亿元，同比增长 6.12%；而健康险实现原保费收入 8 173 亿元，同比增长 15.7%。

其实，早在 2009 年，医改序幕拉开，政策便将商业健康险定位为医改"生力军"，健康险步入快速发展阶段，目前来看健康险保费已经由 2009 年的

574 亿元增长至 2020 年的 8 173 亿元，占人身险原保费收入的比重由 2009 年的不到 7%提升至 2020 年的近 20%。

完善健康保障体系，构建美好生活，保险机构要推进传统产品服务模式创新，提升全民保险意识，使得保险产品和服务从单纯的保障和事后补偿的作用转变为促进健康中国的事前预防的功能。保险产品在设计之时要充分考虑防治结合，通过产品引入防治结合理念来实现对人群的有效健康管理，探索使客户真正受益的价值导向，从为客户带来增量型健康促进中受益，而不是单从传统的"死差、费差、利差"中受益，只有坚持这个方向，保险行业才能进入更加良性的发展轨道。

首先，随着人民生活水平的提高以及城镇化、老龄化进程的加快，居民个性化和多样化的健康和保障需求也在快速增长，人们对于健康保障和健康管理服务的需求越发具有刚性，并快速释放。

其次，目前社会医疗保险体系压力仍然较大。统计数据显示，2020 年年底中国 65 岁及以上人口达到 1.91 亿人，占总人口的 13.5%。随着人口老龄化的加剧，交纳保费的人次却在下降，社会医疗保险体系支出压力加大。此外，老龄化导致医疗需求快速增长，医疗费用的快速增长给现有的医疗保障体系带来了很大压力。

国家卫生健康委员会 2021 年发布的《2020 年我国卫生健康事业发展统计公报》显示，2020 年全国卫生总费用预计达 72 306.4 亿元，人均卫生总费用为 5 146.4 元。其中，政府卫生支出 21 998.3 亿元（占比为 30.4%），社会卫生支出 30 252.8 亿元（占比为 41.8%），个人卫生支出 20 055.3 亿元（占比为 7.12%）。参照 2019 年的增长速度，2025 年前后全国卫生总费用有望达到 10 万亿元。随着基本医保压力的不断加大，如果未来一段时间内政府卫生支出占比控制在 30%左右，意味着无论是社会还是个人，都将面临巨大压力。数据显示，2019 年基本医疗保障体系的筹资额为 2.3 万亿元，而商业健康险的保费收入为 6 226 余亿元，相当于基本医保金额的 27%，较往年有所增长，但也意味着其仍然有很大的空间在国家多层次医疗保障体系构建方面发挥重要作用。

最后，商业健康险发展已经上升至国家战略层面。2016 年 10 月，中共中央、国务院印发了《"健康中国 2030"规划纲要》，再次强调了商业健康险的补充定位，"健全以基本医疗保障为主体、其他多种形式补充保险和商业健康保险为补充的多层次医疗保障体系"，并且提出了时间要求：到 2030 年，现代商业健康保险服务业进一步发展，商业健康保险赔付支出占卫生总费用比重显著提高。目前，各大保险公司都在加强在健康管理领域的探索和实践，蓄势待发。

2019 年年底，中国银保监会发布了修订的《健康保险管理办法》（以下简称《办法》），给健康险行业的发展带来深远影响。

首先，长期费率可调推进定制化保险越走越远。《办法》规定，保险公司可以在保险产品中约定对长期医疗保险产品进行费率调整，并明确注明费率调整的触发条件。这一方面为保险公司提供了政策支持，另一方面也在市场和政策双重推动下，助力长期健康险产品的开发，促使健康险产品向多元化发展，从而解决短期医疗险产品同质化问题，为市场发展格局带来新的契机。

其次，相关规定加速专业化发展进程。《办法》明确规定，除健康保险公司外，保险公司经营健康险业务应当成立专门的健康保险事业部。对于健康险经营管理的规定，《办法》明确了保险机构开展健康险业务要实行专业管理，注重培养从业人员的专业性。未来医疗险经营会更加考验保险公司从产品设计到运营，以至健康管理服务各个环节的精细化程度。因此，对健康险未来风险更精细化的研究和分析，需要更好地管控未知风险以支持长期医疗险产品的开发和运营，加速专业化进程势在必行。另外，此项政策加快推进了健康险产品与健康管理服务相结合的新局面。《办法》要求健康险与健康管理相衔接，规定保险公司提供健康管理服务既可以纳入健康保险合同，也可以单独列出，并将现行的健康管理服务成本从不超过净保费的 12% 提高至不超过 20%。这将大大鼓励保险公司将健康险产品与健康管理服务相结合。

最后，科学技术发展助力健康险发展。目前，科技的发展不断推动着保险业的转型升级。尤其在健康险领域，除了保险保障，消费者也十分注重后期理赔、服务流程等方面，科技给健康险发展带来了新的机遇。

2020 年是健康险发展变革之年。2020 年 1 月中国银保监会等 13 个部委发布《关于促进社会服务领域商业保险发展的意见》，指出商业健康险保费收入到 2025 年将超过 2 万亿元，其后 6 年保持 19% 的年均增长率。2020 年 3 月中国银保监会发布《关于长期医疗保险产品费率调整有关问题的通知》。2020 年 6 月中国保险行业协会和中国医师协会联合公布了《重大疾病保险的疾病定义使用规范修订版（公开征求意见稿）》，健康险发展的监管红利正逐步释放。

除健康险不断发展之外，整个保险行业的不断革新也影响着国民的健康意识，保险的功能从防大病逐渐转变成防未病。国民保险意识不断增强，对单纯保险保障产品之外的配套健康服务需求也越来越多。投保人开始意识到一张张保单背后本质还是健康问题。保险公司不再只关心事后补偿，开始将眼光放置于事前的预防，从保险产品+服务角度考虑，既可以实现与客户的高频互动，也可以降低客户的风险发生率，实际上是客户和保险公司都乐于看到的结果，关键是要从客户层面思考好的解决方法，实现保险行业可持续发展。

第二节 "保险+健康"的发展

改革开放以后，中国人民生活显著改善，社会治理明显改进。同时，随着时代发展和社会进步，人民对美好生活的向往更加强烈，对民主、法制、公平、正义、环境等方面的要求日益增长。党的十八大以来，以习近平同志为核心的党中央高度重视加强社会建设，坚持以人民为中心的发展思想，围绕使人民获得感、幸福感、安全感更加充实、更有保障、更可持续，提出一系列新理念、新部署、新要求。习近平总书记指出，既要创造更多物质财富和精神财富以满足人民日益增长的美好生活需要，也要提供更多的优质生态产品以满足人民日益增长的优美生态环境需要。以保障和改善民生为重点加强社会建设，尽力而为、量力而行，民之所盼，政之所向。习近平总书记强调，要"抓住人民最关心最直接最现实的利益问题，抓住最需要关心的人群，多做雪中送炭的事情""既尽力而为、又量力而行，做那些现实条件下可以做到的事情，让群众得到看得见、摸得着的实惠""保障和改善民生是一项长期工作，没有终点站，只有连续不断的新起点"。

保险+健康理念是顺应时势的，在该理念的落地上，商业健康保险公司发挥中轴作用，打造健康生态圈。在整个健康产业管理环节中，商业保险公司作为健康服务的支付方，是最为核心的环节。商业保险公司不仅是医疗费用的支付方，还是医疗服务的监管人和评价者。与健康产业深度结合形成闭环，是未来健康险发展的新趋势。未来健康险将更加趋于整合，围绕全生命周期的健康服务需求，通过健康管理服务平台，为人们提供一站式个性化的健康管理综合解决方案。

保险行业与健康产业的结合有着天然的基础，在其服务对象及内在运营机理上有着高度契合和天然的联系。对于商业保险公司来说，在"健康管理+健康保险"的发展趋势下，公司为客户提供的将不再是单一的保险产品，而是综合性的健康管理解决方案，从前端的健康管理、中端的医疗管理到后端的康复管理，让客户拥有全流程的健康管理体系，这更加突出了健康险的健康保障功能；也可以通过健康管理、健康服务增加客户黏性。健康管理成本的提升也有利于保险公司在现有健康服务的基础上扩展空间和业务边界。例如，在病程管理方面，通过对疾病演变过程的干预与管理，控制疾病的进展，既可以督促客户养成良好的生活习惯，降低疾病恶化概率，控制赔付范围，减少社会资源浪费；也可以使客户在享受健康服务的同时增强与保险公司的黏性。

健康管理涉及日常健康管理、就医服务、大病管理、居家养老等方方面面，具有广阔的发展前景。随着社会经济、居民需求的增长和疾病谱的改变，大健康产业已经作为一种新的理念被广泛提及。从国际经验看，健康服务业已成为发达国家支柱产业，在 GDP 中的占比不断提高，成为拉动整个国民经济增长的强大动力。以美国为例，健康产业占 GDP 的比重高达 20%，德国、日本等国健康产业占 GDP 的比重也在 10% 左右。大健康产业具有抗周期性，医疗服务需求具有刚性，会随着人均收入的增长而不断提升。

共建共享生态圈需要保险公司具备联结、协调医疗资源的能力。面对市场蓝海和新的机遇，商业保险公司之间聚合共创、联结共享，实现健康产业链各个价值节点的企业更加深度的跨界融合和协同发展，需要各方参与共享共建健康产业生态圈。

保险公司作为健康管理价值链上的一环，在产业链中处于中心地位，承担了理赔支付的角色，在产品协同、服务延伸上发挥了中轴作用，实现价值共创共享。国内保险公司积极探索"保险+健康管理"模式，依靠自建的健康管理团队与核心系统，整合健康服务产业上下游优质医疗资源，通过"线上+线下"的服务模式，为企业客户与中高端客户提供了从预防保健、日常就医、大病管理到康复等集预防、治疗、康复于一体的健康管理解决方案。

一、"保险+健康"的发展广度

健康生态圈所触及的医药机构数量与合作情况决定"保险+健康"的发展广度。近年来，药物研发成本与日俱增，医药行业饱受基本药物制度、招标采购和药品价格管理等多方面因素困扰。在全球产业结构调整和中国经济发展方式转变的形势下，众多创投机构、互联网巨头以及传统医药企业向"大健康"领域延伸，发展新业务，拓展新市场。在新业务格局下，保险公司与医药企业的合作更加多维。例如，九州通以好药师网为核心，与智慧医院系统、区域卫生系统以及家庭健康系统等智慧医疗平台对接，打造九州通"一站式健康服务"B2C 大健康平台，为消费者、药店、诊所、厂家及医院等提供健康教育、在线问诊、健康监护及药品采购一站式服务。上市公司迪安诊断在专注健康诊断的同时，顺势拓展在医疗服务、健康管理及健康保险上下游业务，积极打造"诊断+治疗+健康金融"的健康生态圈。

为构建健康生态圈，保险公司与医疗机构的合作也逐渐深入。2017 年，招商信诺人寿全资子公司招商信诺健康管理有限责任公司成立，迈出了招商信诺人寿进行大健康产业布局的关键一步。截至 2019 年年底，招商信诺健康管理有限责任公司的医疗网络触达全球 150 多万家医疗机构。在中国境内，招商信诺健康管理有限责任公司与各地 2 700 多家医院保持合作，服务覆盖 200 多个城市，合作医院可覆盖如北京协和医院、中国人民解放军总医院（301 医院）、北京肿瘤医院、复旦大学附属华山医院、复旦大学附属中山医院、交通大学附属瑞金医院、中山大学附属第一医院、四川大学华西医院等全国排名前 100 位的三甲医院。

二、"保险+健康" 的发展深度

健康生态圈所覆盖的生命周期的完整度决定了保险+健康的发展深度。围绕企业与中高端客户健康需求，保险公司为客户提供覆盖，从预防保健、日常就医、大病管理到康复的全流程一体化的健康管理方案，建立覆盖全流程的健康管理生态圈。在预防保健方面，很多保险公司不但为客户提供境内外体检、健康评估、居家自检等服务，还配备健康讲座、疫苗服务以及基因检测服务；成立专业团队，为客户日常就医的各个环节，包括线上咨询、门诊预约、陪诊服务、送药以及检查加急等提供全流程服务；在大病管理方面，除协助就医外，还可以安排赴境外就医、国内外二诊、手术、住院等；而针对医后康复的需求，则可以提供中医理疗、上门护理服务、紧急救援、脊柱健康、心理健康等服务。维持健康的身体状态是客户的追求，也是保险公司的利益所在，做好健康管理对保险公司的业务发展裨益良多，一方面可为保险客户提供更加全面的一站式服务，另一方面也可以为保险公司带来更多的潜在客户，同时还可降低保险公司的理赔成本。

继聚合、联结之后，应对市场竞争的另一个突破点是创新。保险公司创新匹配客户需求的工具，对客户进行精准画像，拥抱新的技术手段，搭建业务服务体系的"新技术地基"。随着健康险市场竞争加剧，竞争重点也在不断变化。例如，有些商业保险公司在责任范围与费率上进行比拼，未来的竞争高点将逐渐从拼价格转移到健康管理服务层面的竞争。

目前国内保险市场存在的主要问题是，市场的供给和需求存在错配。以重疾险为例，购买重疾险的客户年龄大部分在 50 岁以下，但这部分群体与 50 岁以上的人群相比，健康管理需求并没有那么强烈。此外，目前健康险的目标客户大多是标准体，保险公司对于健康存在问题的非标准体大多是增加保费或拒保，但非标准体才是对健康管理需求更大的人群。供给与服务的错位使客户对健康险以及其配置的健康管理服务体验并没有达到理想效果。以前，重疾险成功的原因是销售成功，但在以后的竞争中，健康险的竞争是服务的竞争，更准确地说是对具有创新性质的、全流程的服务进行竞争。要使健康险更加直达客户内心，需要真正从客户需求出发，而不是为了销售而服务。

第三节　本章小结

随着国民保险意识的增强，"保险+健康"的理念也逐渐深入人心，其中健康险的迅速发展是其中最重要的推动力，在众多保险类型中，健康险的增长速度一直快于保险行业的整体增速。商业健康险快速增长的原因包括人民生活水平的提高以及城镇化、老龄化进程的加快；社会医疗保险体系的保障作用不够充分；国家战略的大力推动；科学技术的迅速发展。尤其新冠病毒感染的暴发，使得健康险的重要性日益凸显，健康险也在不断向更适合中国国情的方向发展。首先，长期费率可调推进定制化保险越走越远。其次，相关规定加速专业化发展进程。另外，健康险产品与健康管理服务结合的新局面使得健康保障更加完整。

在"保险+健康"理念的落地上，商业健康保险公司发挥中轴作用，打造健康生态圈。共建共享生态圈需要保险公司具备联结、协调医疗资源的能力。"保险+健康"产业生态圈的建设中，合作医疗机构的数量和合作深度决定了生态圈建设的广度，健康管理覆盖生命周期的完整度决定了生态圈的深度。在全球经济"互联网+"的时代，健康中国已上升为国家战略，保险公司依托"互联网+"、大健康、大物流、大文化、大金融的全产业链基础，通过总体战略部署，形成生物医药研发一站式、智能制造一站式、仓储物流一站式、终端连锁一站式、中央办公一站式、医疗养生养老一站式的全方位、全球化的健康生态圈战略平台。

第二篇
健康生态理论研究

　　健康生态理论是健康生态圈和健康保险蓬勃发展的基石，围绕健康生态各国学者进行了一系列的研究且取得了丰富的研究成果。这些研究成果指导了健康生态产业的形成和发展，也为保险业投身健康生态体系指明了道路。本篇由健康生态理论作为切入点深入分析了健康生态的发展及其演变趋势，并借鉴国内外的经验对保险业参与健康生态搭建的路径进行了分析，总结了国际健康生态发展的经验，并阐述了这些珍贵经验对中国的启示。

第三章　健康生态的概述

第一节　健康生态的内涵

一、对健康的认知

健康是指一个人在身体、精神和社会等方面都处于良好的状态。健康包括两个方面的内容：一是主要脏器无疾病，身体形态发育良好，体形均匀，人体各系统具有良好的生理功能，有较强的身体活动能力和劳动能力，这是对健康最基本的要求；二是对疾病的抵抗能力较强，能够适应环境变化，各种生理刺激以及致病因素对身体的作用。对于一个人来说，健康意味着身体健康、精神完好、精神快乐、社交活跃、有政治意识、经济上富有成效和文化上负责任。对群体而言，健康意味着平等。

传统的健康观是"无病即健康"，现代人的健康观是整体健康。世界卫生组织提出"健康不仅是躯体没有疾病，还要具备心理健康、社会适应良好和有道德"。现代人的健康涵盖躯体健康、心理健康、心灵健康、社会健康、智力健康、道德健康及环境健康等。本书采用现代人的健康观，即健康是一种满足或幸福的状态。幸福反映了身体、心理、精神、社会、审美和物质需求和欲望的感知和满足程度。

二、健康生态的内涵

健康和生态本来是跨学科、多维度、广泛的两个概念，但二者的内部联系及互相影响过程是现代社会科学所真正关心的，也正是这样的关心促进了人们对健康生态的思考。健康生态是生态圈概念在健康领域的应用，主要围绕个人或特定群体的生理、心理、精神及社会、环境、家庭等各方面健康需要，由政府、实际或潜在的健康服务需求者、医疗保健机构、保险机构、第三方服务中介及其他利益相关者组成，广泛运用物联网、移动互联、大数据等现代信息管理技术，通过建设和借助某种价值平台，撬动和整合其他机构和组织的能力，以满足上述健康需要为目的的相互作用、协同发展、价值共享的经济联合体。

健康生态中所提到的健康就是在上述机构协同运作之下所达到的健康"关系"。在健康生态圈中，对于个体生命，它意味着身体健全、有活力、社交充沛、富有激情、政治立场明确、经济独立、文化有内涵；对于社会，它意味着平等，有着对自然资源、医疗资源等公共资源的平等使用权。健康的社会有责任为人民提供平等的生活资源，个体使用这些资源保证自己的生活质量，维持健康的状态，推进健康生态圈的逐步演进。综上而言，健康生态以社会的健康为主。

健康对社会的发展起着至关重要的作用，健康生态圈的构建中很重要的一个问题是如何度量健康，回答此问题的过程，是将健康与生态环境之间的关系展现的过程。人口数量、人口分布、死亡率、残疾率及重疾发生率等指标直接反映了整个社会的健康程度、医疗水平发展程度，同时生命表、重疾发生率表等是保险定价重要的假设，通过健康管理，降低发生率，为保险公司实现负债端盈利提供可能性。正是通过这种信息传递方式和利益驱动机制，为构建闭环健康生态圈，提供了先决条件。

健康生态圈由人类身体的健康与外界生态环境的健康共同构筑，一个完整、功能完全的健康生态圈应当处处贯通健康的内涵，并随环境变化逐渐演进到合适的模式，促进整个社会的进步。

第二节　健康生态的外延

生态学家索洛扎诺（Solorzano）在 1993 年提出：早年的健康包含了疾病的缓解、快乐的创造，健康的感知在重要性上先于其他感受，然而到了 21 世纪，除此之外，经济上、政治上、科技上的演进都随着人类对健康的追求而推动。随着全球经济发展与人民生活水平提高，公众对健康的关注度越来高，健康生态圈的概念越来越贴近生活，逐渐被定义为涵盖维护、修复、促进三个层面的服务内容，具体来讲就是以医疗卫生、营养保健、健康保险与健康管理为主的健康产业服务。

从居民健康消费需求和服务供给模式的角度出发，健康生态可具体分为医疗、医药、保险、健康服务业和健身休闲。

医疗是保障民生的重点行业，也是大健康产业的重要组成部分。在基本医疗服务方面，国家持续加大对医疗卫生与健康事业的财政投入，合理规划和配置医疗卫生资源，同时鼓励和支持社会力量参与医疗卫生与健康事业，多措并举优先支持县级以下医疗卫生机构发展，扩大医疗卫生服务覆盖面和提高服务能力。随着人口老龄化加剧和医药卫生体制改革深化推进，中国基本医疗服务面临的机遇和挑战并存。同时，医疗服务新模式、新业态的快速发展，给特殊医疗服务注入发展活力和创新动力，以满足人们多样化、差异化、个性化的健康需求。

医药产业也是健康生态圈布局中的关键一环。《"健康中国2030"规划纲要》将医药行业划分为医药制造业和医疗器械制造业。随着国家创新驱动发展战略的深入实施和仿制药相关政策的完善，中国医药行业规模持续壮大，创新能力不断提升。新冠病毒感染在一定程度上促进了医药行业的发展。国家统计局数据显示，2020年中国医药制造业投资同比增长28.4%，2021年1—4月同比增长33.1%。随着新冠病毒感染在全球蔓延，中国疫苗等抗疫类药品出口大幅增长。海关总署统计数据显示，2020年中国药品出口额达132.09亿美元，同比增长44.08%。

由于保险行业和健康管理的可联结性，保险产品成为满足人们健康需求中必不可少的一环。随着《健康保险管理办法》《关于规范保险公司健康管理服务的通知》等指导性文件的相继出台，健康管理与保险行业的融合具有天然优势。保险公司提供的健康管理服务指对客户健康进行监测、分析和评估，对健康危险因素进行干预，控制疾病的发生、发展，保持健康状态的行为，包括健康体检、健康咨询、健康促进、疾病预防、慢性病管理、就医服务、康复护理等。中国多家保险公司积极引进国外先进的健康管理服务经验，与医疗卫生机构、信息科技公司等其他平台之间合力打造一个持续的健康生态圈，将健康服务作为未来可持续发展的方向，形成多平台共赢、互惠互利的局面。保险公司是健康管理价值链上的一环，因为作为理赔支付的角色，在产业链中处于中心地位，保险公司应在产品协同、服务延伸的基础上发挥中轴作用，实现价值的共创共享。在这一方面，国内已有不少保险公司做出了实践。一部分保险公司依靠自建的健康管理团队与核心系统，整合健康服务产业上下游优质医疗资源，通过"线上+线下"的服务模式，为企业客户与中高端客户提供了从预防保健、日常就医、大病管理到康复等集预防、治疗、康复于一体的全流程的健康管理解决方案。

健康服务业是随着人民生活需求逐渐提升伴随而来的新兴产业。《"健康中国 2030" 规划纲要》提出"积极促进健康与养老、旅游、互联网、健身休闲、食品融合，催生健康新产业、新业态、新模式"。鉴于健康服务业涵盖范围较广，涉及众多领域，本书选取养老、保健食品、体检三个细分领域对健康服务业发展现状进行简要分析。

随着中国老年人口的快速增长，养老服务市场需求巨大。养老产业发展事关国计民生，《"十四五"规划和2035年远景目标纲要》明确提出"实施积极应对人口老龄化的国家战略"。从中国养老产业发展阶段来看，可以划分为2013年养老产业启动元年、2014年政策密集出台年、2015年政策消化吸收落实年、2016年养老产业全面开放年以及2020年规范促进年。前瞻产业研究院相关数据显示，2016—2020年中国养老服务机构从2.8万个增至3.8万个，2018—2020年中国养老产业市场规模从6.6万亿元增至7.4万亿元，2021年达到8.8万亿元。随着人口老龄化进一步加剧和人均寿命延长，医养结合将成为主要的养老模式，市场潜力巨大。

健康体检行业上游主要包括相关医疗设备和医用耗材，中游为各类体检机构，下游为单位和个人客户。随着人们健康意识的增强，健康体检需求持续增长，体检行业得以快速发展。国家卫健委的数据显示，中国健康体检人数由2016年的4.5亿人增至2020年的6.4亿人，年均复合增长率为9.2%；健康体检行业市场规模从2016年的1 219亿元增至2020年的1 767亿元，2021年中国健康体验市场规模达2 011亿元。

随着民众健康意识的提高，健身休闲运动产业逐渐形成。随着中国经常参加体育锻炼的人数增多，健身休闲运动产业市场规模不断扩大。国家统计局的数据显示，中国健身休闲运动服务市场规模从2015年的277亿元增至2019年的1 797亿元，与之相关的体育场地设施建设、体育用品及相关产品制造业2019年产值分别为940亿元、13 614亿元。国务院办公厅发布的《关于加快发展健身休闲产业的指导意见》指出，到2025年，中国健身休闲产业总规模将达到3万亿元。

从人类生态学的角度去看待健康生态，它与文化、社会、环境、经济等的种种概念交织在一起，当研究健康生态圈的演进时，这些因素都无法被排除。

第三节　健康生态的发展沿革

一、自然环境主导的原始健康生态

健康生态是人类生态学中的一部分，从人类生态学的理论中抽丝剥茧而形成。概念设立之初，人类的健康受自然环境的变化影响，原始的健康生态圈趋近于自然环境对人类生活的单向的影响。健康生态源于人类生态学的概念，早期的健康生态关注于外界环境对人类健康的影响，说明人们已经认识到了环境影响人类的健康，不仅从物质的环境上，还有一些社会、经济、政治因素上共同影响着。人们发现，很多健康问题的背后都是社会问题和环境问题的堆积，因而健康生态学顺应着人类的需求透过大环境看问题的本质，去解决当时的健康问题。

1974 年，美国学者勃鲁姆（Blum）在《卫生计划——社会理论的改变及应用》一书中提出了环境健康医学模式。该模式认为，影响人口健康的因素可分为环境、生物遗传、行为生活方式和保健服务四大类，该书从整体出发，综合分析了四大因素对人口健康的综合作用，强调环境因素是人口健康重要的决定因素。

此时的健康生态学理论是指导公共卫生实践和解决人口健康问题的观点、思维方式和理论模型。人与环境是相互依存、相互影响、对立统一的整体。在自然界，每一物种都不能独立存在和发展，必须与其他物种相互联系、相互依存，组成生命网络。而这种相互依存的关系又与所处的自然环境紧密相关，从而形成了一个完整的生态体系。生态环境是人类生存和发展的基础，与人类的健康息息相关。生态环境的破坏、环境污染的加重严重威胁人类的生存环境，使人类面临新的健康风险。

二、以医疗产业为主导的医疗健康生态

医疗改革的到来，物联网、大数据、移动互联等现代信息管理技术的迅猛发展，随着中国医疗产业所面对的法律、管理和技术方面的壁垒和瓶颈不断得以改善，健康生态圈逐步演变成以医疗行业为核心的健康生态圈。

医疗健康生态圈是由政府、实际或潜在的医疗服务需求者、医疗保健机构、保险机构、第三方服务中介及其他利益相关者组成，运用互联网、大数据等技术，通过建设和借助某种医疗第三方平台，协同合作，以满足人类健康需要为目的的经济联合体。

随着医疗健康生态圈的发展，其内部的交易成本持续而显著的下降，使得医疗健康产业活动的分工和联合成为可能和必要。从医疗健康消费需求和服务提供模式角度出发，医疗健康产业可分为健康管理服务、医疗康复服务、养老护理服务三大类，形成七大基本产业群体，即以健康检测评估、咨询服务、调理康复和保障促进等为主体的健康管理服务产业；以医疗服务机构为主体的医疗康复产业；以药品、医疗护理器械、保健食品以及其他医疗耗材产供销为主体的医药保健品产业；以疗养康复、养老护理、慢性病护理为主体的养老产业；以移动医疗、医疗大数据产品为主体的医疗信息产业；以医疗板块健康消费、投资为主体的医疗健康金融产业，以及配套上述产业的法律、商务、中介为主体的医疗健康配套服务产业，医疗健康生态圈将覆盖以上七大产业集群。

从20世纪90年代开始的健康经济学理论逐渐被学界深入研究，使得人们通过自己的方式，如进行健康投资、成本分析等方式。健康状态与生态环境交互作用，人不完全依赖于自然资源。在医疗健康生态圈中，人类不仅是受自然环境影响的一方，还会对环境进行改造，通过医疗健康相关产业进行交互作用，双向感知环境动向，环境因人类的反馈而进一步改变，达到二者都能适应的动态平衡。

三、现代健康生态：以"防—治—养"为核心的全链条健康服务

随着社会的发展，健康生态学从以前的"生物—社会—心理—环境"这样的健康模式，引入了科技元素在其中，形成了新的健康模式，从单一救治模式向"防—治—养"一体化防治模式转变。发展到现在的健康生态，已经不再是简单"靠山吃山，靠水吃水"的顺应大自然而建立。科学技术的应用，让健康生态圈真正意义上实现了动态平衡，从单纯的影响转变成了双向感知。随着科学技术的日渐进步，人类对自身健康的掌控越来越熟练，人类在整个健康生态系统之中的作用已经稳坐主角地位，不仅通过很多健康经济学的做法在推动健康生态系统向更加先进的方向演进，还引入了互联网科技，建立的是互联互通的健康生态网络。此时的健康生态系统已然是一个商业化的生态系统了。健康生态圈的建立是医疗、政策、环境、互联网、保险等多个元素共同演进的结果，覆盖了预防、治疗和养护三个与健康息息相关的层面的内容。

从人类生态学向健康生态的演进是具有包容性、广泛性和进步意义的。它将健康看作人类生活中不可分割的一部分，生命本身就是基于健康的身体而实现的，健康生态需要健康的身体和健康的环境共同创造，健康生态是具有创造意义的概念。

第四节　健康生态的内容和表现形式

一、相关理论

与构建健康生态相关的理论主要有健康生态学理论、健康经济学理论、产业周期理论、系统规制理论。这些理论构成评价健康、度量健康的经济收益和评估健康生态圈的社会作用的理论基础，一个公平的量化体系对健康生态圈不断进步有着很大帮助。参考法律、管理和技术方面的壁垒和瓶颈，健康生态圈内部的交易成本持续而显著的下降，使得健康产业活动的分工和联合成为可能和必要，在经典理论的指导下逐步完备。

（一）健康生态学理论

健康生态学和生态学的本质特征一致，强调环境对个人影响的多层次性和影响因素的复杂性，即个体和人群健康是个体因素以及环境因素相互作用的结果。俄罗斯心理学家布朗芬·布伦纳（Bronfen Brenner）最早把环境因素分为四个系统：微小系统、中间系统、外部系统和宏观系统。微小系统是个体交往或活动的直接环境，个体身在其中受其行为角色、人际关系的直接影响，如个人的人际网络、家庭关系等；中间系统是指所处两个或多个微小系统之间的相互作用与联系，如个人所处的家庭环境和工作环境之间的相互影响和相互作用，进而影响个人行为；外部系统是指个体未直接参与但会对其健康发展产生影响的系统；宏观系统是指存在于个体所处的文化、亚文化和宏观经济政策环境等，它直接或间接地影响着个体和人群的行为及健康产出。

健康生态学理论是指导公共卫生实践和解决人口健康问题的观点、思维方式和理论模型。该理论认为，健康的决定因素包括生物学因素、行为生活方式和心理因素、卫生服务因素以及物质和社会环境因素，强调人口健康是上述因素相互依赖和相互作用的结果，并在多个层面上交互作用来影响个体和群体的健康。

该模型结构可分为五层：第一层即核心层，是先天的生物遗传学因素；第二层是个体的行为生活方式及特征；第三层是家庭和社区的人际网络；第四层是生活和工作条件，包括社会心理因素、是否有工作以及职业因素、社会经济地位（收入、教育、职业）、自然环境（生物因素、化学因素和物理因素）和人造环境（如交通、供水和卫生设施、住房以及城市规划的其他方面）、公共卫生服务、医疗保健服务等；第五层是当地、国家乃至全球水平的社会、经济、文化、卫生和环境条件以及有关的政策等。社会经济和物质环境因素是对人口健康起着根本决定因素的环境背景因素（上游因素），这些因素又间接影响着个体心理行为生活方式因素（中游因素）和生物学因素（下游因素），成为"原因背后的原因"。这一理论模型采用生态学的观点和思维方式，将生活所在社区看成是位于一定地域的"人类生态系统"，研究人的行为方式及其周围各层物质环境和社会文化环境与健康的关系，即所谓的健康生态学模型。该模型显示了人口健康是多个因素共同作用的结果，解决这一问题同样需要多层面和多部门的共同合作，综合分析特定背景下人口健康的决定因素指导性工具，有助于制订更为经济有效的健康促进行动方案。

（二）健康经济学理论

健康经济学（health economics），也称为卫生经济学，主要应用经济学的基本原理和计量方法研究医药卫生领域的一系列相关问题。作为一门交叉学科，健康经济学涉及的领域非常广泛，除经济学外，还包括医学、心理学、流行病学、管理学以及社会学等学科。

1909 年，耶鲁大学政治经济学家欧文·费希尔（Irving Fisher）首先在提交国会的"国家健康报告"中指出，从广义的角度看待健康，其是一种财富形式。费希尔（Fisher）提出问题之后，1963 年美国经济学家肯尼思·艾罗（Kenneth Arrow）发表的经典论文《不确定性和福利经济学》标志健康经济学确立，至此健康经济学开始作为正式的一门学科得以确立和发展。在 20 世纪 60 年代，人力资本理论被应用到健康经济学当中，数量计量工具被应用于健康经济学的实证研究和经验分析，一部分健康经济学家开始致力于医疗机构、健康政策的研究，使得健康经济学在 20 世纪六七十年代得到极大发展。美国纽约大学教授迈克尔·格罗斯曼（Michael Grossman）从 20 世纪 70 年代开始，推进了为期 30 年的人力资本模型在健康方面的应用，在传统经济学模型中厂商生产函数中引进了时间成本，并将其应用到健康理论的研究中去，将健康视作能够提高消费者满足程度的耐耗资本品，健康资本增加消费者效用的原因在于能够生产健康时间，和其他资本一样存在了折旧，进而提出了健康生产函数。格罗斯曼在 1999 年发表了题为《健康需求的人类资本模型》的文章，将其以前的观点进行了扩充，其中大体分为三个方面：

第一，一般化，即考虑健康投资模型和健康消费模型。

第二，加入不确定的影响。

第三，同时加入不确定性与保险的影响。

健康经济学家纽豪斯（Newhouse）又在格罗斯曼的模型中引入共保率，

估算了健康保险对于医学治疗的效用。健康经济学理论同时还是健康政策和健康服务研究的经济学，有以下三个重要产出指标来衡量公众健康水平医疗技术享有权。

1. 健康水平的决定

健康经济学家发现决定健康状况的关键因素不是医疗因素，主要是遗传、物质和社会心理环境以及吸烟饮食运动等行为因素。国家之间的健康差异也并不主要取决于医疗水平的差异，而是受行为与环境影响更多。健康经济学中常用的指标有死亡率、预期寿命等。

2. 医疗享有权

美国经济学家亚瑟·莫昆（Arthur Mokun）在《公平与效率：最大的交易》中提道"市场无权决定生死"，相当多的人不希望社会收入的差异影响医疗资源的分配，他们主张医疗是一种权利。

3. 医疗技术进步

医疗技术进步并不代表国民更高的健康水平，但是其是影响医疗发挥作用的变量，进一步影响了死亡率、人口等生态系统的基本指标。

现有健康经济学借由以上经济指标进行建模，从微观的角度衡量了现有社会的国民健康水平，以及医疗政策、医疗服务、保险业态对国民健康的影响。

（三）产业生命周期理论

产业生命周期理论是由产品生命周期理论演变而来，由 1966 年美国哈佛大学教授雷蒙德·弗农（Raymond Vernon）首次提出，后经美国经济学家威廉 J. 阿伯纳西（William J. Abernathy）和詹姆斯 M. 厄特巴克（James M. Utterback）等人的进一步研究逐步得到了完善。产业生命周期理论，将产业生命周期划分为初创期、成长期、成熟期、衰退期四个阶段。

产业生命周期各阶段的特征：

1. 初创期

这一时期的市场增长率较高，需求增长较快，技术变动较大，产业中各行业的用户主要致力于开辟新用户、占领市场，但此时技术上有很大的不确定性，在产品、市场、服务等策略上有很大的余地，对行业特点、行业竞争状况、用户特点等方面的信息掌握不多，企业进入壁垒较低。在初创阶段后期，随着行业生产技术的提高、生产成本的降低和市场需求的扩大，新行业便逐步由高风险低收益的初创期转向高风险高收益的成长期。

2. 成长期

在这一个时期，拥有一定市场营销和财务力量的企业逐渐主导市场，这些企业往往是较大的企业，其资本结构比较稳定，因而它们开始定期支付股利并扩大经营。同时，该时期企业所面临的竞争风险也非常大，破产率与合并率相当高。在成长阶段的后期，由于优胜劣汰规律的作用，市场上生产厂商的数量在大幅度下降之后便开始稳定下来。由于市场需求基本饱和，整个行业开始进入稳定期。在成长阶段，虽然行业仍在增长，但这时的增长具有可预测性。

3. 成熟期

产业的成熟阶段是一个相对较长的时期。这一时期的特征表现为市场增长率不高，需求增长率不高，技术上已经成熟，行业特点、行业竞争状况及用户特点非常清楚和稳定，买方市场形成，行业盈利能力下降，新产品和产品的新用途开发更为困难，行业进入壁垒很高。

4. 衰退期

这一时期出现在较长的稳定阶段后。由于新产品和大量替代品的出现，原产业的市场需求开始逐渐减少，产品的销售量也开始下降，某些厂商开始向其他更有利可图的产业转移资金。这一时期的特征为市场增长率下降，需求下降，产品品种及竞争者数目减少。从衰退的原因来看，可能有四种类型的衰退，分别是：资源型衰退、效率型衰退、收入低弹性衰退、聚集过度性衰退。

对企业决策来讲，一个企业总是从事于某种产业，只有明确产业所处的生命周期阶段，企业所处的产业价值中的地位，才能做出明确的企业战略定位。处于不同的产业发展阶段，企业就具有不同的战略态势，只有对产业有足够的认识，认清产业未来发展的方向，才能更好地根据产业特征确定企业的发展战略。其中，最积极的战略当然是引领未来产业的创新发展。

（四）政府规制理论

政府规制一词来源于英文"government regulation"，由日本经济学家较为贴切地翻译为"政府规制"。政府规制也称为"政府管制""政府调节"，国外学者对政府规制进行了大量的研究，并做出相应的解释。美国著名经济学家、诺贝尔经济学奖获得者施蒂格勒对经济政府管制有着很深入的研究，在《经济管制论中》描述政府规制是指政府为达到一定目的，凭借其法定的权利对社会经济主体的经济活动所施加的某种限制和约束，其宗旨是为市场运行及企业行为建立相应的规则，以弥补市场失灵，确保微观经济的有序运行，实现社会福利的最大化。政府规制属于政府的微观经济管理职能，它与旨在保证经济稳定与增长的宏观经济调控一起构成政府干预经济的两种主要方式。政府行政机构通过法律授权、制定规章、设定许可、监督检查、行政处罚和行政裁决等行政处理行为，对构成特定社会的个人和构成特定经济的经济主体的活动进行限制和控制的行为。政府规制的一个根本特征就是依法规制，依合理的法，即所有利益集团都能够接受的法。

一般意义上看，规制包括了规制主体（获得法律授权的政府机构或独立于政府机构的规制机构）对规制客体（各类微观市场主体）所进行的一切限制和监督。政府规制自诞生便始终与市场失灵紧密联系在一起，每当市场机制不能实现资源的有效配置时，政府便采取规制措施来矫正和解决市场机制自身所存在的缺陷，通过干预资源配置，避免竞争失衡，提高经济绩效，切实增强公共利益。政府规制自诞生便始终与市场失灵紧密联系在一起，每当市场机制不能实现资源的有效配置时，政府便采取规制措施来矫正和解决市场机制自身所存在的缺陷，通过干预资源配置，避免竞争失衡，提高经济绩效，切实增强公共利益。

经济学上把政府规制分为经济规制和社会规制两种：经济规制是指对价格、市场进入和退出条件、特殊行业服务标准的控制。一般来说是对某一个特定行业、特定产业进行的一种纵向性管制，如自然垄断性，像电信中的本地网络，这样的环节获得合法垄断有合理的意义和社会效应。社会性管制主要用来保护环境以及劳工和消费者的健康和安全，主要针对外部不经济和内部不经济。如市场交易双方在交易时，产生一种由第三方或社会全体成员共同支付的成本，或是交易双方在交易过程中一方控制信息但不向另一方完全公开，由此造成的非合约成本由信息不足方承担，政府有必要对其进行准入、设定标准、收费等方面的管制。20 世纪 70 年代以来，政府规制理论取得了迅速发展，特别是自然垄断问题逐渐成为政府规制理论的核心，规制理论也由此衍生出了许多分支。

二、健康生态的内容

进一步说，健康生态指的是个人健康与个人健康相关的外部环境条件之间的相互作用、共同发展所形成的一种关系状态。其中环境因素包括政治环境、经济环境、医疗环境等。

共建共享健康生态，要坚持产业联动，构建以养老、医疗、保险产业为核心，辐射带动健康管理服务、医药、食品、运动产业联动发展的健康生态圈。

突出发展健康养老产业，要健全养老服务体系，深化医养结合，推动产业集聚发展。构建以居家为基础、社区为依托、机构为补充、医养相结合的养老服务体系。引导社会力量参与养老服务，支持连锁化、综合化、品牌化运营，建设社区居家养老信息平台。推动基层医疗卫生服务向居家和社区养老服务延伸，实现有效衔接。建立老年人健康管理服务制度，支持养老机构开展医疗服务。鼓励养老机构与医疗卫生机构通过协议合作、合作共建、服务外包、建立医疗养老联合体等方式开展合作。加快建设全国健康养老产业基地和国际休闲养生健康胜地。推动集养老、医疗、老年用品、保健食品、健康职业教育与培训等功能于一体的康养产业园区建设。

发展壮大健康医疗医药产业，提供高品质健康医疗服务。优化区域医疗资源布局，构建"步行 15 分钟医疗服务圈"。促进社会办医持续健康发展，鼓励社会资本投资医疗服务业。推动大数据分析在疾病监控、医疗辅助决策等方面发挥重要作用。兴办连锁中医医疗机构，提高中医医疗服务能力。以特色中药民族药、海洋生物医药和医疗器械为重点，以生物医药产业园区为载体，培育发展新兴健康医药产业集群。建立一批中药材生产示范基地和知名企业，研发一批有自主知识产权的中药新药，推动一批海洋生物医药关键技术和优势药物的研发突破，形成以创新药物研发和高端智能医疗设备制造为龙头的健康医药产业链。

健康服务产业的发展是健康保险生态环完善必不可少的一环，理顺健康服务产业链是社会经济发展、健康产业进步、人民对健康服务需求转变的必然趋势。培育发展健康管理产业，完善社会健康管理体系，大力发展以健康信息档案、健康检测、健康干预、慢性病管理、家庭医生、健康咨询、健康保险等为主的健康管理产业。

积极开展医疗行业康养模块。大力推进综合医院推出第三方妇幼健康检测评价及咨询服务、职业病健康管理服务等。引进国内外大型商业健康保险机构，拓展健康保险产品和服务，发展商业补充医疗保险。创新家庭医生签约服务模式，开展便捷的健康咨询互动，不断拓展健康管理、社区医疗和双向转诊、家庭病床和远程健康监测管理等服务。

积极发展健康食品产业。推进无公害农产品、绿色食品、有机农产品和农产品地理标志"三品一标"建设。积极发展长寿食品、富硒食品、黑色食品、特色药等食材种植。支持建设国际果品产业园等，培育壮大一批健康食品龙头企业。制定出台健康食品专项标准建设规划，推进健康食品原料标准化生产，完善质量追溯体系，搭建统一发布、动态管理的健康食品标准公共平台。

着力发展健康运动产业，广泛开展全民健身活动，促进产业融合发展。加快全民健身中心、多功能运动场、足球场、体育公园等设施建设，形成城镇社区"15 分钟健身圈"，推动公共体育设施免费或低收费开放。推动健康运动与旅游休闲、城市建设、现代产业等融合发展，培育健康运动龙头企业，建设体育产业园和体育产业示范基地。

三、健康生态的表现形式

（一）以医疗、养护、保险为主体协同运作的生态圈

经典"商业生态系统"理论认为，生态圈由互为依托、递进发展的共生、互生和重生三个层次构成。第一个层次的商业生态圈共生：各成员分工协作，为共同的目标有机地联合成一个整体，协同为用户创造价值，实现生态圈的整体价值最大化。共生的核心是一个价值平台，可供生态圈中各商业伙伴共同利用和分享从而使价值创造活动得以系统化地组织。商业生态圈的第二层次是互生，即生态圈必须建立一种可降低成本分享价值的管理结构，降低成员可能出现的衰退或转向其他生态圈。这一环节的核心在于系统中分享价值的成本必须足够低。商业生态圈的第三层次是重生，生态圈的打造将有利于其中成员将生态化的目标纳入企业运营核心之中，企业经营理念将或多或少的随之变化。

相比较以往基于价值链模型上的商业模式，由于系统内企业将经营重心从企业内转向企业以外，从单一企业自身能力、资源投入转为撬动价值平台利益相关方的能力、资源，大健康生态圈商业模式展现出轻资产、开放性、难模仿以及具备协同放大效应四个显著特征，即生态圈成员不必无限加大投入以延伸和覆盖价值链条从而导致企业资产越来越重，转而代之以自身能力为基础，通过平台融入生态圈联合，借助合作伙伴的资源/能力来创造价值；生态圈具有远超越于价值链系统的吸纳能力，可以容纳更多的公司加入这一系统，而随着系统的不断扩大，其竞争力也会相应增强；生态圈的核心竞争力从企业内部转向网络，一方转向多方，其形成的方式比单一企业更为复杂，这种复杂性从根本上决定了生态圈的不可复制性；通过生态圈内部的整合，参与方可以通过依托共享平台借助其他成员的能力或是资源而获取业绩成长。

在健康生态圈在发展过程中，体系涉及的内容十分广泛，具体包括医药和药材种植、保健品加工及医疗技术服务、医养产品营销等，将种、养、产、供、销、技术、服务和管理等环节和领域都涵盖其中，产业链条较长，属于全产业链，而且各产业链之间纵横交错，从而构建起立体化链式网络结构。

健康生态圈是专业化的新兴产业。在产业发展中，其为消费者提供的产品是多学科交叉和融合的产物，不仅科技含量较高，还具有较高的附加价值。在社会发展过程中，人们的健康需求具有不断变化的特点，因此人类健康的预防和维护工作的开展离不开先进科学技术的支撑，这也决定了较高专业度的健康生态圈也需要科技力量支撑。

在健康生态圈发展过程中，其有效地改变了医疗卫生产业消费者的消费理念，消费者从传统的身患疾病被迫去消费转为了主动享受与健康相关产品和服务。当前健康已成为人类的共同需求，特别是在社会和经济快速发展的新形势下，人们的经济水平有了大幅度的提升，这也使人们对健康产生强烈的渴望，而且对生活质量和品质更为重视。因此人们对于与健康相关的产品和服务的要求也不断提高，人们用于健康方面的消费呈现出不断增长的趋势，这也使健康生态圈具有广阔的市场前景。健康生态圈内的产业直接关系到老百姓的衣食住行和生老病死，这也使健康生态圈在人们消费中具有不可或缺性。在实际健康生态圈发展过程中需要消耗相应的资源，但相较于工业领域的相关产业而言，健康生态圈发展过程中更提倡为人们提供天然绿色产品和休闲养老服务，其消费的资源和能源相对较少，这也使健康生态圈成为新兴的朝阳产业，受到越来越多人的青睐，具有较强的发展后劲。随着健康生态圈的不断发展，健康生态圈的核心逐渐由健康转向"健康+科技"。

（二）以互联网平台为中枢，连接医疗、养护、保险的健康生态圈

健康生态圈是由需求而生、为需求而去的。由于要面对越来越周到的医疗健康需求，健康生态圈广泛运用了物联网、移动互联、大数据等现代信息管理技术，与IT行业、金融行业、物流行业深度融合，迫切需要战略、运营、技术、法律等方面支撑经济联合体的有效运转，拓展和创造了巨大的商业空间和商业机会，由此形成了以科技为中枢来连接健康生态圈原有要素的新表现形式。信息技术的作用由以前辅助行业高效运转，变为连接健康产业的核心枢纽。

互联网健康生态圈是在互联网的基础上编织的一个网络，通过一个核心平台，把各个部分彼此连接起来。经过网络中不同业态不同个体之间的相互融合，那些具有协同效应及相乘效果的个体有效地组织在一起，形成能动态地自我更新与进化的集群。

此时的健康生态圈架构开始变得清晰，每一层架构也都有相应的必不可少的功能。第一个层次是物联网技术支撑生态。健康生态圈的一个基本特征就是经济联合体之间高频率的一对一、一对多、多对多的互动，通过互通来实现对于个人或特定群体的生理、心理、精神及社会、环境、家庭、人群等各方面医疗健康需要的满足。面对海量的信息交互需要，技术边际直接决定了大健康生态圈的产业边界。物联网是一个基于互联网、传统电信网等信息承载体，让所有能够被独立寻址的大健康生态圈参与方及其设备、资源形成互联互通的网络，特别是与云计算和可穿戴医疗保健设备相结合的物联网智能处理技术，依

靠先进的信息处理技术能力，有效地保证了以现实或潜在的医疗健康服务需求者医疗健康需要的发现、传递、匹配的效率，政府开展医疗保健监督决策、管理的效率，医疗保健机构、医疗保健产品提供者、医疗保健金融组织、第三方服务中介及其他利益相关者分工协同的效率。移动互联技术与医疗产业的深度融合和各种可穿戴设备的迅速发展，充分发挥出移动设备的便捷性及互联网的效率性，极大地拓展了优质医疗资源借助移动设备和互联网进行服务延伸的可能和想象空间。

第二个层次是政府监管支撑生态。如果说物联网技术支撑生态决定了健康生态圈的技术边界，那么政府监管支撑生态则决定了健康生态圈现实的法律伦理边界。通常而言，一个基本的政府监管支撑生态应当包括国家当前的医疗保健法律法规体系，国家基本和补充医疗保障体系，国家医疗保健监管体系和国家未来的医疗保健改革政策体系。

第三个层次是医疗保健金融支撑生态。此处所讲的医疗保健金融支撑生态，是在医疗、养老等国家基本和补充医疗保障体系之外，由国家、地方和各类商业组织发起成立的医疗保健领域的引导、投资、借贷、扶助救济等各种形式的盈利或非盈利专业性金融活动，用以支撑大健康生态圈的建立、运行、发展和价值分享。高度金融化是现代经济系统的一个基本特征，而医疗保健产业作为一个具有显著行业特性的领域，普通金融、大众金融往往难以承担起大健康生态圈的金融支持功能，唯有建立、加强和完善专业化的医疗保障金融支撑体系。

第四个层次是医疗保健服务支撑生态。现有的新兴医疗服务模式的探索仅仅是对中国医疗健康产业系统下局部、个别环节的创新和尝试，未能展现未来中国医疗健康产业全貌，也在一定程度上遮蔽了未来中国医疗健康产业发展的其他可能路径。当下应加强医疗保健服务支撑生态，也就是狭义的健康生态圈，是由具体承担现实或潜在的医疗健康服务需求者医疗保健需要发现响应、方案设计、资源供应、保障实施、后续辅导以及相关经济法律服务的现实或潜在的医疗健康服务需求者、医疗保健机构、医疗保健产品提供者、第三方服务中介组成的直接的医疗保障服务互动系统。其功能是通过专业化分工和协同配合，最终实现医疗健康需要的满足。

第五节　本章小结

本章首先从健康以及健康生态狭义和广义的概念展开，然后讨论了健康生态理论的发展历程与发展中所相关的其他一些理论，最后得出了健康生态的表现形式。

健康是指一个人在身体、精神和社会等方面都处于良好的状态，是一种满足或幸福的状态。健康生态是生态圈概念在健康领域的应用，主要围绕个人或特定群体的生理、心理、精神及社会、环境、家庭、人群等各方面健康需要，由政府、实际或潜在的健康服务需求者、医疗保健机构、保险机构、第三方服务中介及其他利益相关者组成，广泛运用了物联网、移动互联、大数据等现代信息管理技术，通过建设和借助某种价值平台，撬动和整合其他机构和组织的能力，以满足上述健康需要为目的的相互作用、协同发展、价值共享的经济联合体。

健康生态是人类生态学的一个分支，其理论基础来自人类生态学的种种概念，有很多相关理论对了解健康生态圈有着很大的帮助，其中最为重要的是健康经济学理论，其他理论，例如健康生态学理论、产业周期理论等，也都在健康生态圈的形成过程中发挥着巨大的作用。

健康生态系统是医疗、政策、环境、互联网、保险等多个元素共同演进的结果，其表现形式主要有两种：以医疗、养护、保险相互协同运作构成的健康生态和以互联网科技为中心连接医疗、养护、保险的健康生态圈。

第四章　健康生态的推动因素及产业发展的影响

第一节　健康生态的产生和发展的推动因素

一、健康生态的产生

健康生态的概念源于自然界中的"生态系统"，生态系统最初是一个生物学的概念，其定义为在一定的空间范围内，生物与其生存环境构成的一个有机的整体。在这个有机整体内部，生物个体之间以及其所处的环境之间可以相互影响，进而整体发生演化，并在一定时期内该整体可以保持一个相互作用、相互平衡、和谐的状态。

20世纪初，生态系统相关概念的主体开始衍生到人类，巴罗斯与波尔可等人提出了"人类生态学"的概念，这个概念区别于传统的以生物为主体的生态学，从此开启生态学的新的篇章。传统的生物理论中生态的内涵是生物与其外部环境的关系。人类生态学认为，人类"生态"的内涵是人与其外部环境的关系。另外，人类的"生态"分为两部分：人类与其他生物之间的关系、人类与非生物环境之间的关系。随着人们对"生态"认识的不断提高与升华，仿生学的思想萌芽产生了。1960年美国军医斯蒂尔少校在第一届仿生学讨论会上，正式提出了仿生学的概念。简单来说，仿生学就是对生物系统的研究、学习和模仿。作为一种类生物系统，仿生学同样具有天然生态系统的特征和生存进化方式，具有高度的系统化特征，是一个系统化的学科。

随着经济和社会的不断发展，仿生学的应用领域也持续扩展，管理仿生学、经济仿生学、社会仿生学等悄然兴起，进而演化出商业生态系统理论。1993年，穆尔首次将"生态系统"这一概念引入商业研究，在《哈佛商业评论》上提出了"商业生态系统"的概念。在这一概念中,将生态学与商业和产业发展相结合,其核心是要让生态渗透各个行业,以驱动全社会的转型升级,实现可持续发展。在生态与产业融合中,形成产业相关的生态网络,像自然界中的生态圈一样,这意味着传统的产业价值链体系的转型,各个生态要素将重新组成网络化体系,形成以用户为中心、实时互联网、协同高效生态化的网络型系统。商业生态系统是全球化、互联网技术的产物,有鲜明的时代特色。在当前的经济、技术环境下,公司单打独斗已经不能确保企业在竞争中立于不败之地,因此,企业主动构建生态圈、优化生态元素的协同关系、营造良好的生态共生环境,是新一代企业的发展方向。

近年来,随着经济发展、技术进步,人们在享受现代文明成果带来便利的同时,环境卫生、食品安全等影响健康的问题也在日益增加。与此同时,亚健康人群增加、慢性病率上升、重大公共卫生事件等敲响警钟,一方面,政府更加重视健康问题。另一方面,人们的健康理念、疾病预防的观念也在改变,消费者的健康消费观念由疾病治疗向全方位预防保健转变。如二战后,美国经济飞速发展,伴随而来的国民心脑血管疾病、糖尿病等"富贵病"猝不及防。为了应对生活方式的转变带来的挑战,以美国为首的发达国家将健康管理观念从疾病治疗转变为预防保健,从而形成并建立了现代健康生态体系。

健康生态的概念就是在这样的背景下提出的,在中国经济发展方式转变的形势下,众多创投机构、互联网巨头以及传统医药企业向"大健康"领域延伸,发展新业务,拓展新市场。例如,九州通以好药师网为核心,以实现线上线下与智慧医院系统、区域卫生系统以及家庭健康系统等智慧医疗平台对接,打造"一站式健康服务"B2C 大健康平台,为消费者、药店、诊所、厂家、医院等提供一个健康教育、在线问诊、健康监护及药品采购一站式服务。上市公司迪安诊断在专注健康诊断的同时,顺势在医疗服务、健康管理、基于健康服务的第三方产业和健康保险上下游业务进行拓展,积极打造"诊断+治疗+健康金融"的健康生态圈。

二、健康生态的发展特征

(一) *广泛性*

首先,健康生态的广泛性体现在内容覆盖人的全生命周期,不同健康状况,其中疾病健康状况覆盖预防、治疗、保健、康复等流程。其次,健康问题的来源具有广泛性,如生命成长的过程中会遇到的种种健康问题:意外事故、环境污染等外界带来的健康问题;精神压力、情感问题等心理健康问题;不良的作息习惯以及对生活缺乏健康常识引起的健康问题等。

健康生态的发展具有广泛性。从健康生态所覆盖的范围来看，健康生态要得到发展，必然与每个人的健康观念、需求挂钩，这就需要采取一定的方式推动社会价值观念的转变，进而刺激人们的健康需求，如政策鼓励；抑或一些随机性事件如非典疫情、新冠病毒感染疫情，社会性事件如社会人口的老龄化；抑或技术革命促进生产力的极大提升，改变人们的生活方式，产生新的健康问题，进而创造新的健康需求，以需求拉动供给，进而促进健康生态的发展。只有具有广泛影响力的事件才能促使健康产品、服务的需求的发展，进而推动健康生态发展。

总之，健康生态的发展不仅面临着广泛的人群，还面临着广泛的健康问题，其发展总是伴随着一些影响力大、影响范围广的事件，不断激发广泛人群的健康需求，不断整合更多与健康相关产业，不断丰富健康生态的内涵元素，利用新技术创新服务模式，创新健康产品，满足新的健康需求。

（二）融合性

健康生态发展的融合性指健康生态发展需要与广泛的生态要素之间相互协调，相互渗透，相互融合形成综合性的集群，提高生态运行效率。

随着社会的不断进步和人民生活水平质量的提高，越来越多的人关注自身以及家庭的健康水平，积极主动进行疾病预防，采取健康管理等早期干预措施。显然，传统的医疗模式已不能满足人们对健康生活的多样化需求。因此，针对生命各个阶段的新产业模式应运而生。除了预防致病的危险因素，人们对生活方式、饮食习惯、社会环境、心理因素、家族遗传等众多方面进行管理和干预，对患病人数剧增的慢性病重视并进行有效的监督和控制，改善患者的生活质量。为了降低医疗成本，更好地满足消费者的健康需求，健康生态广泛扩容，不断引入新的产业融入，促进产业融合，提高健康生态的运行效率，以"防—治—养"为核心的全链条健康生态圈应运而生。伴随传统医学模式的改变及国民健康需求的日益增长，产业覆盖范围将不断扩大，未来将会有更多的产业向健康方向聚集。产业融合在加速健康生态的发展进程，同时有助于健康观念的传播和扩散，促进了传统产业的升级改造。总之，健康生态的发展离不开产业融合。

以美国为例，20世纪70年代之前美国的健康维护组织已经初步形成，传统的商业医疗保险形式虽然可以为患者提供优质的医疗服务，但是却浪费了大量医疗资源，医疗成本持续增加。为了降低医疗支出，管理式医疗保险应运而生。1973年尼克松政府出台了《健康维护组织法》，开始了一系列的医疗保险制度改革，建立以控制成本为目的的管理式医疗。首先，政府鼓励医疗保险机构创建一体化的医疗服务网络，即医疗保险机构和医疗机构形成联盟，各级医疗机构之间实现信息互通，资源共享。这一时期，随着信息技术革命的兴起，互联网逐步加入健康生态中来，互联网的运用使医疗机构之间的信息互通成本不断下降，彼此之间沟通频次不断增加，从根本上控制就医流向，实行了"社区首诊、分级诊疗、双向转诊"的诊疗制度。其次，健康管理组织通过改善付费形式，采用预付费式医疗制度。它提倡根据医疗服务给人们带来的实际价值即预防或治疗的效果来收取费用，具体是以病人在接受治疗以后的健康改善效果来作为评价依据，对医疗机构的支付是基于疾病治疗的质量和效果而不只是接受医疗服务的人数。在预付费制度下，保险机构和医疗机构成为利益共同体，有利于打破传统模式下二者独立经营引致的"过度医疗"，造成的大量医疗资源浪费局面，利益驱使医疗机构主动降低医疗成本，有效遏制医疗费用的过度增长。

（三）持续性

健康生态的发展不是一蹴而就的，其发展是健康生态内部、外部各个因素之间相互作用的一个持续性的过程。

以近代美国健康生态发展为例，在 1929 年美国经济大萧条时期，医疗行业经营惨淡，德克萨斯州贝勒大学医院的金博尔医生发现了很多教师付不起医药费的问题，为了保证医院正常运营下去，于是萌生了建立医疗保险的想法，创建了"贝勒计划"。为了确保收益，在该计划中，教师每人每月缴纳 50 美分的小额医疗保险费用，就可在生病时接受 21 天免费的住院护理服务。这是惠及医患双方的一项保险计划，因此得到美国医院协会的大力支持和推广。该计划由美国德克萨斯州蓝十字组织管理，因此又称"蓝十字计划"。这是美国首次将医疗健康融入保险业中进行实践探索。随着医疗技术的发展和医疗费用的提高，患者的经济负担不断增加。受到经济危机的影响，医疗行业发展步履维艰。1939 年加利福尼亚州医学会创建了"蓝盾计划"，投保人每月只需缴纳 1.7 美元的费用，不同于解决患者住院费用的"蓝十字计划"，"蓝盾计划"主要针对外科和门诊的费用问题。至此，"双蓝"计划形成，患者的基本医疗需求得到满足。

伴随 20 世纪 40 年代的到来，美国逐渐进入老龄化社会，环境恶化、慢性病发病率增加，尽管政府每年支付近 2 万亿美元的巨额医疗费用，然而情况并没有改善。随后政府转变思路，通过建立健康维护和管理系统，成功解决了国民的健康问题。二战结束后，凯撒医疗继续推动医疗发展。1942 年，凯撒永久医疗组织成立，并于 1945 年开始开放面向社会大众。在一定程度上控制医疗费用的上涨，使其成为美国健康维护组织的鼻祖。作为美国最大的健康维护组织，凯撒永久医疗组织定义自己的使命为"为会员和团体提供高质量、可负担的健康医疗服务，维护其健康"。

20 世纪 50 年代末，美国保险业的管理者逐渐发现，在加入健康保险的人中，大部分人用了很少的医疗费用，而其余一小部分人却用掉了大部分的医疗费用，给保险业带来很大的负担，减少小部分人的高额医疗费用显得尤为重要。因此，美国保险业首次提出了健康管理的概念，对医疗保险用户开展系统的健康管理服务。其核心内容是：根据投保人的身体状况进行分类，对可能患有慢性病的投保人进行先期的管理，引导客户进行自我保健和健康管理，从而最大程度上减少投保人的患病风险，进一步控制医疗费用的支出，从而达到降低公司保险赔付的目的。"健康管理+健康保险"发展模式通过投保人、保险机构和医疗机构三方合作，使保险既能提高个人的健康水平，减少患病风险，又能降低投保人的疾病风险，增加保险行业商业利润。同时其也降低了政府的医疗费用支出，使投保人、政府和保险公司多方获益。1969 年，美国政府将健康管理纳入国家医疗保健计划，使健康生态体系进一步完善。

但美国的各种私营医疗保险项目并不能让所有人在生病时得到保障。商业医疗保险业以营利为目的，为了追求利润最大化有选择地接纳投保人群，老人、低收入人群等高危人群和弱势群体经常被排除在外。特别是在二战以后，美国经济进入高速增长期，老龄人口增多，弱势群体的医疗问题更加严峻，逐渐演变为社会问题。在这种背景下，政府介入了私营商业垄断市场，颁布了社会医疗保险计划，填补了美国医疗保险体系的漏洞。20 世纪 60 年代初，约翰·肯尼迪当选总统，医疗保险计划的支持者们将改革的目标锁定在那些最需要医疗保险的特殊群体上。他们发现很多老年人退休以后失去了基于就业获得的商业医疗保险，现有的经济条件不足以支撑正常的医疗服务，于是，老年医疗保险被提上日程。1963 年 2 月，肯尼迪发表了"援助老年人特别咨文"，重点强调为患病老年人提供医疗补助的立法建议，但被参议院否决。1965 年，在约翰逊总统的支持下，国会通过了《社会保障法》，颁布了两大公共医疗保险计划，即"双 M 计划"——为社会低收入者和贫困人口设立的医疗救助计划（Medicaid），为 65 岁以上的老年人、残障人士设立的医疗照顾计划（Medicare）——被批准纳入社会保障体系。医疗照顾计划和医疗补助计划的出台丰富了美国医疗保险形式，扩大了美国医疗保险体系，打破了美国医疗保险私营商业化的格局，弥补了美国医疗保险高度市场化的缺陷。至此，美国形成了由医疗照顾计划、医疗补助计划、商业保险共同组成的医疗保险体系。

在此基础上，尼克松总统出台的《健康维护组织法》推进建立以成本控制为目的的管理式医疗，它有效地遏制了医疗费用的上涨，并且没有以降低人们的健康水平为代价，但是却引来医疗机构的不满，医疗机构认为其压缩了医疗机构的盈利空间，降低了医疗服务质量，且限制了高风险医疗手段、高科技医疗技术的普及，不利于医疗技术的发展。而后，21 世纪初，以价值为基础的补偿机制被提出，对管理式医疗机制出现的种种问题进行矫正，在保证医疗服务质量的基础上再控制医疗成本。同时伴随着信息技术的成熟，美国商业健康行业也融入了信息技术来提升效率，促进健康生态的成熟发展。

近代美国健康生态的发展，从"蓝盾计划""蓝十字计划"形成开始，由健康需求、社会人口老龄化拉动，促进健康维护组织成立，而后由于患者医疗费用分配不均，美国提出了健康管理的办法来控制个人的患病风险，其后为了满足特殊人群的健康需求和成本控制的目的，提出了"双 M 计划"和管理式医疗（MC），之后为了鼓励创新，又提出了基于价值补偿的医疗机制（VBR）对 MC 进行了矫正。由此可见，健康生态的发展过程是一个健康生态内部因素（个人、医疗机构、政府、商业健康企业、科学技术等）之间相互作用、相互融合的持续性的发展过程。

三、健康生态发展的推动因素

（一）社会因素

随着社会的变迁，妇女生育率、结婚数、离婚数、人口出生死亡率、人口移进移出率、社会保障计划、人口预期寿命、人均收入、价值观念、教育程度和文化水平等改变对健康生态发展具有推动作用，从以下两个方面展开说明：

第一，健康价值观念的改变，推动健康生态的发展。20 世纪 70 年代早期，威斯康星大学史帝文分校在帮助学生做职业生涯规划的过程中，接触到了约翰 W. 特拉维斯（John W. Travis）的思想和相关的健康管理工具，并因此建立了第一个基于校园的健康中心。随后校园健康计划开始流行并于 20 世纪七八十年代传遍美国，成为有影响力的健康运动。随着健康运动的推广，该时期企业也广泛发起工作健康计划，为提高员工健康提供服务支持。在这种背景下，1979 年美国健康和人类服务部门发起全国性的健康计划"健康人民"的官方倡议，至今"健康人民"已经实施了 4 个十年计划，已进入第 5 个十年计划。健康人民计划虽然并没有通过法律、预算的方式强制推进，但取得良好的效果，强调全国范围内的健康资源的优化配置，倡议各种形式的健康教育和活动，改进人民健康观念，形成积极、主动关注个人健康、预防疾病的健康文化，释放个人健康需求，对现代健康生态的建立和发展起了关键的推动作用。

第二，人口结构的变化推动健康生态的发展。以日本为例，日本是世界老龄化程度最高、较早进入老龄化的国家，早在20世纪70年代即进入老龄化社会，老龄人口在身体、心理、社会适应等方面的健康障碍需要得到外部的援助，健康养老面临前所未有的挑战。面对潜在巨大的老年健康的需求，日本政府通过制度改革，通过介护保险制度成功实现潜在需求向有效需求的转变。内容包括以下几个方面：制订健康计划，引导社会树立老年健康管理的意识，日本政府早在1982年就通过立法规定超过45岁者必须每年进行一次健康普查，并通过各种社会健康计划引导民众关心自身健康，特别是呼吁社会及老年人形成对老年健康的管理和服务意识，如《健康管理白皮书》（1973年）、《国民健康计划》（1978年）、《新改善老年人健身福利的十年计划》（1994年）、《21世纪的福利展望》（1994年）、《关于社会福利服务基础的结构改革》（1998年）、《健康21》（2000年）等。日本通过颁布《介护保险法》以政策法规的形式建立介护保险制度，引导发挥市场机制作用；通过商业保险公司承担风险获取利润的方式，促进商业保险公司的发展，同时减少老年健康管理服务的支付能力限制，减轻政府资金压力。日本建立老年健康管理服务行政组织。基层行政单位"市町村"以保险者角色，成为老年长期健康护理的实施主体，为老年健康管理服务体系的良性运行、全国推广建立组织基础。

日本人口的老龄化，对日本健康生态的发展无疑是起了重要的发展推动作用。同样，在中国人口老龄化的发展的背景下，消费者对健康、养老类的保险产品需求必然会更大，这也正是保险公司未来产品的研究、创新方向。

（二）政治因素

政治环境包括一个国家的社会制度，执政党的性质，政府的方针、政策、法令、法律等。首先，我们探讨不同性质的国家，其健康生态的差异，以健康生态中的健康服务为例，不同国家健康服务供给模式，与各国国家性质直接相关。健康服务保障作为公共服务的重要组成部分，历史上形成了多种发展模式，大致分成：政府主导的英国模式，从筹资结构看，政府直接支付的医疗费占卫生总费用的80%以上；市场主导的"印度模式"，78%的卫生总费用由病人直接支付，而私人医疗结构占了大多数；"美国模式"也是市场主导，政府支出占比31%，主要通过商业保险形式支付费用。医疗保障的不同发展模式与英国福利主义国家传统、印度私有化改革、美国自由主义传统密切相关。健康生态的发展亦是如此。

其次，我们从政府政策、法令的角度来分析政府在健康生态的发展中所起的作用。政府在健康生态发展中的作用不可或缺。以美国健康服务市场为例，一般认为，美国健康服务市场采用的是以私立市场化为主的供给模式，但这种市场化模式并不代表政府管理的缺位。事实上，不管是需求的形成，还是市场供给力量的成长，都是在政府的大力支持、引导和规划下进行的。美国政府对健康管理服务的引导体现在以下几个方面：一是，及时把握社会健康发展趋势，在社会组织健康运动的基础上，制订全国性健康管理计划——"健康人民"，强调全国范围内的健康资源的优化配置，倡议各种形式的健康教育和活动，在推动整个社会成员主动关注、积极干预、有效管理个人健康的健康文化中，起到了重要推动作用。二是，在供给方面通过税收、法案等方式支持、鼓励健康保险市场发展，包括早期对"蓝盾计划""蓝十字计划"公益健康保险组织的免税支持，20世纪50年代鼓励商业健康保险机构的发展，20世纪70年代颁布法案支持健康维护组织（Health Maintenance Organization，HMO）发展等。三是，在需求方面通过税收立法，鼓励雇主为员工购买健康保险，建立弹性支出账户、弹性福利制度，并给予雇主税收优惠，塑造了以团体健康保险为基础的私人健康保险市场。政府通过政策的推动，不仅拉动了个人健康相关产品的需求，还刺激了对应产品的发展与供给，对健康生态的发展有着重要的推动作用。

　　自2016年提出"健康中国"以来中国政府出台了一系列"健康"相关的配套政策，鼓励健康与养老、旅游、互联网、健身休闲、食品等融合发展，催生健康新产业、新业态、新模式。保险公司应抓住这个机会，顺应政策趋势，积极参与建设大健康产业的建设。

　　（三）经济因素

　　经济环境分宏观经济环境和微观经济环境：宏观经济环境是一个国家的人口数量及增长趋势，国民收入、国民生产总值及变化情况；微观经济环境是消费者的收入水平、消费偏好、储蓄情况、就业程度等。

　　从宏观经济环境来看，以美国为例，在1929—1933年的经济大萧条时期，通货膨胀严重，国民收入降低，导致就业率下降、医疗成本上升等，为了解决经济萧条时期的医疗成本上涨问题，提高劳动生产力，健康预防、干预健康方面的管理服务技术发展推动力商业健康保险公司的健康管理制度创新，并且带来了医疗健康服务产业组织演变形成，蓝盾、蓝十字计划就是在这样的背景下形成的，蓝盾、蓝十字计划与商业保险公司的竞争与重组以及多样化的健康服务组织之间的一体化过程便是推动健康生态发展的主要动力。同时，在经济复苏时期，政府规制的放松、对管理式健康保险组织的税收补贴政策，对企业健康管理服务需求的形成也起到了重要的催化作用，健康预防等相关的社会组织在推进以预防为主的健康文化、转变人们健康服务消费环节的前移上、成熟健康生态的形成上发挥了重要作用。

从微观经济环境来看，以消费者偏好为例，消费者对健康方面的服务或产品的需求收入弹性、需求价格弹性均大于吃饱穿暖以及基本医疗方面等个人方面的刚性需求。一般情况下当个人消费者收入水平不足时，吃饱穿暖、基本医疗需求即排在所有需求的首位，并且无可替代。而健康方面的服务或产品（如健身、健康保险、护理、中医养生等）主要针对健康、亚健康人群，在消费者健康、亚健康阶段还没有明显症状时介入，不具有紧迫性、且健康投入产出效果不能在短时间内显现，属于非基本需求的高层次"奢侈性"需求，具有更高的需求收入弹性。因此，健康生态相关的服务产品与经济发展水平以及个人消费者收入水平存在正向的关系，只有随着全球经济的发展到较高水平，家庭吃、穿、住、用、行、基本医疗等基础性需求得到满足后，健康生态相关的服务产品需求才能得到进一步释放。20世纪前，社会还在为满足吃、穿、住、行等基本刚性需求而发展演变，随着成熟的社会制度的建立，技术的进步，经济水平的不断提高，个人消费者因基本生活需要得到满足，开始追求更高水平的"奢侈性"需求，进而促进了健康相关产业的发展，对健康生态的进化发展也有着重要的推动作用。

近年来，随着个人的消费能力的提高，人们对于健康的需求日益膨胀，健康消费观念逐步由原来疾病治疗向全方位预防保健转变，以预防为主导的健康体检行业获得高速发展，慢跑、使用健身App、佩带可穿戴健康设备等健康行为成为时尚。这必然成为保险公司健康业务未来发展的大趋势。

（四）技术因素

首先，技术因素对健康生态的影响体现在技术创新能细分市场、提高健康生态运行效率、创造新需求等方面。第一，健康生态的发展本质上是个人的健康需求细化的结果。需求的细化使健康相关服务及产品的中间环节增加、服务或产品的迂回程度增加，为专业化的演变发展创造了可能，如健康检测、健康咨询、专业康复中心便是健康医疗服务流程中细分出来的环节或服务。这些环节随着市场容量的扩大而形成新的业态，这些行业的细分发展前提就是市场容量的增大和技术的进步，例如随着健康检测技术的出现，其又催化出健康检测设备、健康检测软件、健康检测信息管理风细分行业的出现。这些行业的不断细化需要以新技术逐渐成熟为基础，也就是说健康生态的发展离不开技术的进步。第二，通过技术创新提高健康生态内部组织生产运行效率，促进生态升级以及融合发展。能否选择合适的对象、在合适的时间、合适的地方（服务机构）选择恰当的健康干预、疾病诊疗方案等进行健康产品服务供给，是健康生态相关产品服务的核心特质。能够提高风险预测准确性、降低健康风险的新产品、新服务、新手段、新流程都属于技术创新的范畴。技术创新的来源有四个方面：生物医疗科技、电子通信技术、大数据分析和挖掘技术。第三，通过企业的组织技术创新、营销创新和管理创新，引导、激发、创造健康新需求。产业创新型企业能够有力地引领整个行业的发展，不仅被动满足需求，还能主动地引导或创造消费者的需求，从而大大加速产业演进的进程。如同杜邦公司发明尼龙、创造了人们对尼龙产品的需求，IBM 引导了人们的计算机需求一样，健康生态内健康管理服务市场的出现，本身就是信息科技和医疗科技进步引领新的健康服务需求的结果，如干细胞、基因科技的进步，为精准个人化健康管理服务提供了技术手段，也能引导、开创一个新的细分市场。

其次，科技的飞速发展为构建健康生态圈提供技术支持。数字生态系统是"防—治—养"健康生态体系建立的关键工具。第一，数字生态系统将企业、消费者、技术等生态元素聚集在一个标准化的平台，实现互利互惠的目的，在健康领域，该系统承载了各种数字健康产品。第二，数字生态系统方便数据共享，并且为健康生态各个服务阶段如预防、诊断、治疗、保健等阶段的成员提供数字医疗工具。第三，数字生态系统可以支持保险公司和医疗机构安全的访问临床和索赔数据，对消费者的情况做预测分析，例如，可以确定哪些投保人和患者更容易患病。高质量的数据生态系统和机器学习算法可以更准确地预测投保人的情况，增加主动干预成功的可能性。数字医疗、大数据、机器学习等互联网技术的发展，对现代健康生态体系的建立有着关键的推动作用。

当下，随着信息技术革命发展，5G 技术、生物医疗科技、电子通信技术、大数据分析和挖掘技术在一些领域广泛应用，新技术带来便利的同时，也带来了新的风险，保险公司积极开发出应对新型风险的产品，如未来可能出现的远程医疗、手术、远程检测、虚拟云服务等新技术的应用可能带来的安全风险。同时，保险公司也应利用好新技术所带来的机遇，充分利用大数据和数据挖掘、数据分析、数字医疗等先进技术工具，为现代健康生态系统开发出安全的新机制，建立更完善的健康生态体系。

第二节　健康生态产业发展的影响

社会结构、政治体制、经济条件、技术水平等因素对健康生态起着正向的推动作用，同样地，健康生态的成熟发展对社会环境、经济水平、技术创新的反推动力也是不可忽视的。本节从保险视角分析健康生态的发展对经济社会的影响作用，即健康生态的发展进步，在经济社会中的体现。

一、降低医疗成本

健康生态的发展进步，首先体现在提高经济运行效率，降低医疗成本上。在 2010 年，美国医疗费用居高不下，医疗费用支出达 2.6 万亿美元，占当年 GDP 的 17.8%。为降低医疗费用，提高服务质量，美国采取了一系列的措施。一是，重视家庭和社区保健服务，以及预防保健工作。家庭及社区这些基层管理机构，仅从事一小部分的医疗服务，绝大部分工作是进行健康教育、慢性病管理等健康管理工作，他们根据健康的不同阶段制定不同的有针对性的健康管理策略，从预防保健到健康咨询，从患病治疗，再到病后康复，并与临床医疗系统信息互通，有效整合，避免一些盲目的和不必要的医疗保健消费，从源头遏制医疗费用的增长。二是，充分发挥保险机构的监督作用。监督医疗机构和从医人员，减少过度检查、不合理用药等医生诱导需求的行业乱象。三是，美国的保险机构通常对投保人预防保健方面的医疗服务给予优惠，如对全身体检、牙科护理、健康咨询等可采取部分或全部报销。四是，采取丰富多样的活动形式，推出有益身心健康的活动、促进健康的奖励计划、健康教育、健康咨询等，鼓励参保加强疾病预防，防患于未然，以此来降低医疗费用。例如蓝十字计划、蓝盾计划曾经推出的健康促进活动，鼓励投保人参加健康评估、健康饮食计划、健身计划等。结果表明，通过 2 年的健康活动，参与者的患病率减少了 24%，每人每年潜在医疗支出减少了 277 美元。由此可见，无论是对个人还是对企业，健康生态的发展都有效地降低了医疗成本。经过多年的努力，尽管美国医疗费用居高不下，但增长速度明显放缓。

改革开放后，中国保险行业的快速发展，促进了健康生态的飞速进步，1998 年，为解决医疗成本增长过快的问题，颁布了《国务院关于建立城镇职工基本医疗保险制度的决定》，实施了 40 多年的劳保制度被社保制度所代替，使得基本医疗保障得到升级。2004 年之后，保险经营逐渐专业化，平安健康、人保健康等公司相继成立，健康保险发展迅速，经营主体增多、保费增速大、保险产品丰富，保险业的发展，不仅对经济运行效率有明显提升，还有效缓解了医疗费用增长压力。

二、优化产业结构

健康生态涵盖丰富的生态元素，包括保险、医疗、互联网、养老、医疗保健等一切与健康相关的元素，健康生态的发展，优化产业结构，促进经济增长。

以美国健康生态产业的发展为例，其由于健康生态覆盖面广，融合度高，相关产业链长，目前已经成为美国经济发展的新引擎。美国的健康生态产业大致可分为五大块：家庭及社区保健服务、医院医疗服务、医疗商品（药品、保健食品、医疗器械等）、健康风险管理服务、长期护理服务。从占比来看，家庭及社区保健服务占比为50%；医院医疗服务占19%；医疗商品（含药品及药械）占比为14%；健康风险管理服务占比为11%；长期护理服务占比为6%。由此可见，在美国，家庭及社区保健服务为健康领域最大的一个板块。美国极其重视家庭和社区医疗、预防保健、慢性病管理，强调产业链前端的预防保健、健康管理、健康保险，以及产业链后端的医疗护理、健康养生、康复保健等服务业的发展。

按照三大产业的划分，健康生态产业绝大部分属于第三产业范畴，美国的健康生态产业的蓬勃发展优化了经济产业结构，推动了第三产业的发展。从表4-1可以看出，2011—2020年第三产业迅速发展，各年度就业占比均超过80%。美国政府通过政策引导、规范布局、减税等积极配合健康服务业的发展，支持有条件的社会组织和个人来创办老年人服务机构。在用地、税收、资金等方面给予优惠政策。健康生态发展可以优化医疗资源配置和提高使用效率，既是服务消费中上升最为显著的部分，也对应带动了实物消费中药品的支出。尤其随着美国经济复苏和人口老龄化的加剧，健康生态行业将迎来新一轮的快速发展。

表4-1　2011—2020 年美国就业人员产业分布　　　单位：%

年份	2011	2012	2013	2014	2015	2016	2017	2018	2019	2020
第一产业	0.32	0.33	0.33	0.33	0.33	0.33	0.34	0.32	0.33	0.34
第二产业	19.34	19.38	19.36	19.43	19.44	19.28	19.60	19.61	19.52	19.24
第三产业	80.34	80.30	80.32	80.24	80.23	80.39	80.06	80.07	80.15	80.42

数据来源：根据美国劳工部公开数据整理。

三、增加就业

健康生态发展，具有融合性的特点，随着制度、技术等条件的进步，伴随着新的行业加入、新的健康需求满足，会创造新的就业机会。健康生态以健康管理产业为纽带，以医疗保健行业为支撑，以健康保险行业为依托，产业链条长，具有行业分布广泛和融合性强的特点，在覆盖第一、二、三产业的同时，为人们提供较多的就业机会，是目前众多产业中增速最快的产业之一。

在美国，随着美国健康生态行业的不断发展壮大，从业人数不断攀升。美国劳工统计局的数据显示，在2008—2020年12年的时间里，健康相关产业从业人数和平均年薪呈递增趋势，健康产业相关从业人员从14 293 600人增加到19 776 200人，12年间共计增长5 482 600人，年增长率为38.36%。产业相关从业人员的平均年薪从39 450美元增加到60 470美元，12年间年平均增长1 752美元，总增长率为53.28%。另一项美国劳工局统计数据显示，2020年1月总就业人数中健康生态行业中的"教育及健康服务"占比达到16.1%，"教育及社区保健服务"领域的从业人员是增速最高的，其次是"专业性商业服务""休闲和酒店业"等。健康生态行业就业稳定这一现象尤其表现在经济衰退期间，如图4-1所示的2006年12月至2021年12月美国各个行业的就业人数变化趋势，在2008年经济危机时，除了"教育及健康服务"产业的就业人数基本没有受到影响外，其余产业的就业人数均有明显下降。商业服务、零售交易、酒店业等行业的特殊性强、需求弹性大，受到外部经济冲击时，需求会明显变化，而健康行业主要依靠社会力量，即使在经济衰退期间，健康相关行业的整体就业状况依然良好。

2010—2019年，随着中国人均可支配收入提高，健康需求迸发，使中国医疗、保险业等行业发展迅猛，其中保险行业的从业人员数量呈爆炸式增长，从2010年390万增加到2019年的910万。健康生态行业提供的就业岗位对于中国缓解就业压力有着重要作用。目前，中国进入老龄化社会，人口结构老龄化加快，大量老龄人口对养老设施、养老服务、医疗卫生、老年旅游、老年娱乐等需求日益增加，为妥善解决老龄化社会问题，满足大规模老龄人群的多元化健康需求，政府、企业采取了多种措施来促进养老产业的发展，如开发多元化的养老健康产品和服务，建立专业化的健康养老护理团队，提高养老服务人员待遇等措施积极引导更多的社会群体通过专业化的培训参与到养老产业中来，推动中国养老、保健、长期照护等更多和健康生态相关行业的社会用工需求。

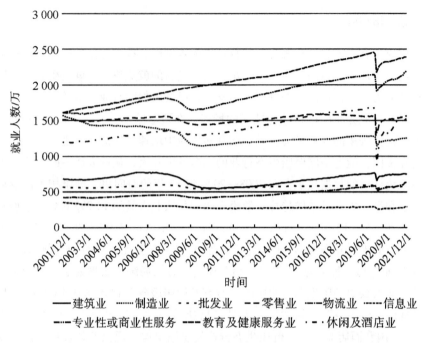

图 4-1 2001 年 12 月 1 日至 2021 年 12 月 1 日美国各行业就业人数变化

（数据来源：美国劳工部统计数据）

四、引领健康相关产业发展

健康生态内涵丰富，与健康相关的产业均是其内在发展要素，健康生态的发展表现为不断满足消费者更高要求的、更广泛的、更新颖的健康需求的过程，以保健食品行业、保险业为例，明确健康生态的发展对健康相关产业发展的推动作用。

在美国，生活节奏快，快餐简单便捷，非常流行，但是快餐营养单一，不能满足人体对多种营养的需求。营养不均衡而引发肥胖和疾病，使很多人长期处于亚健康状态，很多美国人都有相关的健康需求。因此，美国的保健食品非常盛行，很多美国人都养成了长期食用保健品的习惯。20 世纪 90 年代初期，美国的膳食补充剂主要成分是单一维生素及矿物质，而随着科技水平和公众对保健食品认知的提高，逐渐发展为多种维生素和矿物质的复合制剂产品，并且需求量每年约以 20% 的速度递增。

随着美国经济的不断发展，以及亚健康人群对保健食品需求的推动，美国营养保健食品的研制、开发、销售得到空前的发展，现在已经研制出数十种维生素和矿物质的复合型产品。这些产品品种多样、营养全面，更契合消费者需求，因而成为美国乃至世界保健品市场上的主流产品，满足不同消费者对保健食品的需求。目前保健品市场销售额已近千亿美元，占食品销售额的 1/3，成为世界最大的保健品生产和销售大国。在美国销售额排名前四位的保健食品类别有膳食补充剂、天然有机食品、功能性食品、个人与家庭护理产品，保健食品按成分可划分为 13 类，共计 2 000 多种，其中包括 70% 的维生素、矿物质类产品，其余 30% 为天然食品、鱼油等产品。美国保健食品以较高的科技含量、多元化的种类选择、精益求精的生产工艺、精准的营养含量和良好的品质成为世界主流保健产品，得到消费者的喜爱。美国保健食品的发展引领着世界保健食品产业的兴起，发展速度已居世界之冠。

中国改革开放后，随着国民收入水平提高，国民健康需求增加。改革开放初期劳保制度、公费制度下的医疗费用高，政府为了减轻医疗费用压力，对社保制度进行了改革。在多种因素的推动下，保险业得到了迅猛发展，1994—2020 年保费收入年均增速达 20%，跻身全球第二大保险市场，保险机构数量扩容至 235 家，保险产品不断丰富，保障力度大幅提高，原保费收入占规模保费比例从 2016 年 64% 提高至 2020 年 80%。在金融投资市场，保险已经成为 A 股继公募基金之外的第二大机构投资者，累计年化收益率达 5.4%。

总之，健康生态在发展的过程中，即在满足消费者健康需求的过程中，必将会带领健康相关产业，如保健品行业、保险业、医疗业等行业的升级和发展。

五、促进新业态形成

在信息技术革命不断深化的今天，健康生态的发展也需要健康相关的行业与互联网技术融合发展，进一步促进生态运行效率的提高，成本的降低。在这个发展过程中，必将促进健康新业态的形成。

近几年，随着健康生态的不断发展和完善，人工智能技术、物联网技术等科技与医疗健康产业相融合的智能医疗服务开始走进人们的视线。智能医疗是以医疗健康领域为依托，基于科学技术延伸产业布局，通过打造健康档案区域医疗信息平台，在数字医疗、移动医疗、远程医疗的基础上，融合先进的通信、云计算、物联网、数字技术和信息处理技术，实现对患者数据的智能化采集、传输和处理，进而实现患者与医疗设备、医务人员、医疗机构之间的有效互动，逐步达到信息化的一种新型的现代化医疗方式，广泛应用于：远程监护、远程教育、远程会诊、健康管理、智能养老、康复跟踪、药品管理等场景。该理念由美国 IBM 提出。智能医疗的提出成功地把物联网技术充分应用到医疗领域中，实现医疗信息的互联、共享协作、临床创新等，自 2011 年开始，医疗健康市场得到了投资者的热切关注。目前，基于人工智能应用的智能医疗技术已经成为健康领域、科技领域、金融领域竞逐的投资热点，美国的 IBM、微软、苹果、谷歌、脸书，中国的阿里巴巴、平安、泰康等科技、医疗、金融巨头纷纷开设了医疗健康事业部，通过收购医疗健康科技初创企业和开发医疗健康类应用等手段涉足健康生态行业，并斥巨资投入智慧医疗行业，意图通过智能医疗技术颠覆传统的医疗健康行业，争夺健康行业的话语权。

健康生态体系的发展，伴随着技术、社会的发展进步，以及新型健康需求的产生和增长（如远程医疗），以需求拉动供给，催生各种新业态的形成，继而促进经济发展。当前，健康生态相关产业在一些发达国家已经成为推动经济发展的支柱力量，其带来的经济效益和社会效益得到世界各国的关注。发展健康生态对于保护公民健康权益、带动经济增长、优化经济结构、提升国家综合国力和国际竞争力都具有重要作用。中国、美国、欧盟、日本等国家和地区纷纷推出相关政策，将健康产业纳入国家未来发展的战略性产业给予重点支持，并投入大量资源专注健康科技领域的发展。世界银行的统计数据显示，日本健康生态相关产业的增加值占 GDP 比重已超过 10%，发展健康生态相关产业是日本经济发展战略布局中的关键环节，日本拥有专业水平完善的社区医疗服务和独立的保健系统，为社区居民提供疾病预防与医疗保健等相关服务；英国向全民提供免费的医疗服务 NHS，以社区保健服务为主，为公民提供健康管理服务；美国作为世界上健康生态产业最发达的国家，2020 年美国健康总产值占 GDP 比重已经达到 18%；中国 2020 年卫生总费用占 GDP 百分比为 7.1%，2020 年全国卫生总费用比 2019 年的 65 841.4 亿元增长了 9.8%，2020 年人均卫生总费用比 2019 年的 4 702.8 元增长了 9.4%。

健康生态是辐射面广、吸纳就业人数多、拉动消费作用大、复合型产业构成的集合体，健康生态产业成为经济社会发展的支柱产业是未来的必然趋势，并且在缓解医疗费用过快上涨，优化产业结构、拉动就业，促进经济和科技发展等方面都具有重要的推动作用。

第三节　本章小结

本章首先介绍健康生态概念的来源,结合健康生态广泛性、融合性、持续性的发展特征,探讨了现代健康生态体系建立的内在逻辑。其次,本章从社会因素、政治因素、经济因素以及技术因素方面,深入分析了健康生态发展的推动要素,即社会价值观念的转变、人口结构的变化、政策的倾斜、经济水平的提高、技术进步等各种条件的改变,均对健康生态的发展有着推动作用。最后,本章探讨了健康生态对经济社会的发展的反推作用,体现在促进就业、降低医疗成本、优化产业结构、促进新业态新技术形成发展等方面。

结合中国健康生态的现状,在政治层面,"健康中国"上升为国家战略层面,并出台配套的政策,为健康产业的发展释放政策红利。在经济层面,改革开放以来,中国人均可支配收入水平得到了大幅度提高,居民的消费能力巨大,同时中国经济增速放缓,由高速发展转入高质量发展,正寻找新的经济增长点。在社会层面,一方面,随着居民消费水平的提高,人们的健康意识不断增强,健康类服务、产品的需求逐渐增加,另一方面,中国面临慢性病年轻化、重疾普及化、人口老龄化日益加剧的社会问题,医养需求增加。在技术层面,随着信息技术的发展深化,我们已进入互联网时代,科技的发展推动着保险、医疗、银行等各个行业的转型升级,为各个行业的发展创造了新的增长点。在政府、经济、社会、技术各个层面推动因素的交织下,健康生态的发展必将成为中国经济发展新的着力点。

第五章 健康生态发展概况及演变趋势

第一节 国外健康生态发展概况

在全球新时代背景下，随着科学技术和信息技术水平的逐步提高，信息化社会也开始呈现出高速发展状态，对人们的生活水平产生了一定的影响，也带动了健康保险及相关健康产业打开新的发展局面，新兴的健康生态圈日渐形成，健康生态的发展也成为各国重点关注的项目。健康生态将逐渐成为全球经济发展强有力的新支撑。根据大观研究公司的最新报告，到 2027 年，全球医疗保险市场规模预计将达到 4 万亿美元，复合年增长率将为 6.7%。医疗保健成本的增长，各种慢性病的流行以及政府为改善医疗保健而制订的医疗保险计划的举措正在推动市场增长。根据有关数据统计，2020 年第四季度全球医疗健康领域投资项目数共 582 起，投资总额约 147 亿美元。其中，美洲投资项目数量和金额最高，分别为 259 起和 85 亿美元；亚洲紧随其后，投资项目数量共 218 起，融资金额共 46 亿美元。从全世界整体发展情况来看，医疗支出占GDP 的比例都是持续上升的。

2019 年发达国家目前的比重在 13% 左右，发展中国家约为 6%。全球医疗费用支出不断增加，是受到全球人口老龄化、居民患病比例增加等因素影响，属于刚性需求。并且，随着人们对健康标准的不断提高，健康生态发展速度会在相当长的时期内持续保持增长态势。

一、主要发达国家健康生态发展状况

在主要发达国家中，由于经济文化水平较高，以及国家政府对于健康生态逐渐重视，人民健康意识不断增强，医疗支出整体呈上升趋势，健康保险与健康服务管理产业快速发展，意味着健康生态建设也在不断增加，并且还在保持

持续增长。

健康生态发展具有代表性的美国，健康生态产业呈多元化、专业化、高度融合化。在此背景下，美国的健康生态可以定义为提供预防、诊断、治疗、康复和缓和性医疗商品和服务的部门的总称，包括健康保险+健康管理服务、药品服务、医疗服务、保健品等。

美国实行私营医疗制度，商业健康保障体系是大多数普通美国人获得医疗保障的来源，相对于公共社会保险体系，私营的商业健康保障体系有着更重要的地位。社会保险计划中，专为 65 岁以上美国公民和永久居民提供医疗保障的联邦医疗保险（Medicare）仅覆盖了美国 13.8%的人口；专为某些低收入人群提供非保险手段的医疗福利的联邦医疗补助（Medicaid）仅覆盖了美国 13.2%的人口。美国的私营医疗健康制度下，医疗健康支出大多由私人和家庭支付，总额占全部健康支出的 57%，其中商业保险公司是重要的支付方，联邦政府和州政府通过联邦医疗和联邦医助项目覆盖了 43% 的医疗支出（见图 5-1）。

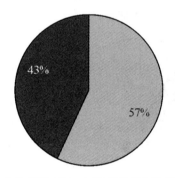

□ 私人和家庭支付 ■ 联邦政府和政府支付

图 5-1 美国健康支出比例

（数据来源：美国国家统计局）

目前美国的健康保险已经取代医疗服务成为整个健康生态链中的核心。健康保险在 20 世纪 90 年代期间完成了由传统的"被动支付型"向"主动管理型"的华丽转身。据报道，在美国，整合了"健康风险管理"服务的主动管理型健康保险已经占据了 3/4 的市场份额，并在二三十年内迅速产生了众多世界 500 强企业。主动管理型健康保险是保险公司为了摆脱医疗费用迅猛增长导致的保费增长及赔付率升高这一恶性循环而发展并逐渐完善起来的现代健康保险经营模式。

健康管理服务在美国的发展日益迅速，有 7 700 万的美国人在大约 650 个健康管理组织中享受医疗服务，超过 9000 万的美国人成为 PPO 计划（优先医疗服务组织）的享用者，这意味着每 10 个美国人中就有 7 个享有健康管理服务。美国密执安大学健康管理研究中心主任第·艾鼎敦博士曾经提出，健康管理对于任何企业及个人都有这样一个秘密，即 90% 的个人和企业通过健康管理后，医疗费用降到原来的 10%，10% 的个人和企业没有进行健康管理，医疗费用比原来上升 90%。健康管理在国际社会中不仅是一个概念，也是一种方法，更是一套完善、周密的服务程序，其目的在于使病人以及健康人更好地拥有健康、恢复健康、促进健康，并节约经费开支，有效降低医疗支出。

在技术层面，得益于其长期不懈的巨大财政投入和雄厚的知识储备，美国在健康生态领域领先世界。从全球的健康保险行业技术专利申请情况可以看出（见图 5-2），美国在健康保险行业领域占据了绝对的技术领先地位，以技术赋能健康保险加健康管理服务，推动健康生态高质量发展。并且，美国在生物学、化学和医学等基础科学领域拥有一大批世界一流的科学家和设备先进的实验室。多年的原始创新和知识积累，为美国医疗行业、生物制药行业、护理行业发展带来了足够的知识和技术储备。

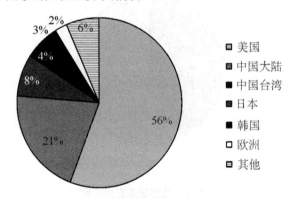

图 5-2　截至 2021 年 8 月底各地区健康保险行业技术申请分布情况

（数据来源：《中国健康保险行业市场前瞻与投资战略规划分析报告》）

与此同时，美国的医疗服务体系协同化趋势加剧。美国医院运行最普遍的两种模式为"连锁化"模式及"集团化"模式。"连锁式"模式的特点是医院之间相对独立，但集团内实施统一的财务制度和信息化管理系统。这种方式通过资源整合共享，可以降低成本、提高效率，有效弥补不同医疗机构之间、同一医疗机构不同科室之间的信息孤岛、服务孤岛、盲目无序竞争等碎片化管理弊端，同时集团也可以提高与医疗保险机构谈判的主动性和筹码。"集团化"

模式便于资源的统一调配和紧密合作。目前这两种模式都在改进完善之中。

政府主导推行全民医疗体制的英国的健康生态以国家医疗服务保障体系为主体，辐射商业健康保险、健康管理、药品和医疗器械研发/生产、医药流通等内容的产业集合。英国实行福利性的全民医疗保险制度，即英国国家医疗服务体系（National Health Service，NHS），医疗经费80%以上来源于中央财政。2019年英国医疗卫生总费用约占国内生产总值的7%（美国约占17%），人均3 800多美元（美国人均约7 500美元）。随着公众对医疗服务需求的持续增加，医疗卫生费用不断增长，英国财政不堪重负。英国政府想要将国家医疗服务保障（NHS）引入竞争机制，希望私营医疗机构、志愿者组织能够与国家服务体系定点医院一样在NHS内提供医疗服务。

英国医疗健康管理服务由国家健康保障体系主导，以国家税收和国家保障体系为来源的公共基金为所有国民提供全套的医疗服务。NHS是英国社会福利制度中最重要的部分之一，覆盖了99%的国民，该体系的服务原则是不论个人收入多少，只根据个人的不同需求，为其提供全面的、免费的医疗服务。近年来，由于人员短缺、设施缺乏及资金紧张等，NHS无法满足英国人看病的需要而备受诟病。英国每年的卫生预算中，78%用于二级护理，22%用于基础护理和长期护理。现在，英国正在从以医院为基础的短期护理模式，向以基础护理和长期护理为基础的护理模式转变。国民医疗服务体系招募了10万名社会工作者，在医院之外的机构管理慢性病和老年患者。尽管英政府每年向NHS投入大量资金，但效率低下的状况一直没有得到明显改善，消费者对于NHS的信心下降，更多人转向私营医疗服务。

私营医疗主要为高收入人群提供个性化的健康保险和高端医疗服务，并充分发挥第三方购买的作用，帮助解决医疗费用筹资及医疗服务效率低下等问题，是NHS的重要补充。私人医疗费用主要由商业健康保险支付，商业健康险的客户主要集中在45~54岁高学历、高收入的阶层。同时作为英国医疗保险体系的有机组成部分，商业健康保险发挥着日益重要的作用。目前，英国拥有庞大的商业健康保险产业，商业健康保险支出约占所有健康保险支出的16%。英国医疗体系建立后商业健康保险支出稳定增长，拥有私人健康保险的人数几乎每十年增加一倍。英国商业健康保险成功之处在于：找准市场定位，丰富产品体系；关注健康管理，打造健康产业链；建立与医疗机构的利益联盟；扶持发达的中介机构，帮助商业健康保险的销售；积极参与医疗卫生体制改革，形成互惠局势。

从英国的医疗器械和医药产业发展情况入手，英国遵循欧盟的医疗器械管理政策。英国健康领域研究开发水平高，大型医药企业众多，科研投入较大，产业集群效果明显，孕育出了葛兰素史克与阿斯利康两大排名前十的制药企业，欧洲制药业上市公司中40%的药企来自英国。同时，在雄厚的化学制药实力基础上，英国的生物制药技术也得到了快速发展，成为老牌强国综合实力的新亮点。

与中国医疗保障体系最接近的德国，其健康生态为以健康保险行业和健康管理服务为主，以其他大健康产业为辅的健康生态大环境。德国是世界上最早建立社会医疗保险制度的国家，经过100多年的不断发展，德国已经率先在世界上建立了以法定医疗保险为主、私人医疗保险为辅的相对比较完善的社会医疗保险体系，为普通公民提供相对较高质量的医疗卫生服务。在德国，居民可选择向不同的疾病基金缴纳医疗保险费，医疗保险费用的筹集者与管理者为100多家独立运行的疾病基金，疾病基金通过集体协商谈判与医师协会达成协议作为第三方购买服务。政府是监督管理者，疾病基金是直接经办者，政府并不直接插手干预疾病基金的具体运作。

在健康保险方面，德国的商业健康保险覆盖了约10%的德国居民，800多万的人口正在享受着商业健康保险提供的高质量医疗保险服务。目前德国有48家保险公司从事商业健康保险的经营。按保费收入统计，前三大商业健康保险公司的市场份额高达38%以上，以DKV为首、Debeka和Alliaz次之。

除此之外，健康生态所包含的健康管理服务产业也越来越受到政府的重视。在德国，健康管理已经跨越了三个世纪，经历了100多年的发展，逐步形成体系化，为国民健康做出了巨大的贡献。德国人向来以严谨、高效著称，在百姓健康方面也是如此。早在100年前，德国就出现了健康管理的雏形，现在更是通过立法形式规定了健康管理的体系。1866年，德国化工巨头巴斯夫就设有职业健康部，帮助员工预防和管理疾病，这是企业健康管理的雏形。此后，全国性的健康管理系统也逐渐产生，以倡导社区健康为主。二战后，德国创造了"经济奇迹"，但环境却遭到严重污染，民众健康受到威胁，德国进一步加大修订各种健康法规，健康管理明确写入法律。

德国已经建立了个人健康数据库。像德国的电子保健卡，储存了持卡人的基本健康状况、电子病历等信息，有利于医生诊断和国家统筹分析国民健康状况。德国健康管理一直跟随着科技的发展而得到进步，除了"个人健康管理系统"、医学领域的医疗装备等，德国健康管理公司还积极探索，从理论到实践，充分利用科技，开发各种有效的健康管理工具。

加拿大以健康管理辐射相关产业带动健康生态整体发展。全球慢性病干预与健康管理领域领导者加拿大健康管理中心（CWI）是北美第一家且规模最大的通过生活方式医学进行个性化健康管理及慢性病干预的服务机构，成立于1996年，在过去的20多年里依托专业的健康管理团队和先进的医学运动设施，已为全球超过700万人次提供了个性化的慢性病防治与健康管理服务，先进的健康管理理念及慢性病干预效果享誉全球。在未来，CWI将从个人健康管理服务延伸至以家庭为单位健康管理服务，加强与商业健康险联动，让更多的居民从健康管理中获益，节省医疗支出，助力政府、社区提升区域居民健康风险抵抗能力，做到区域性的医保控费示范。健康保险计划是加拿大社会保障体系中的重要部分，它保证每个加拿大居民不论其收入状况如何，都能得到所需的医疗和护理，加拿大医疗保险经费的来源是联邦政府和省政府的财政收入。加拿大每人持有一张健康卡，凭卡可以在任何地方的任何医院和诊所免费看病[①]，牙科治疗、配眼镜、保健项目中的自费部分需要患者或就职单位购买专门的保险。一般政府部门或较正规的公司均会为员工提供健康卡之外的医疗保险，保险金由单位和个人分别承担。由此可见，加拿大的健康保险制度在不断发展，致力于全方位、多层次地保障居民的医疗健康。

亚洲健康生态建设最典型的发达国家——日本主要致力于养老服务和健康管理产业，除此之外，还有大健康产业，其包括医药行业、保健品机能食品及医疗保健系统。日本的大健康产业如图5-3所示。

从日本大健康产业所覆盖领域来看，其包含了医药行业、保健品机能食品和医疗保健系统三大类，三者相辅相成，相互促进，为日本健康生态产业建设打下坚实基础。日本作为东亚地区人口老龄化程度较高的国家之一，日本国民对医疗卫生、健康保健以及养老服务的消费需求较大。从2018年日本社会保障的支出情况来看，社会医疗保险支出39.2万亿日元；老年人长期护理保险支出10.7万亿日元，两项合计约占社会保障总支出的41.1%。根据厚生劳动省预测，2025年社会医疗保险支出将达到54.0万亿日元，增长53.8%，老年人长期护理保险支出将增至19.8万亿日元，急剧增长约135.7%，日本社会保障财政将面临沉重压力。在健康保险方面，日本是较早实现医疗保险制度全民覆盖的发达国家之一，也是世界上卫生系统绩效较好的国家之一。日本社会健康保险制度由职工健康保险、居民健康保险、老人健康保险和长期保健保险几个部分组成。截至2021年10月，日本约有3 500个保险方案，大约一半是职

---

① 免费看病指不需挂号费、检查费、化验费和治疗费，每两年还可以做一次全面的眼科检查。

工健康保险,一半是居民健康保险。每一个日本公民必须参加而且只能参加一种健康保险制度,保险方案的选择首先基于雇佣状况,其次根据居住情况,个体不能自由选择;家属(除75岁以上的老人)都要求被户主参加的保险覆盖;雇主必须为所有雇员提供健康保险(除工作时间少于全勤工作时间3/4的员工和75岁以上的员工)。所有未被职工健康保险覆盖的,包括退休人员,必须参加当地政府的居民健康保险(如果小于75岁)或者参加老人健康保险(如果75岁以上),除非他们在公共补助范围内。每个保险方案的保险费率、税收补贴、共付率都由国会通过立法确定。在职工健康保险中,保费按一定的比例从工资中扣除,雇主支付至少一半(平均55%)。居民健康保险,由每个城市自行设定保费缴纳标准,总体上一半基于工资(有时是财产),另一半每个参保人有一个固定金额(有时是一个家庭),保费交由市政府管理。

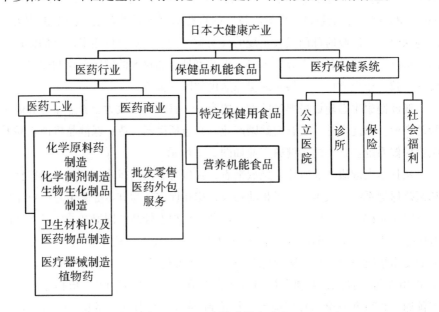

图5-3 日本的大健康产业

(资料来源:《日本健康产业发展现状》)

与其他国家健康保险状况最大的区别是,日本政府是最大的保险管理者,而不是保险方案的协调者或唯一的保险者。因此,政府在与医疗服务机构谈判中发挥主要作用,而且缩小了不同社会保险方案之间的差异。与其他税收体制的健康保险不同的是,日本政府并不直接负责筹资。除强制性的健康保险之外,日本还有营利性的私人健康保险,覆盖私立医疗机构的卫生费用并且允许使用者付费和共付。但是私人健康保险并不能作为社会健康保险的补充,因为病人在私立机构就诊并不能得到社会健康保险的报销。因此病人必须选择被社会健康保险覆盖的机构（和服务）才能得到社会健康保险的报销，要么利用私立机构的服务自己付费或者利用私立保险。

从日本健康产业的产业结构与发展趋势来看，在医疗与长期护理领域中，老年人长期护理相关产品与服务市场规模较大，由 2016 年的 8.4 万亿日元将增长至 2025 年的 10.9 万亿日元，约占建康产业市场总规模的 32.9%；商业健康保险市场规模由 2016 年的 7.2 万亿日元将增长至 2025 年 9.4 万亿日元，占建康产业市场总规模的 28.1%。此外，在健康保持与促进领域中，健康食品和运动产品领域市场规模增长速度较为迅速，由 2016 年的 3.9 万亿日元将增长至 2025 年的 5.8 万亿日元，增长约 48.7%。据劳动政策研究研修机构预测，到 2030 年健康产业将吸收就业人口 944 万人，健康产业将成为日本吸收就业人口规模最大的产业部门。在健康管理方面，日本注重持续的健康管理提升国民健康水平。日本从政府层面对国民健康加以管理可以追溯到 1978 年。当时日本厚生劳动省首次推出了国民健康运动计划，重点是推广健康体检，增加保健护士、营养师人数等。随后厚生劳动省又提出了确保老人健康体检的机制，规范地区保健中心，培养健康运动指导师等目标，还更加注重培养国民的运行习惯，制定运动指南，推进健身设施的建设等。

二、其他发展中国家健康生态发展状况

俄罗斯作为领土面积最大的发展中国家，其健康生态还处于发展初期阶段，尚未形成全面的健康产业，尤其是商业健康保险业。俄罗斯的商业健康保险公司大多为国外成熟的健康保险公司，如德国 DKV 及英国 BUPA 等，本土健康保险公司规模较小。其余健康生态主体发展如下：

经多次改革，目前俄罗斯实行"以强制医保为主、商业医保为辅"的医保制度，正处于传统免费医疗向医疗保险制度的过渡期。俄罗斯公民可免费享受初级卫生保健、专业和高科技预防诊疗、紧急医疗护理等多项服务。常住居民强制参保，保费由政府、用工单位、个人按比例共担。近年来，俄罗斯卫生机构（尤其是综合门诊）数量有所增长，基层卫生服务供给向好发展。随着俄罗斯公民对高品质、人性化医疗服务需求增长，俄罗斯商业医疗服务发展势头良好，具有广阔前景，业内普遍看好。据统计，2020 年 1—9 月，俄罗斯药品市场规模为 178 亿美元，与 2019 年同期持平。其中，国有采购金额（含政府采购和优惠药品保障等）达 64 亿美元，同比增长 10.1%，商业销售达 114 亿美元，增长 10.9%。俄罗斯人均药品支出 194 美元，位列全球第 30 位。制药行业产值约 4 000 亿卢布（约合 55 亿美元），其中仿制药占比近 80%。在化学制药方面，俄罗斯研发能力较强，在抑郁症、心血管疾病药物研发方面卓有成效。受美欧制裁后，俄罗斯着力发展进口替代，本国药品市场占有率从 2012 年的 24% 提高至 2019 年的 32%，基本药品清单中 80% 的药品可实现自主生产。

印度健康生态近年来发展迅速，凭借其低廉的医疗服务价格、开放的政策环境、劳动力成本低等优势，大力发展健康生态产业，尤其是医疗服务业，预计 2030 年其健康服务产业规模将超过中国。据分析，人口数量增加、传染性及慢性病发病率的增加导致的疾病患病人数的增加是印度医疗服务业迅速扩张的主要原因。随着政府和私人对本行业的投入加大以及覆盖人群的扩展，印度的医疗健康产业实现了惊人的增长速度。然而印度的医疗保障体系尚不完善，目前各种医疗保障制度只覆盖到 13.8% 的人口。其中，5% 是非政府组织（如慈善机构）针对贫困人群提供的社区医疗保险；5% 是国有企业为员工提供的团体自保计划；3.4% 是私营企业员工的社会保险，由政府、雇主和个人三方共同筹资；只有 0.4% 的人口拥有商业健康保险。

印度的商业健康保险起步较早，自 1986 年开始，印度国有财险公司就为团体客户提供费用报销型健康险产品，但业务规模较小。据瑞再研究院预测，印度私营健康险将保持 35% 左右的年均增长速度。在经营效益方面，印度的商业健康险业务普遍亏损，行业平均赔付率高于 100%，其中国有保险公司的赔付率为 120%~160%。在健康管理方面，近年来印度的健康管理行业随着国民对健康的意识逐步提升，印度的健康管理也在不断发展。一家健康管理业的巨头公司从中显露，2020 年 3 月，印度健康管理平台 Cure. fit 获得单笔 1.1 亿美元巨额融资，成为全球医疗健康领域的一匹黑马。该模式从用户多维度的健康需求出发，以数据驱动服务，线上线下联动，科技支撑场景落地，最终形成生态闭环。Cure. fit 作为一个集成平台，通过四个板块全面介入用户健康管理，分别为：连锁健身中心 CultFit、健康食品配送服务 EatFit、医疗诊所 CareFit 以及精神健康服务 MindFit。上述四类服务集合了运动健康、营养健康、医疗健康以及心理健康四个方面的服务，这也是健康管理中所倡导的生活医学的重要组成部分。Care. fit 面向会员提供一个"保持健康"计划，每月订阅费 500 卢比（约合人民币 46.5 元），用户即可与全科医生、营养师进行咨询，还包括基础检验项目；2020 年，Cure. fit 开设 800 多个线下服务中心，拓展 15 个城市，有超过 50 万活跃付费用户在线下接受服务。

泰国以促进健康和身体健康而闻名。继印度尼西亚之后，泰国是东南亚第二大医疗保健市场，占该地区医疗保健总支出的 20%。有关数据显示，2016年泰国医疗服务消费占 GDP 的 6.2%，医疗服务消费量增长达到年均 6.08%，政府卫生支出占比 86.78%，医疗健康行业市场规模为 269.7 亿美元，年增长 6.08%。据泰国政府媒体 Thaigov 在 2023 年 1 月 5 日的报道，泰国总理办公室发言人阿努查透露：随着新冠病毒感染的改善和出入境的完全恢复，前来购买医疗服务的国外游客人数显著增长，预计 2023 年外国游客人数将达 2 200 万，将带来医疗旅游收入约 250 亿泰铢。泰国与印度相似，其丰富的资源、低廉的价格、优质的服务、高水平的医疗技术吸引了许多医疗游客前往，是全球医疗旅游发展得最好的国家之一，被誉为全球医疗旅游的"领头羊"。泰国正在打造世界医疗旅游服务中心，在政府出台的积极政策引导下，泰国的医疗服务水平进一步提升，得到国际认证的医疗机构也越来越多。泰国公共卫生部发布的数据显示，泰国健康产业 2016—2020 年呈现强劲增长，医疗保健部门收入从 200 亿美元增长到 250 亿美元，预计 2026 年将增长到 479 亿美元，将由政府资助、私人参与、医疗旅游、收入水平提高和人口老龄化这几大因素作为增长动力。

第二节　中国健康生态发展概况

健康生态是 21 世纪的朝阳产业，伴随着中国经济社会的全面快速发展，人们生活水平不断提高，健康消费观念逐渐改变，近几年中国健康生态取得了很大发展，健康保险、健康管理服务、医疗卫生、营养保健、休闲健身等有关行业蓬勃发展，中国健康生态逐步呈现出巨大的发展潜力和广阔的市场空间。

一、中国健康生态发展的总体概况

健康生态发展虽然在中国起步较晚，但近年来国内市场发展迅速，无论是生产型健康生态还是服务型健康生态，都得到了快速发展。但是中国健康生态总体上还处于起步阶段，与发达国家相比，健康生态产业总体竞争力处于低下水平。

从健康生态的一个领域大健康产业的数量可以侧面看出，医疗健康领域的深度和广度都还不够，难以全力赋能健康生态的建设与发展，如图 5-4 所示。

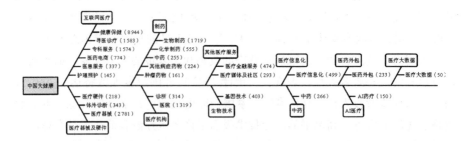

图 5-4　2021 年中国大健康细分领域项目及数量

（资料来源：《2021 年全球大健康产业发展现状以及中国大健康产业发展分析》）

　　数据显示，美国、瑞士、德国、法国等欧美发达国家医疗卫生支出占 GDP 的比重普遍超过 10%，经济合作与发展组织（OECD）国家平均占比为 8.8%，中国仅占比 6.6%（见图 5-5），相比之下仍有很大的提升空间。随着中国成为世界重要的经济体，中国的产业结构及健康生态发展水平也会趋近于美国、德国等，因此中国的健康生态发展还有很大的增长空间。

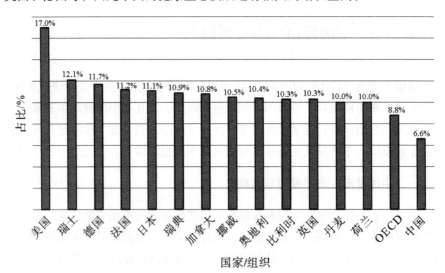

图 5-5　2019 年典型国家、组织医疗费用支出占 GDP 的比重

（数据来源：《全球大健康行业发展概况》）

数据显示，2016—2020 年中国大健康市场规模由 3.2 万亿元增至 7.4 万亿元，年均复合增长率为 23.3%，如图 5-6 所示。由于新冠病毒感染疫情暴发，健康市场增速减缓，但又由于人口老龄化以及人们健康意识的增强，健康市场发展会在近年恢复高速增长的趋势。

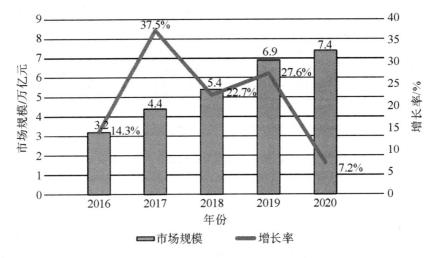

图 5-6　2016—2020 年中国大健康市场规模

（数据来源：中商产业研究院）

（一）健康保险整体发展具有广阔空间

商业健康险在医疗保障体系中的重要作用不容忽视，特别是在健康管理、风险管控、降低医疗成本、提高全民健康水平等方面有很大的挖潜能力。从保费规模来看，中国健康险的保费规模从 2011 年的 692 亿元增长到 2020 年的 8 173 亿元，年复合增长率超过 30%，如图 5-7 所示。健康保险产业快速发展，预计到 2025 年，市场规模突破 2 万亿元。

从商业健康险的赔付支出来看，保险公司每年的赔付金额由 2011 年的 360 亿元增长到 2020 年的 2 921 亿元，健康险赔付支出保持年均约 30% 高速增长，成为中国保险赔付支出增长最快的险种之一。从保险深度和密度看，中国健康保险深度（健康保险保费占国内生产总值的比重）保持快速增长势头，从 1999 年的 0.04% 上升到 2019 年的 0.71%，增长了 16.75 倍。健康保险密度（人均健康保险保费）增幅明显，从 1999 年的 2.9 元/人增长至 2019 年的 504.7 元/人，增长 173 倍[①]。

———————————

① 数据来源：中国银行保险监督管理委员会。

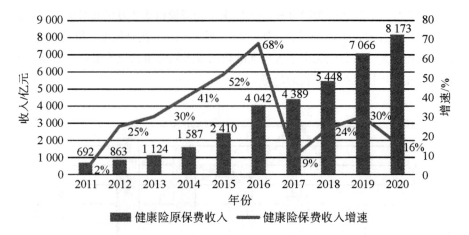

图 5-7　2011—2020 年中国健康险原保费收入及增速变化情况

（数据来源：中国银行保险监督管理委员会网站统计数据）

（二）健康管理模式快速发展

从健康服务干预环节看，中国健康险行业主要形成"互联网+健康保险+健康管理"的发展模式，逐渐由传统的费用报销型到管理式医疗转型，通过整合产业链中的健康服务资源、医疗服务资源、药品和信息等，对接患者健康需求、提供整合式健康医疗服务。商业健康保险公司融合化发展。

传统健康保险公司呈现梯队发展特征。根据东方财富网的数据，2020 年中国人寿保险公司原保费收入为 3.33 万亿元，其中健康险保费收入为 8 173 亿元，各保险公司业绩表现不一，第一梯队公司的保费收入超 2 000 亿元，主要有中国人寿、平安人寿、太保人寿。其中，中国人寿保费收入最高，为 6 129 亿元，同比增速 8.08%；平安人寿排名第二，保费收入为 4 761 亿元，同比增速为 -3.61%；太保人寿排名第三，保费收入为 2 085 亿元，同比增速为 -1.91%。第二梯队公司的保费收入在 1 000 亿~2 000 亿元，主要有新华保险、泰康人寿、华夏人寿、太平人寿等。其余为第三梯队公司，保费收入均在 1 000 亿元以下。

新型健康保险公司加速涌现，地产商、互联网企业、医疗机构等三类投资主体切入方式不一。其中，地产商主要以入股传统保险公司的方式进入，业务布局使用传统业务发展渠道；互联网企业主要以自建、收购等方式进入，以加大投资布局，并在全国范围内开展互联网健康保险销售与服务业务；医疗健康机构主要与外部投资者合作设立，积极打造健康闭环，通过保险产品提高客户的支付能力，释放客户需求，提高医疗服务市场竞争力。

（三）销售主体多元化发展

近年来随着互联网保险的兴起，销售主体呈多元化发展趋势，销售表现形式呈现线上线下结合、平台化发展特征，健康保险销售主体主要由保险代理人、保险公司官方自营平台、专业代理公司、第三方平台、网络兼业代理平台公司五大主体构成。其中老牌的、有历史底蕴的保险公司倾向于自己的代理人渠道，有较强的渠道竞争力，新兴健康保险公司倾向于自建互联网平台或第三方平台公司销售产品，节约成本的同时可以最大程度扩大营销范围。

（四）理赔支付一站式结算

从理赔环节来看，健康险理赔逐渐实现由传统的保险公司、医疗机构、用户构成的线下立案结算系统到由保险公司、医疗机构、理赔平台、用户所构成的线上一站式理赔支付系统的转变。例如，上海镁信健康科技有限公司作为连接保险行业、患者人群、医疗机构、药企研发、支付系统及卫生健康部门等多方的集结平台，通过打造创新支付及患者福利平台"药康付""康付互联网医院"及健康险解决方案平台"付智保"，构建涵盖患者服务、商保服务及药企服务的业务体系。乐约信息科技（上海）有限公司作为国内商保直付行业先行者，通过打造"互联网+医疗健康"商业保险直付平台，为医疗机构和保险机构提供商业保险在线快速结算一站式服务的开发和运维，在线实时理赔结算，推进"医疗+保险"深度融合。

（五）产业投资全流程覆盖

中国保险公司主要采取自建体系的投资发展模式，构建完整"医—养—险"产业链条。有保险公司通过打造"养老社区+自建医院""投资控股医院+建立直付医院网络"等方式，重点投资医院、诊所、康复中心、健康管理中心、社区管理中心等健康产业地产产品，以完善"医—养—险"产业链。保险公司通过这样的方法在产业链上游下游进行整合，进行全流程覆盖。

（六）产业技术开发活跃

目前科技公司加速布局健康生态行业，专利申请活跃。根据智慧芽数据，2021年健康保险行业前十热门技术词包括医疗信息、头戴式和组合物，细分为医疗数据、健康信息、健康数据、患者数据、大数据、头戴式设备、化合物、提取物等。《2021年全球健康保险行业技术全景图谱》显示，从地区专利申请分布来看，上海是中国当前申请健康保险行业专利数量最多的省份，健康保险行业专利申请数量达120项，其次为广东，申请健康保险行业专利数量超过80项。从专利申请人来看，平安健康保险股份有限公司位列第二，申请数量达76项。

由于中国的社会人口结构变化以及中国数字化基础建设全面推进，中国健康生态增长速度及市场需求远远高于其他经济体，具有可持续增长性。

二、中国健康生态发展困境

对健康生态产业在健康保险、健康管理服务、生态融合方式的系统性研究发现，中国健康生态产业现阶段处在一个政策支持不全面、发展模式融合化、服务方式较单一、与客户交互性较低、高新技术不成熟的境况里。

（一）政策支持不全面

目前中国已基本完成对"健康中国"的整体规划，出台了诸多发展健康保险和健康管理服务的健康生态领域政策，例如《健康保险管理办法》《关于规范保险公司健康管理服务的通知》，但对健康生态的整体规划仍不明晰，特别是重点发展领域的政策和资金支持尚未到位。因此，需要对健康生态方面的法律法规进行适当的完善，并结合中国社会健康生态工作的现实需求有针对性地制定相应的法律法规，争取能够逐步形成健全的健康生态法律体系，实现对健康生态市场的净化和引导，为健康生态建设工作在社会范围内的逐步落实提供相应的法律保障。此外，要落实鼓励产业发展的政策措施和资金支持，完善人才培养供给，并持续进行人群健康宣传教育，保持健康需求热度，以国家力量推动健康生态的快速发展，进一步提升国民健康素质。

（二）发展模式融合化

在健康生态建设过程中，中国多家保险公司积极借鉴国外先进的健康生态建设经验，与医疗卫生机构、信息科技公司及第三方管理平台等不同市场主体合作，打造自己的健康保险和健康管理模式，形成一个闭环的健康生态圈。虽然各生态主体达成了合作建设健康生态的共识，但保险公司与保险公司之间、保险公司与医疗卫生机构之间存在着信息壁垒，同时保险公司推出的"产品+服务"模式大多仍停留在主打产品层面，并未将健康服务作为未来可持续发展的方向。健康生态要想形成持续、高效的闭环服务，必须实现多平台共同协作。

（三）服务方式较单一

目前，中国保险参与健康管理的最常见形式仍然是在健康险中提供一些健康增值服务，真正的"健康管理型"保险产品并不多见。这种情况带来的弊端就是难以提升健康管理服务的质量，无法提升用户对健康服务的满意程度。这也导致了目前中国保险行业中，健康管理服务虽然看似分门别类、五花八门，但实际参与度极低，对用户健康效用的提升作用更是微乎其微。对于最多见的"重疾绿通"服务，被保险人只能在患病后使用该服务，其使用率往往很低，且时间滞后。

此外，大部分"产品+服务"模式都集中在病后诊疗、用药的服务，并未触及病前客户的健康状况，更无法起到"防未病"的作用。与国际普遍的全流程"保险+健康管理"服务模式相比，国内的很多保险健康服务缺乏长期规划，形式大于实质、营销宣传大于最终效果。

（四）与客户交互性较低

大多数保险公司提供的健康管理服务停留在赠送健康体检、推送健康咨询及免费挂号预约等项目，这种项目健康服务保质期很短，通常表现为"无交流、零互动"，保险人对被保险人实时的健康状况难以形成清楚的认知，进而难以有效推动客户本身培养健康管理意识，最终无法达到为保险公司带来额外效益的效果。对客户而言，这种健康管理服务难以让客户了解到健康服务的具体情况，更不用说获得优质体验并提升健康水平了。

（五）高新技术不成熟

当前人工智能、大数据、"互联网+"等高新技术在健康生态领域逐渐被广泛应用，各家保险公司都采取高新技术提升产品竞争力，提升用户体验感。但是，这些技术的应用还没有发挥它全部的作用，技术场景应用还不够成熟，离发达国家先进的健康生态技术建设现状还有一定的距离，因此，在健康生态的部署上，要针对不同的细分领域进行全面的技术研发，尤其是对高新技术的创新型应用，积极学习较发达国家高新技术应用的经验，充分发挥后发优势。健康生态各个细分领域都有所属的技术要求，这些技术与健康医疗领域的融合程度将直接决定着中国健康生态发展的质量。

总的来说，目前中国健康生态产业已经进入快速发展时期，产业内涵不断丰富，产业各环节发展模式不断创新，产业生态参与者协同合作持续深化。未来健康生态要与"健康中国"战略激励相容，不仅提供医疗保障，更要主动作为，努力实现新的价值创造，积极推动健康生态产业全面融入"数字生命时代"，重点打造数据驱动的产业发展模式，赋能传统健康保险产业转型升级，催生产业新业态新模式，并进一步推动在全国各地区形成"健康管理及医疗服务+健康医疗大数据+社保和商保"的大健康生态产业链闭环。

第三节　健康生态的演变趋势

伴随着全球对健康的日益增长的需求，健康生态逐步建设与发展，全球的健康生态发展至今依次经历了萌芽阶段、初步形成阶段、快速发展阶段、成熟发展阶段。其中，以美国为代表的发达国家健康生态较为成熟，发展中国家目前的健康生态建设水平参差不齐，中国目前逐渐走上了快速发展的道路。下面以健康生态建设成熟的美国为主体，探讨健康生态的演变趋势。

第一阶段：萌芽阶段。美国于 20 世纪 60 年代在健康管理产业中诞生了现代健康生态的雏形。1969 年，美国政府将健康管理纳入国家医疗保健计划，1971 年为健康维护组织提供立法依据，1973 年正式通过了《健康维护法案》。在此之后，欧洲的德国、英国等国家也先后建立了此类的健康管理组织，1980 年前后亚洲的日本等国家也开始试行健康管理法规。

第二阶段：初步形成阶段。20 世纪 40 年代美国政府为了解决人口老龄化、环境恶化和慢性病发病率增加的问题，建立健康维护和管理系统，成功解决了国民的健康问题。二战结束后，凯撒继续推动医疗发展，凯撒永久医疗组织成立并在 3 年后面向社会大众，成为健康维护组织的鼻祖。同期，以雇佣关系为基础的健康保险市场逐渐形成，企业健康保险规定的实施夯实了以就业为基础的医疗保险业，促进了美国健康保险产业的快速发展。由于保险业管理者发现很小部分人用了大部分的医疗费用，为了解决这一问题，20 世纪 50 年代末美国保险业首次提出健康管理的概念，对医疗保险用户开展系统的健康管理服务。根据投保人健康状况分类，对有可能患慢性病的用户进行先期管理，从而最大程度减少投保人的患病风险，进一步控制医疗费用的支出，降低保险公司赔付。美国"健康保险+健康管理"的专业化发展模式基本形成，奠定了美国健康生态的发展基础。1969 年，美国政府将健康管理纳入国家医疗保健计划，使健康保障体系进一步完善。在当时，美国的私营保险项目不能覆盖到全部国民，存在很大的社会健康风险，特别是二战后，弱势群体的医疗问题十分严峻。美国政府由此介入私营商业垄断市场，颁布了社会医疗保险"双 M 计划"，即为社会低收入者和贫困人口设立的医疗补助计划和为 65 岁以上的老年人和残疾人士设立的医疗照顾计划，填补了美国医疗保险体系的漏洞。至此美国首次形成了较为完整的"健康保险+健康管理"的健康生态。

第三阶段：快速发展阶段。健康维护组织在 20 世纪 70 年代初步形成，但是没有得到政府的法律认可，传统的商业健康险虽然为客户提供优质的健康服务，但浪费了大量医疗资源，加剧医疗成本的增加，在此情况下，管理式医疗（manage care）应运而生。首先，政府鼓励健康保险公司创建一体化健康服务网络，即健康保险机构和医疗机构形成联盟，各级医疗机构之间实现信息互通，资源共享。其次，健康管理组织采用预付费式医疗制度，加强对医疗机构的监管，规范医疗行为。预付费制度的提出是相对传统的按项目付费而言的，传统模式中保险机构和医疗机构相互独立，保险机构需要承担医疗机构在治疗过程中产生的全部医疗费用，医疗机构出于营利目的会产生过度医疗的问题，从而造成大量医疗资源浪费。保险机构和医疗机构成为利益共同体能有效遏制医疗费用的增长。同时，健康保险公司使用一系列的健康管理方式、疾病防控手段以及激励措施来鼓励投保人参与保健活动，控制潜在医疗服务成本，并根据投保人的身体状况灵活调整保险费率。在政府的大力推动下，从管理式医疗制度实施以来直到 20 世纪 90 年代中期，大多数中等规模以上的美国企业都接受了专业化的健康管理服务，美国健康产业得到了迅猛的发展。1979 年美国政府成立了卫生与公共服务部，用于负责全民健康问题。一年后，美国卫生与公共服务部为了提高全民健康水平发布了首个健康公民计划——“健康公民1990”，目的是通过健康预防行为，消除国民健康差距，改善全体国民的健康水平。政府在整个健康管理计划中起到了积极的引导和支持的作用。

第四阶段：成熟发展阶段。21 世纪，美国经济达到了空前繁荣的状态，信息技术产业、健康产业等一系列新兴的朝阳行业推动了美国健康生态走向成熟发展阶段，此时的美国已拥有世界上最大的医疗健康服务市场。随着第四次科技革命——移动互联网来袭，物联网、可穿戴设备、人工智能、大数据等技术的应用，为健康生态的发展提供了坚实基础。保险公司大力推进科技化发展，运用这些高新技术探索新型管理模式，提升工作效率，从而降低成本，还能与医疗机构实现信息互联和数据共享，为精准化及个性化定价提供了坚实基础。经过多年的蓬勃发展，美国健康生态模式已成为非常具有借鉴意义的健康生态发展模式，生态主体包含丰富的多元的健康相关市场主体，共同发展包括商业健康险、健康管理服务、医疗保健服务、药品等全链条的健康生态产业。

第四节 本章小结

首先本章探讨了全球有代表性的发达国家及发展中国家的健康生态现状，发达国家的健康生态发展都较成熟，其中美国以其高现代化、高融合度、高市场化的健康生态成为健康生态发展最具影响力的国家。这些国家的健康生态大部分都是建立在本国的健康医疗特色之上，以其独特的社会问题为中心，搭建与其相匹配的健康生态发展模式。发达国家由于经济文化水平较高，健康生态发展也较完善，发展中国家也建立了符合自己国情的特色健康生态。中国的健康生态正处于一个快速发展的阶段，健康保险市场、健康管理模式、生态融合模式、高新技术发展等多个方面都在同步进行拓展研究，但很多是借鉴国际上的经验去建设的，没有特别适应中国现实国情，离成熟的健康生态还有一定距离，需要进一步构建拥有中国特色的健康生态。其次本章以健康生态较成熟的美国为例，探讨了健康生态的一个演变趋势，总体而言有四个明显的发展阶段，分别是萌芽阶段——健康意识的兴起，初步形成阶段——"健康保险+健康管理"的发展模式兴起，快速发展阶段——管理式医疗的形成，成熟发展阶段生态融合发展、高新技术赋能。

第六章　保险业投身健康生态体系搭建的综述

第一节　保险业健康生态体系的概述

一、保险业健康生态体系的内涵

保险业的健康生态是指保险公司通过串联用户、医、药、健康管理等多方利益体，打通服务、产品、科技、机构、内容和支付六大环节，构建医疗健康生态价值链，形成前端健康管理、中端医疗管理和后端康复管理的闭环式全流程健康服务，同时通过建立健康大数据平台、积累数据、反哺保险产品设计和风险管控，从传统的事后资金赔付的角色，转变为风险保障和医疗健康服务综合解决方案的提供者。

与传统的健康保险业相比，在健康生态布局下的健康保险业，以保险公司为核心，向上下游延伸，各环节涉及的主体更多、更广泛，保险公司提供的健康险以及健康服务内容更为精细化，各类产业的收入来源更为丰富。在保险业的健康生态大图中，各级政府的监管和政策支持是前提，"医、保、药、健"的联动是关键，大数据、区块链等互联网技术服务是重要支撑。

在保险业的健康生态圈（见图6-1）中，作为支付方的保险公司处于健康生态的核心地位。一方面，保险公司通过收购或者自建的方式，将保险核心业务系统与医院及健康管理服务方系统对接，实现用户、数据、系统的互通，实现医疗数据的互通，建立赔付体系，对医疗行为进行监控，从而强化运营和风险管理，将保险和医疗的深度结合，结成利益共同体；另一方面，保险公司通过对科技的投入或与科技服务提供方的合作，构建"数据共享、搭建数据库、形成模型、巩固机制"的系统性工作步骤，推动医疗与保险的信息数据的交流共享，建立精算定价基础数据库，优化产品定价的精算假设，为产品设计、营销、承保、理赔等环节提供支持；此外，保险公司通过提供健康管理服务，丰富健康险产品内容，创新产品形态，提供差异化服务，满足客户多样化健康需求的同时也增加了客户黏性。

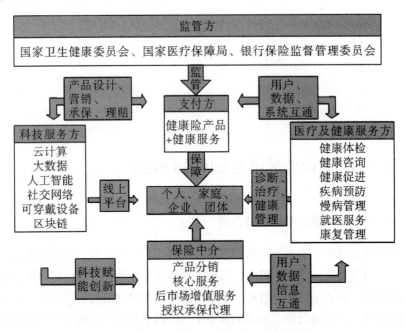

图 6-1 保险业的健康生态圈

通过涉足健康管理，保险公司可以更好地获客营销，在完善其健康险产品本身条款和保障范围之外，可以用健康增值服务来吸引用户，实现差异化服务，增加自身竞争力。过去保险是低频的，只有在赔付发生时，保险公司和用户才有所交流，但如今健康服务是高频的，保险公司可以在提供传统风险保障的同时，整合健康服务资源，提供贯穿用户生命全周期的健康服务，增强客户黏性。在提供健康管理服务同时，保险公司对客户信息有更全面的掌握，通过特征标签细分客户群体，从而对保险公司产品设计、营销、承保、理赔等环节提供数据支撑。另外，客户能够形成良好的生活方式，提升健康水平，保险公司的理赔风险从而得到控制，是一种双赢。

二、保险业健康生态的构成

（一）健康保险产品体系

健康保险是利用保险工具来解决人们健康问题导致的经济损失的一种经济

手段，根据《健康保险管理办法》（中国银保监会 2019 年第 3 号令），中国健康保险产品体系主要包括医疗保险、疾病保险、失能收入损失保险、长期护理保险和医疗意外险。

表 6-1　健康保险产品体系

医疗保险		疾病保险				失能收入损失保险	长期护理保险		医疗意外险
普通医疗险	综合医疗险	补充医疗险	特种医疗险	重大疾病险	特种疾病险		普通护理险	理财护理险	按照保险合同约定发生不能归责于医疗机构、医护人员责任的医疗损害，为被保险人提供保障的保险
住院医疗保险、门诊医疗保险、手术医疗保险	对住院床位费、检查化验费、康复治疗费等进行综合补偿	补偿型高频医疗费用保险、社保补充医疗保险	牙病保险、处方药保险、意外伤害医疗保险、旅游医疗保险	防癌疾病保险、肝病疾病保险、白血病疾病保险	高原特定疾病保险、生育疾病保险、输血感染保险	完全残疾失能收入保险、部分残疾失能收入险等	日常看护理保险、长期看护理保险、近视眼护理保险	个人护理保险（万能型）	

资料来源：中国银保监会，海通证券研究所。

医疗保险可以分为普通医疗保险、综合医疗保险、补充医疗险和特种医疗险等，主要的产品形态有费用补偿型医疗保险、定额给付型医疗保险和指定疾病的医疗保险，主要是对被保险人因指定疾病或约定范围内的保险事故发生的医疗费用提供赔付或给付保险金。

疾病保险可以分为重大疾病保险、特种疾病保险，主要产品形态有重大疾病确诊一次定额给付型、重大疾病分组多次给付型、重大疾病分阶段给付型、特定疾病保险，主要是在被保险人确诊合同约定的重大疾病之后给付保险金。

失能收入损失保险可以分为完全残疾失能收入保险、部分残疾失能收入保险等，主要产品形态有一次定额给付型失能保险、根据失能时收入损失额度确定给付标准，主要是在被保险人被认定达到失能条件时给付保险金。

长期护理保险可以分为普通护理险和理财护理险。普通护理险又可以细分为医护人员看护保险、中级看护保险、照顾时看护保险和家中看护保险等，主要产品形态有一次定额给付型、持续多次给付型，主要是在被保险人被认定达到护理条件时给付保险金。

医疗意外险主要是对按照保险合同约定发生不能归责于医疗机构、医护人员责任的医疗损害，为被保险人提供保障的保险，主要是指医疗行为没有发生理想的治疗效果并造成损害，这种损害有预见可能，但医疗机构和医护人员并无责任。也就是说，对这种风险或者损害可以预见，无法避免，但是又不能归结为医疗机构或者医护人员的责任，一般使用医疗意外保险。

中国健康险市场上以疾病保险和医疗保险为主，据统计，截至 2020 年年底，在中国保险行业协会产品库的人身险公司的 4 669 款健康险产品中，疾病保险共 2 036 款，医疗保险共 2 470 款，分别占比 43.9%、53.3%。失能收入损失保险有 28 款，护理险有 98 款，医疗意外险有 2 款，共计占比 2.8%，如图 6-2所示。失能收入损失保险和护理险供给严重不足。此外，在 2 470 款医疗保险中，有 1 461 款以附加险的形式出售，不可单独购买。

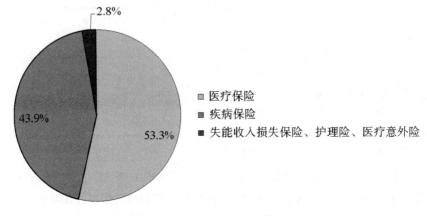

图 6-2　2020 年中国健康险产品组成

（数据来源：前瞻产业研究院）

中国老龄化严重且慢性病发病率不断上升，2020 年中国 60 岁以上人口占比达 18.7%，慢性病死亡人数占全国死亡人数的 80%。在此严峻的形势下，市场对长期护理险产生了巨大的需求，然而目前市场上的长期护理险还不能满足市场需求。此外，医疗险是基本医疗的重要补充，对医疗支出有直接补偿作用，目前人身险公司经营的医疗产品中 83.7% 都为短期医疗保险，一年以上或保证续保的产品较为匮乏，因此，目前健康产品体系的供给和需求存在结构不匹配的问题。

（二）健康服务体系

健康服务是以技术和医学知识为基础，以保护和促进居民健康为目标，贯穿预防、保健、治疗、康复等环节，面向健康、亚健康、患病人群，覆盖其全生命周期，为其提供健康体检、健康咨询、调理康复、健康护理等服务，与其他产业融合而成的新兴健康服务，还应包括健康产品、健康教育等。2021 年 9 月，中国保险协会联合中国健康管理协会正式发布了《保险业健康管理标准体系建设指南》（以下简称《指南》），对保险行业健康管理服务标准体系进行了总体规划。《指南》将保险公司的健康服务划分成了三大领域，即主要服务于健康客户的健康促进服务板块，保险期间客户患有疾病（慢性疾病）的疾病管理服务板块，以及为保险事故发生后客户提供就医协调的个案管理板块。

健康促进是通过关注导致疾病的起因和加强预防，促进人们维护和提高自身健康，防范和及早发现伤害或疾病发生，保护人们的健康和生活质量的过程。疾病管理是一个医疗保健干预和与患者健康数据追踪及沟通的服务体系，它强调患者自我保健的重要性，疾病管理支撑医患关系和保健计划，强调运用循证医学和增强个人能力的策略来预防疾病的恶化，它以持续性地改善个体或群体健康为基准来评估临床、人文和经济方面的效果。个案管理是通过有效地沟通和利用服务资源，协调患病者意愿，协助获得恰当医疗资源和护理，使患病者得到合理、有效、连续的医疗和看护，达到实现最佳健康的目标。在医疗和卫生保健系统中需要协调包括病人、医生、护士、社会工作者，以及其他从业者、护理人员和社区等角色。

健康服务主要包括健康体检、健康咨询、健康促进、疾病预防、慢性病管理、就医服务和康复护理七大类（见表6-2），其中前四项是患病前客群，降低客户健康风险，降低保险公司赔付风险，后三项服务于患病后客群，促进恢复良好健康或延迟恶化进程，缓解健康效用递减结果。

表6-2 保险业健康服务体系

健康体检	健康咨询	健康促进	疾病预防	慢性病管理	就医服务	康复管理
基因检测、筛查体检、普通健康体检、居家检测等	健康咨询、心理咨询、电话医生、医保咨询等	普及健康教育、健康线上课程、运动管理、运动处方、专病饮食管理等	疾病早防、重疾专项检查、健康评估、电子档案管理等	医嘱管理、药品服务、器械服务、健康指导等	接种疫苗、远程医疗、健康医疗干预、绿色通道、专家预约等	失能护理、康复建议、老年护理、居家护理等

资料来源：《保险业健康管理标准体系建设指南》。

从目前的中国保险公司的健康服务提供的情况来看，大多数保险公司集中于就医服务和健康体检，主要是在医疗行为发生后进行干预和服务，对于康复管理、健康促进、慢性病管理的尝试还比较少，尤其在前端的健康干预比较少且浮于表面，没有真正督促被保险人的行为，参与率低。

从全球范围来看，发展较为成熟的保险公司的健康服务大都是从健康数据收集、分析、健康干预、到评估反馈的闭环式管理，以南非健康保险公司Discovery为例，其推出的Vitality项目便是对闭环式管理理念的成功践行，研究表明其闭环式健康管理服务有效地降低了医疗费用成本、住院时间和患病率，同时增加了客户的锻炼频率、健康食品支出率，从而保险公司也能有效地进行成本控制。

目前中国保险公司发展健康服务的程度浅且步调不一致。一部分保险公司销售健康管理服务，通过销售健康管理套餐来进行管理客户的健康水平，这就将健康保险与健康管理分开进行管理。另一部分保险公司将健康保险与健康管理结合在一起销售，以附加险或者增值服务的形式提供给客户，这种险种健康服务的内容多为健康咨询、就医服务，对慢性病管理、疾病预防等领域涉猎较少。

第二节　不同市场主体参与健康生态体系的现状及问题

一、科技服务方

健康生态的建立依赖于科技的支持，"区块链""大数据""物联网"等技术早已渗透到了健康保险产品设计、营销、承保、理赔的方方面面（见表 6-3），改变了保险行业的发展模式和业务模式，加速了保险业多元化、智能化、个性化发展，并为产品创新提供了条件。

表 6-3　科技在保险业各环节的运用

产品设计	营销	承保	理赔
基于大数据进行精准定价；基于客户标签化管理进行个性化产品设计；基于数据挖掘市场需求进行产品创新	通过用户画像实现精准推荐；互联网销售渠道，保证 24 小时的精准推送	通过智能核保，提升风险决策效能，拓展非标体。根据客户特征信息进行群体细分管理风险	解决信息不对称；借助外部机构数据合作，实现风控评估自动化、反欺诈和实时性

目前运用较多的主要前沿技术包括：

（一）云计算

云计算可实现按需动态分配硬件资源，充分利用服务商的技术能力，提升开发运维效率，优化运营成本。同时，云计算能实现随时随处的应用接入功能，在基础实施层面上保证实时的数据处理和服务提供能力。

（二）大数据

企业内交易数据的打通，行业、合作伙伴等外部海量数据的融合，通过结合专业分析模型，更好地进行两核风险识别与防范，提升反欺诈能力。打造企业数据基础，为预测分析模型、行为分析模型等人工智能应用提供数据保障。

（三）人工智能

近年来人工智能技术得到了长足发展，包含以下三个领域：第一个是机器人流程自动化（RPA）的应用，快速实现承保、理赔、保单管理、支付、健康管理服务等相关流程的自动化。第二个是通过光学字符识别（OCR）技术，精确识别健康、医疗相关文档，在提升业务流程处理效率的同时，进一步丰富行业数据。同时其也可以用于赋能医生快速、高效的做出决策。第三个是人工智能的应用，包括自然语言处理（NLP）、机器学习、深度学习等，更快、更好地洞察客户，改善客户互动，创造极致客户体验，为客户提供个性化、差异化的产品和服务。

（四）社交网络

作为新一代的用户体验互动媒介，通过建设社交网络客户服务互动平台，使得保险公司与用户之间实时互动成为可能，建立有效的用户服务渠道，提升客户黏性，改善客户体验。同时，通过舆情监测等技术手段，更加有针对性地进行品牌推广宣传或危机管理。社交网络有效地与大数据、人工智能技术相结合，充分利用收集的客户相关数据，强化客户情绪管理，构建家庭视图等，非常重要。

（五）可穿戴设备

保险公司通过可穿戴设备，收集客户信息、健康活动等数据，实现差异化、定制化服务，从而更好地助力健康险产品开发。在提升客户满意度的同时，可以降低出险率，减少理赔支出。实时数据采集，可以实现实时客户洞察，在为核保、定价、理赔等业务决策提供及时准确数据的同时，亦可以给客户带来更加个性化的客户体验。

（六）区块链

区块链具备分布式存储、加密、不可篡改、点对点传输等技术手段，在保证客户健康等数据的隐私性和安全性的同时，保证链上数据在参与节点之间安全、高效地传输和访问。保险公司可以通过智能合约等技术手段，有效提升多方参与导致的健康险业务流程转化的低效能。

"保险+科技"已是大势所趋，国内保险公司早已开始制定数字化转型的战略，加强保险科技建设。健康生态圈的科技公司主要包括两种：由保险公司孵化而来的科技子公司以及与多家保险公司达成战略协议的科技服务商，例如暖哇科技、万达信息等。

中国的保险科技公司大致可分为：ToA（代理人）、ToB（保险公司或企业）、ToC（个人消费者）、ToG（政府监管部门）四种模式，如表6-4所示。

其中，采用 ToB 模式的公司最多，这些公司的业务模式也最多元化。

表 6-4   中国保险科技公司的主要商业模式和代表性公司

类别	商业模式	代表性公司
ToA	代理人平台	集牛科技
ToB/ToG	保险 IT、保险 SAAS、企业团险平台、保险定制平台、健康险风控、健康险服务商	南燕信息、保险极客、暖哇科技、壹心科技
ToC	—	水滴

公开数据显示，2020 年中国保险科技行业市场规模达到 916 亿元，国内保险科技创业公司虽然仅有 26 家，但平均投资额高达 5 000 万美元。保险科技公司在医疗健康和信息技术方面积累深厚，对智慧医疗、健康管理等行业的业务需求和关键性应用场景有深刻的洞察力和理解，通过和保险公司、中介机构合作，将高频全方位的专业化服务提供给用户，同时，用户的健康信息反馈给保险科技公司，保险科技公司依据这些信息定制数字化健康管理方案，打造代理人端、企业端、用户端、医生端的联合健康生态圈，如表 6-5 所示。

表 6-5   部分科技服务平台参与构建健康生态

名称	健康生态的构建
暖哇科技	将保险和医疗场景进行深度融合，实现医疗数据线上智联，通过前沿科技进行分析整合，反哺医疗健康行业各方参与者
量子保	为企业级客户提供颗粒化、场景化的保险产品服务，为企业提供风险保障
保险极客	采用独特的 B2B2C 模式，为企业提供智能员工福利保险和健康管理解决方案，构筑"团险+医疗"健康生态
南燕信息	基于 MGA+SaaS+TPA 业务模式，提供一站式健康管理+保险系统解决方案，以实现保险、中介、服务网络的"三网合一"格局

以南燕信息为例，自成立以来，南燕信息已获得 5 轮融资，总额约 5.4 亿元，在最近一轮融资中，南燕信息获得了 2.5 亿元的 C 轮融资。南燕信息已与 100 多家保险公司、1 000 多家分销机构、130 多家专业保险中介机构展开合作，开发了 15 个专用子系统，研发了 400 余款保险产品，提供保险产品设计、技术系统研发、客服支持、高端健康管理等服务。

南燕信息为保险公司提供了全链条的管理型总代理（managing general agent，MGA）。MGA 是一种特殊的保险中介模式，本质是对成熟保险市场的进一步细化分工，主要职能是在保险产品端和保险渠道端之间进行匹配与管理，完善保险生态链中的运营与服务链条。保险公司通常选择与采用 MGA 模式的公司合作以降低自身的产品开发和运营管理成本，拓展销售渠道。

南燕信息为保险中介提供了 SaaS 服务，包括三大模块：ERP、CRM、销售平台。ERP 指云端内部核心管理服务；CRM 指以客户为中心的云端保单信息管理服务；销售平台包括云端交易平台、PC、微信、App 商城等，云端交易平台可以实现线上出单、支付、结算、批改、理赔等业务流程。

南燕信息提供的服务还包括 TPA 业务板块，由椋歆健康和中间带 Medilink Global 两个主体构成，椋歆健康主要为个人提供健康管理服务，提升就医体验；中间带是为各大保险公司、保险代理机构、保险经纪人和再保险人以及大型企业提供保险理赔和第三方管理服务，独有的电子医疗卡系统支持客户与医疗机构进行直接医疗费用结算，覆盖的医院网络比较广，在整个生态中发挥了重要作用。

在科技赋能保险行业，驱动其发展的同时，也存在着诸多隐患，最主要的问题在于信息安全，从实践经验来看，"大数据""物联网"等互联网科技的应用一直存在过度监控、泄露隐私的问题。大数据技术通过后台自动吸收每一个用户实时产生的行为数据，这种数据的吸纳是隐形的，不考虑数据产生者本体的自身意愿，是一种自动、自发的行为。个人医疗信息是保险行业大数据的重要一环，具有很高的商业价值和利用价值，其中可能包含了患者的个人信息、家庭信息等隐私数据，这些信息都是高度敏感和私密的。关于数据所有权的问题，全球范围内尚无定论，对于相关的惩罚和监管也还存在空白，由于保险行业内部长期存在的竞争关系，掌握更加全面的用户数据和相关医疗信息也就成为取胜关键，由此引发了较为严重的客户信息泄露和买卖问题。此外，数据孤岛仍然存在，数据标准化不足的情况下，各地的数据整合的难度大，缺乏一个完整的数据库，重视数据采集而忽视了数据分析，难以得到有价值的结果，大数据的优势还未能完全显现出来。

二、医疗及健康服务方

健康生态的关键在于保险系统和医疗系统的对接，从而有效收集数据，控制赔付风险，目前保险业的健康生态圈中的提供医疗服务和健康服务的主要有体检公司、医院、社区卫生服务机构。健康体检机构大致可以分为三类：综合医院下属的健康体检中心；专业的健康体检机构；依附于其他产业如旅游健康的体检机构。保险公司与健康体检机构合作，为患者提供的体检，进行数据共享，以免费或自费的形式要求被保险人进行健康体检。目前体检公司提供的服务较为单一，并未提供系统的健康评估，这就加大了保险公司对被保险人进行健康管理的工作内容。同时，目前体检公司还无法有效筛查风险因素，存在明显短板，因此，体检公司无法进一步干预健康管理、评估疾病风险和采取预防措施等。多年来，健康体检客户只能收到一份体检报告，不能获得相应的健康风险评估和健康干预措施。

医院是健康服务最主要的提供者，为被保险人提供诊疗、康复训练、体检等服务，目前医院和保险公司的融合方式主要有三种：

（一）战略合作

保险公司通过与医院合作，进行利益分配，平衡过度检查、过度诊疗的现象，从支出端控费。保险公司的合作伙伴除知名三甲医院或知名专科医院外，线上互联网医疗平台也纷纷入驻保险公司，如春雨医生互联网医疗平台，为客户提供方便快捷的网上预约诊疗服务。

（二）收购或控股

以阳光保险为代表，保险公司通过控股医院实现与医疗机构的融合。2010年阳光保险开始着手调研布局医疗产业，2014年6月，原保监会正式批准阳光人寿投资控股阳光融合医院，其成为保险公司投资成立医院的首个案例。保险公司参股设立医院，能够掌握真实的医疗数据，弥补保险产品定价信息不足的缺点，还可以实现患者客户群和保险客户群的资源对接，在医院控制管理、整合优质医疗资源、控制费用方面发挥良好作用。此外，保险资金的运用行业青睐能够长期持续经营、具有稳定收益和较低风险的行业，适合对医疗机构进行投资。银保监会发布的《关于促进社会服务领域商业保险发展的意见》也明确支持保险资金投资健康、养老等社会服务领域。

（三）保险公司自建医疗机构平台

中国医院以公立医院为主，医疗资源分布并不平衡，健康管理服务供给也受到限制。2021年1—3月，3 044家三级医院诊疗人次为52 247万人次，相比之下，22 783家一级、二级医院诊疗人次共计37 656万人次，三级医院的医疗服务需求远超过其他医院。

在此背景下，大部分医院没有与保险公司主动协同合作的动机，将自身系统与保险公司对接的意愿不强，主要考虑到用户的个人信息安全、较高的系统对接成本及对保险机构数据使用不信任的观念等因素，大部分医疗机构只能够与保险机构共享用户在医疗机构的诊疗治疗账单等财务数据。中国医疗基础数据的垄断封闭导致其健康管理与商业健康保险的协同发展会面临较多问题，比如客户健康状况量化评估难、费率厘定困难。

　　社区卫生服务是在政府主导下，向居民提供基本、便捷、有效的医疗和公共卫生服务，其中重点服务人群为老人、慢性病患者等特殊人群。其目的是满足居民的基本医疗需要，减少看病的时间、精力和金钱。社区卫生服务机构具有亲民、便利的优点，有利于为慢性病患者提供方便的健康管理服务。在慢性病发病率上升的趋势下，保险公司通过与社区卫生服务机构建立合作，可以为慢性病患者的日常管理提供场所与服务。合作以"知己健康"和"家庭医生"两种模式为代表。"知己健康"模式在北京试运营成功后便开始推广，对慢性病患者的健康管理有一定成效。"知己健康"模式的管理核心是"能量均衡、有效锻炼、量化指导、科学饮食"。慢性病患者能够配合参与健康管理也正是由于社区卫生服务的亲民性、便利性，这也是保险公司可以合作的属性。"家庭医生"则是以家庭医生为核心，护士、药师、社区志愿者等成员各司其职，共同为居民提供服务，如中医治"未病"、设立自助式健康监测、督促健康管理等。基层卫生服务有其优势，也存在数量不足、综合素质不高的问题，这也是保险公司与之合作需改善、提升的地方。

三、保险中介（经纪、代理和公估）机构

　　截至 2021 年 6 月，中国共有 2 621 家保险专业中介机构，其中 5 家中介集团，494 家保险经纪公司，1 746 家保险代理公司，376 家保险公估公司，占比如图 6-3 所示。

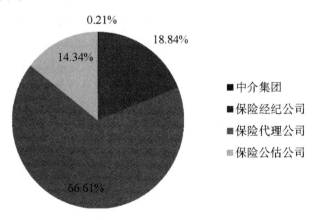

图 6-3　中国保险中介机构结构

（数据来源：今日保险）

　　整体上看，保险中介代理人队伍仍以女性为主，占比为 73%，而男性只占

27%。其学历则以大专为主，约占 40%，而本科及以上学历的代理人从 2019 年的 22.76%，提升到 2020 年的 26.97%，但专业化水平还依然制约着保险中介的发展。具体如图 6-4 所示。

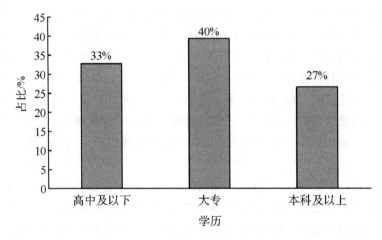

图 6-4　中国保险代理人不同学历占比

　　近年来，各保险公司对保险中介的返佣比例大幅下降，且由于金融环境因素、监管因素变化，保险中介发展受到限制，诸多不利因素下，传统中介机构生存艰难。信息化水平滞后已经成为制约中介市场高质量发展的重要因素。目前，大部分中介机构信息化水平已经不满足业务发展的要求，仍使用手工方式与保险公司对接，数字系统的普及率较低，传统中介机构转型升级迫在眉睫。个别率先完成信息化改造的大型保险中介已不再局限于保险服务分销商，而是转型升级为一站式基础设施服务的提供者，为中小型保险公司提供一站式服务，弥补其不足。比如大童保险服务成立了大童公估，为保险公司在全国范围提供保险理赔查勘等服务；建立了全球紧急救援体系，为保险公司提供全球紧急救援服务；成立了全资 TPA（医疗保险第三方管理公司），专注于为保险行业提供完整的医疗保险管理和结算解决方案。此外，大童保险服务旗下的"快保"平台，实现了在线交单、团队管理、学习提升、客户管理、理赔代办、保单托管、DAC 数字获客等满足行业用户全周期发展的功能。

　　在健康险和人寿保险快速发展的同时，保险中介扮演着越来越重要的角色，据艾瑞咨询报告显示，随着消费者对更合适产品需求的增加，预计到 2024 年通过第三方保险经纪和代理渠道销售的保险总保费将达到 7 942 亿元，占人寿和健康保险总保费的 13.0%，在健康生态圈的构建中，率先建立健康管理服务，从健康方面入手，刺激客户保险需求的保险中介就能生存下来并脱颖而出。

目前，中国保险中介机构与保险公司之间有三种最常见的合作模式。

（一）产品分销

这是目前保险中介和保险公司合作中最为常见的模式。保险中介为保险公司设立专属团队，负责其产品的分销工作，包括代理人渠道、机构网点和互联网三合一销售。在这种模式中，保险中介只是一个销售者，和保险公司没有深度合作，不能体现保险中介的专业高效的优势。

（二）产品分销+核心服务

在产品分销基础上，保险中介还负责跟进其业务后端的风险管理服务，包括防灾减损和理赔管理。在这种模式中，风险管理水平较高的保险中介的优势得以体现，脱颖而出，与保险公司达成深度合作，将风险管理有效贯穿至用户服务的前、中、后三个阶段，为客户提供精确匹配、量身定制的风险管理服务，以及高效专业的理赔服务，一站式高品质地覆盖客户"寿健产投"等全方位的需求，同时降低客户风险管理的综合成本。这也是保险中介机构能够在合作中，成为优秀风险管理服务商的能力基础和价值前提。相比简单的产品分销合作，保险中介机构的优势也得到了更进一步的发挥。

（三）产品分销+核心服务+后市场增值服务

这是在"产品分销+核心服务"的基础上，进一步加入后市场增值服务，把合作的价值链条拓展至后端的延伸服务。如产险方面涉及的汽车养护、人身险方面涉及的健康管理服务等，进一步实现产品分销+防灾防损+理赔服务+售后延伸增值服务的全产业化链条运作。这种合作模式能让保险中介机构的价值经营得到极大提升，在提高展业效率与用户体验的同时，为开展合作的保险公司提供政策理论、金融产品、专业培训、客户服务等赋能服务，全面实现价值链上诸环节的深度融合。

欧美市场还存在着第四种模式——MGA 模式，即授权承保代理。MGA 模式是保险代理的一种特殊模式，指的是保险人将其承保权限授权给一家代理人，代理人经授权后，可代理保险公司签订保险合同。授权内容包括从市场营销到核保、承保、支付、理赔，再到风险控制、产品定制，甚至还包括精算和再保，体现的是在某一地域、某一险种领域或某一保险环节上中介机构所具备的专业服务能力。与前三种模式相比，MGA 模式主要有以下几点核心竞争力：一是改变了目前保险行业的博弈体系，保险中介机构与保险公司将不再只是竞争关系，更是彼此的合作伙伴，为两者共同提升核心竞争力、提升经营水平，注入了新的动能；二是有效促进了产销分离和降本增效，可以有效地节约保险公司的运营成本，让更多之前在这方面捉襟见肘的中小型保险公司，能够更加专注于寻求自身的差异化发展道路；三是提升了承保能力，减少了不良竞争，利用 MGA 模式的专业化集中性优势，保险公司可以有效提升承保能力，减少传统招标过程中的价格竞争与内耗行为。

2018 年中国银保监会在保险中介监管会议中提出要"探索试点管理型总代理模式"。MGA 模式在中国还是新兴事物，处于摸索阶段，随着行业的发展，保险中介机构与保险公司达成深度合作，推动线上线下一体化、流程标准一致化、客户体验一站化、服务平台场景化以及服务运营交互化的"五化"建设，对保险业的健康生态建设具有重要意义。

四、监管方

正如前文所说，政府作为监管者，在健康生态发展中的作用不可或缺，在保险业的健康生态圈里，监管者扮演着重要角色，医疗行业和保险行业都是严监管的行业，中国在十三届全国人大一次会议确立了新的监管架构，主要有国家卫生健康委员会、国家医疗保障局、银行保险监督管理委员会。中国政府主要从两个方面推进健康生态的建设：一是提出"健康中国 2030"战略，出台一系列利好政策以及监管政策促进健康险发展；二是指导各地推出普惠式医疗，突破原来商业健康险的限制，带头将健康服务和保险结合起来，为未来商业健康险创新发展奠定了基础。近年来，中国监管机构多次颁布相关法令文件鼓励保险公司发展健康保险、丰富产品、提供健康服务，推动保险公司构建健康生态布局，如表 6-6 所示。

表 6-6　保险业构建健康生态相关政策

年份	法令文件	相关内容
2016 年	《中国保险业发展"十三五"规划纲要》	鼓励积极开发和提供疾病预防、健康体检、健康咨询、健康维护、慢性病管理、养生保健等健康管理服务，探索管理式医疗，降低医疗费用支出。支持保险机构运用股权投资、战略合作等方式，设立医疗机构和参与公立医院改制。鼓励具有资质的商业保险机构深入参与各类医保经办，扩大经办服务覆盖范围，提升管理效率
2017 年	《"十三五"国家老龄事业发展和养老体系建设规划》	鼓励商业保险公司参与长期护理保险产品和服务建设，有利于使老人的健康状况得到长期保障

表6-6(续)

年份	法令文件	相关内容
2017 年	《健康保险管理办法（征求意见稿）》	鼓励保险公司与健康管理机构合作以满足人们多层次需求
2018 年	《关于促进"互联网+医疗健康"发展的意见》	鼓励开展网上签约服务，为签约居民在线提供健康咨询、预约转诊、慢性病随访、健康管理、延伸处方等服务
2019 年	《健康险管理办法》	鼓励保险公司产品与健康管理相结合，并将健康管理服务成本提高至净保费的20%
2020 年	《关于促进社会服务领域商业保险发展的意见》	再次提出推动健康保险与健康管理融合发展，鼓励保险公司投资健康生态领域，运用资本推动行业发展
2020 年	《关于规范保险公司健康管理服务的通知》	规范保险公司健康管理服务行为，倡导保险公司切实提升专业化服务水平，促进商业健康保险稳健发展
2020 年	《关于深化医疗制度改革的意见》	将商业健康险的发展放到更高的战略层次上，全面部署以基本医疗保险为主体，医疗救助为托底，补充医疗保险、商业健康保险、慈善捐赠、医疗互助共同发展的医疗保障制度体系
2021 年	《中国银保监会办公厅关于进一步丰富人身保险产品供给的指导意见》	加快商业护理保险发展，促进医养、康养相结合，满足被保险人实际护理需求。支持健康保险产品和健康管理服务融合发展，逐步制定完善健康管理服务、技术、数据等相关标准，提高被保险人健康保障水平

资料来源：中国银行保险监督管理委员会。

除此之外，在政府主导、政策推动下，普惠式医疗应运而生并快速发展，根据其运作模式，主要可分为两种：政府主导的政策性普惠式医疗、保险公司主导的商业性普惠式医疗。截至2021年年初，据不完全统计，我国有23个省份推出了普惠式健康险，共有97款产品。2020年参保人数超过2 000万，累计保费收入超过10亿元。东南地区省份普惠式健康险产品数量较多，其中广东达16款，其次为江苏13款、浙江11款，而西部地区省份推出的普惠式健康险产品较少，据统计，截至2021年年初新疆、西藏、青海、甘肃、内蒙古、陕西尚未推出此类产品。

普惠式健康险的定位主要是针对居民重特大疾病风险，将医保无力涵盖的高额风险成本转嫁给商业保险，而非对基本医保未涵盖的费用进行面面俱到的保障。"低价格"和"宽门槛"是普惠式健康险的最重要意义所在，但是，

"低价格"从何而来，能否涵盖赔付支出，以及普惠式健康险的持续经营能力如何，都还有待考证。普惠式健康险的主要类型如表6-7所示。

表6-7 普惠式健康险的主要类型

序号	保障范围	代表产品
1	目录类责任	甬惠保、惠民健康保
2	目录外责任	宿民保
3	特药责任	乐城特药险
4	目录内责任+目录外责任	星惠保、合惠保
5	目录内责任+特药责任	毫惠保、湘惠保
6	目录内责任+目录外责任+特药责任	沪惠保、深圳专属医药险

资料来源：根据各产品条款整理。

对保险公司而言，承办普惠式健康险存在着溢出效应。首先，政府的参与为普惠式健康险的信誉程度"背书"，有利于保险公司树立品牌形象，有利于未来承接更多项目。其次，各地普惠式医疗的参与人数之多，范围之广，使得保险公司能获得大量的用户数据，有利于保险公司建立健康数据、提高风险管理能力，完善精算基础。普惠式医疗的定价基础是精，只要参保率良好，承办普惠式健康险的保险公司是可以实现盈利的。普惠式医疗提供了特药保障、药品直付、药品配送、健康管理等服务，联结起了药企和医疗保险第三方管理公司，是健康险和健康服务结合的成功践行，使相关企业可直接接触客户，寻求新的合作或转型契机。

五、支付方

中国的保险公司自2010年起，就已经开始尝试涉足健康管理，大力发展健康管理服务，布局健康生态。随着大数据技术的不断深入、保险科技的不断发展，中国"保险+健康服务"商业模式和相关产品也得到了相应的发展。自2018年起，"保险+健康服务"的商业模式已经成为健康险的新宠，将健康险与健康管理服务相结合，正改变着传统的健康险。从目前来看，尽管大部分保险公司都试图进行健康管理，但是能达到真正意义上的"保险+健康管理"的健康保险公司少之又少，绝大部分公司只是实现了对消费者理论指导层面的健康管理，没有真正地做到给客户提供健康管理的相关服务，中国的健康险向"保险+健康管理"商业模式的转型仍任重而道远。

从大型保险公司来看，大都较早开始布局健康生态，主要通过自建、股权投资的方式，联结健康产业链，已形成闭环式的健康生态布局，健康服务已开始为其盈利，中小型保险公司主要通过战略合作和服务购买的方式，同时利用自身特有优势，借助保险科技、第三方管理公司（TPA）进行数字化战略转型，布局健康生态。

第三节　保险业构建健康生态体系的现状及特征

一、健康生态在中国健康保险的现状

（一）大型保险公司

中国大型保险公司均率先做出尝试，加码科技投入，将"保险+科技+医疗+健康"提到战略高度，开始布局健康生态，出资设立保险科技子公司，通过自建、股权投资等方式向上下游延伸，形成了较为完整的健康生态闭环，依靠其科技研发团队、研发资金支持等优势，健康服务板块已成为其新的利润增长点（见表6-9）。

表6-9　2016—2020年部分大型保险公司健康服务收入

保险公司	类别	2016年	2017年	2018年	2019年	2020年
人保健康	健康服务收入/万元	800	1 000	2 200	3 200	6 400
	增速/%	−25	20	118	47	98
平安健康	健康服务收入/万元	25 000	72 900	87 700	99 100	106 500
	增速/%	181	191	20	13	7
太平洋健康	健康服务收入/万元	600	1 500	2 700	4 100	6 500
	增速/%	—	158	68	55	122

数据来源：各公司年报。

就大型保险公司布局健康生态的模式而言，不同保险公司虽有差异，但总体方向趋同，主要可以分为四个板块：一是线上的一站式健康管理服务平台，提供在线问诊、在线购药、在线预约门诊；二是线下通过自建医院或者和多家医院建立起战略合作关系，提供就医陪护、项目治疗、疫苗接种等全流程服务；三是健康领域的投资，主要包括生命科学、医疗科技、医疗服务和数字医疗等健康产业领域；四是健康大数据的建设，保险公司利用大数据、云计算、生物识别等科技，完成保险、医疗、医生、药品等方面数据的整合，构建数据库。

1. 中国平安——自建模式

平安集团被公认为是中国最接近联合健康模式的保险公司，整体来看，平安主要采取自建模式，平安打造的健康生态圈主要通过多家单位有机合作，以科技为支撑，联结政府、用户、医疗与健康服务方和支付方，将核心资源掌握在自身手中，以实现价值最大化。专业化、规模化、体系化的医疗服务正在与平安深耕沉淀多年的保险业务从简单捆绑的"物理效应"转变成孕育新模式、新业态的"化学反应"，推动平安集团不断向中国版联合健康迈进，同时随着医疗服务场景的深入，用户黏性和付费意愿也在持续增强，截至 2021 年年末，平安健康的累计注册用户数达 4.2 亿，累计咨询量达到 12.7 亿人次，累计付费用户数超过 3 800 万，付费用户转化率提升至 24.8%[①]。

在线上健康服务平台的建设方面，平安不仅自建医生团队，还与医院达成合作，打造了平安好医生[②]平台，降低了成本，同时又对医疗数据有一定的控制权。客户通过 AI 辅助的自有医疗团队和外部医生，提供 7×24 小时的全天候在线咨询、挂号、问诊及送药一站式服务。此外，平安好医生还可以提供观看直播、健康咨询、购买健康类生活用品等服务。平安好医生能够为保险产品引流，实现新客户转化，增强了客户黏性。

在线下渠道方面，截至 2021 年上半年，平安同约 3 000 家医院达成合作，其中三甲医院占比约 50%；合作药店数 16.3 万家，覆盖全国超过 25% 的药店；合作医疗健康机构 8.5 万家，覆盖数千家体检机构、牙科诊所等健康服务提供商以及数万家诊所。

在健康领域的投资方面，平安成立了平安领航基金、平安创投等多家投资机构，进行医疗健康领域投资。2021 年 4 月，平安以自有资金受让新方正集团 51.1% 至 70.0% 股权，获得以北大国际医院为旗舰医院及十余家医疗组成的医疗服务体系，总床位数逾万张。同时平安获得从事医疗信息化的北大医信及中国医药企业北大医药，进一步加强平安健康生态的线下布局，打造价值增长新引擎。

在大数据的建设方面，平安主要依靠平安医保科技赋能医保局、商保公司等支付方。平安医保科技主要通过大数据、云计算、生物识别等科技，为医保、商保、医院、医生提供系统、服务和数据赋能。通过医保科技平台，实现商保、医保、医院、医生和药品五大领域的数据整合，构建医疗数据库，为商

---

① 资料来源：平安健康 2021 年年度报告。

② 平安好医生 2021 年更名为平安健康。

保核保、新产品研发、AI 理赔、理赔成本控制提供数据支持。

随着平安健康生态的搭建完成，保险业务与医疗服务的协同效应正在发生。数据显示，在平安超 2.23 亿的个人客户中，有近 62% 的客户同时使用了医疗健康生态圈提供的服务，其客均合同数达 3.2 个，客均 AUM 达 4.1 万元，分别为不使用医疗健康生态圈服务的个人客户的 1.6 倍、2.6 倍。

2. 太保——股权投资+战略合作

太保的健康生态布局主要通过两家控股公司来实施，即太平洋医疗健康管理和太保健康，太保以"太保妙健康""太保蓝本"和客户俱乐部、"生命银行"、互联网医疗平台及"太医管家"四者为依托，积极布局"太保家园"医养社区及医疗健康产业，实现全生命周期的健康管理服务闭环，搭建全方位的"保险+健康+医养+投资"生态。

在线上健康服务平台建设方面，太平洋医疗健康管理有限公司推出"妙健康"平台，妙健康是一个数据获取、挖掘、运营分析的移动健康管理平台。该平台推出"太保妙健康·惠计划""太保妙健康·享计划"健康互动保险计划，通过可穿戴式设备及体征数据，实现对客户健康状况实时跟踪、持续干预和服务引导。"妙健康"平台推出 7×24 小时视频私人医生咨询服务，为近 35 万代理人开通"视频私人医生 1+4"服务，助力业务员实现获客、触客和转换。截至 2020 年年底，妙健康的视频私人医生咨询服务累计覆盖家庭客户逾 200 万，助力获客近 130 万人，服务累计使用次数逾 105 万次。

在线下服务方面，截至 2020 年 6 月 30 日，太保提供的住院垫付、院后服务及就医协助等服务覆盖全国 378 个城市，3 500 余家公立医院，体检及齿科服务覆盖全国 285 个城市，1 700 多家机构门店，签约医师 800 余位，健康服务供应商超过 130 家①。太保医疗健康为 16 个地区提供长护经办系统服务，覆盖 190 家护理机构，为高净值群体提供了"生命银行"细胞冻存服务，并联合上海孟超肿瘤医院打通肿瘤细胞免疫治疗通道，此外，太保建立了"太保家园"，太保家园已落地成都、大理、杭州、厦门、南京、上海（东滩、普陀）、武汉，形成颐养、乐养、康养全龄覆盖的产品体系，为客户的老年生活提供健康管理及护理服务。

在健康领域的投资方面，太保建立投资管理平台支撑"医、药、险"实现共振发展。2021 年 3 月，太保成立了太保私募基金管理有限公司，并以管理人和 GP 身份发起设立太保大健康产业股权投资基金，同时作为 LP 与红杉

---

① 资料来源：中国银行保险报网《规范行业健康发展 让健康险真正发挥保障作用》。

共同发起设立健康产业股权投资基金，双方联合发起成立杉泰科技公司，通过对医疗健康产业的投资布局，打造多元化的健康生态，助力主业发展。

在大数据建设方面，太平洋医疗健康已经研发 50 余项数字化分析工具，并获得 37 项国家知识产权认证，为全国 22 个省份 90 个地区提供医保基金精准筹资测算、医保基金运行风险定位、智能结算审核、智能经办等服务，覆盖约 3 300 亿元医保基金、4.4 亿参保人，在全国各地已有 200 余个数据咨询项目落地，智能审核系统覆盖 4 700 多家医疗机构，审核医保基金金额超过 730 亿元。

（二）中小型保险公司

中国保险业行业集中度较高，几家龙头企业包揽了绝大部分的行业利润。与大型保险公司相比，中小型保险公司无法复制头部保险公司的健康生态发展模式，投入方面应更讲究精准。此外，在整个大健康浪潮下，中小型保险公司结合自身优势和市场定位，积极探索数字化转型，投入资本寻求以科技赋能保险，实现健康生态圈的搭建。中小型保险公司在产品区域化、客群细分化上具有一定优势，且中小型保险公司更为灵活，转型升级比较迅速；在渠道方面，中小型保险公司很难再花费高昂成本，培育庞大的保险代理人队伍，然而，互联网技术的发展，可以帮助中小型保险公司摆脱困境，从获客、知客到留客全方位创新，通过借助于保险科技，实现业务创新和差异化发展，帮助企业破解经营困局。

1. 前海人寿——自建模式

前海人寿主要通过自建医疗，打造"保险+医疗+养老"三大民生保障服务体系，建立统一体系内的医疗、养老、保险数据互通机制。自建模式最大的优势就在于保险公司可以将核心资源掌握在自身手中，尤其在数据的整合方面，由于数据来源于自建的医院，整合难度会大大降低，数据更为标准精细。在此基础上，保险公司能更好地进行数据分析，为产品设计、营销、承保、理赔各环节提供依据，开发出更适合用户的保险产品。

前海人寿自建医院是以科技为依托，以"智慧化医院"为目标，推出楼宇导航系统、天轨辅助系统、智能手环系统、弹道物流系统等服务。弹道物流系统可以自动分发药品，提升效率；天轨辅助系统可以解决老年人及失能患者的移动问题；智能手环可以有效防止阿兹海默症患者迷路的问题。前海人寿建立了集医疗、服务、管理的"三位一体"式的科技应用服务体系，形成线上、线下一体化的现代医院服务与管理模式。据了解，前海人寿已有在建医院项目

10个、养老项目5个，建成运营项目2个①。

2. 交银康联——战略合作

交银康联的健康生态建设主要是通过和"医加壹"达成战略合作来布局的。疫情期间，交银康联人寿凭借多年来健康险领域的经验，推出了"健康全方位"健康保障服务方案，重新定义保障理念，创新优化产品功能，全面升级服务水平。交银康联人寿通过保障、理赔、服务的全方位整合，为客户提供"一站守护""一键升级"的健康保障服务方案。

交银康联人寿身为银行系保险公司，更易获得高端客户群的青睐。这类存量客户更易接受内含价值更高的保障型产品和年金产品，在健康险方面他们的需求也偏向于从防范到保障的中高端医疗产品。交银康联人寿聚焦中高端客户，推出了睿康服务计划，特色的健康增值服务深受客户欢迎。

为了满足大众客户群多元化的健康医疗需求，丰富客户服务场景，交银康联人寿以轻收费重服务、先服务后销售的方式，联手"医加壹"，通过深入合作，构建睿康家园健康生态圈，为更广泛客户群体打造健康医疗服务闭环，帮助企业客户与家庭实现优质的健康管理、就医体验与保险保障。

在健康险产品方面，交银康联人寿科学配置健康保障，构建了由交银康联交银乐享无忧医疗保险、交银康联药安心特定药品费用医疗保险、交银康联安康系列重大疾病保险组合配置的"医药费"健康险产品组合，实现"一键式"的线上简化投保，打造"一站式"的健康保障闭环。

表6-10　交银康联人寿健康险产品保障

产品	责任
乐享无忧医疗保险	全年最高可享400万元医疗保额（其中计划二涵盖特需病房和国际部），包括一般医疗保险金最高200万元（免赔额1万）和恶性肿瘤医疗保险金最高200万元（0免赔）；支持质子重离子治疗恶性肿瘤，无免赔额，100%赔付；住院费用垫付等增值服务，极大程度缓解客户的医疗费用压力
药安心特定药品费用医疗保险	针对13种特定恶性肿瘤27种抗癌药品（药品清单不定期更新）给付最高100万元保额的特定药品费用保险金（保障初次确诊后1年内的延长用药）；提供药品直付（客户无须垫付费用）和全球找药增值服务

---

① 资料来源：中国证券网《前海人寿拟建30家以上三甲规模医养结合项目》。

表6-10(续)

产品	责任
安康系列重大疾病保险	覆盖160种疾病包括100种重疾和60种轻症，100种重疾分3组，每组最多赔付1次，每次按照100%基本保额赔付，最高可拥有300%重疾保障；60种轻症不分组，最多可赔付5次，每次按照20%基本保额赔付；给付首次轻症或重疾保险金后，均可豁免后续未交保险费，保障继续有效

在健康服务平台建设方面，交银康联人寿创立了集健康管理、生活互动以及保全服务为一体的线上平台，分层分级进行客户服务，围绕运动、健康、生活、服务等客户关心的问题建立一系列互动场景和服务平台，引领客户管理生活与健康。

在健康管理领域，在以"健康管理""财富传承"为轴的基础上，交银康联人寿深化布局康养生态，建设睿康家园健康管理服务体系，积累了"诊疗、陪护、购药"等服务落地经验，搭建了一支服务保障团队。此外，针对已老年人群，交银康联人寿推出了高龄老人养老年金保障的"幸福人生颐承银发养老年金保险"，另外，精选"医加壹健康""友康科技""上海申养""博斯腾脑健康"等不同领域机构合作搭建服务响应平台，通过服务合作伙伴与自身服务团队的机动配合打造轻资产养老服务体系。

3. 互联网保险公司

互联网保险公司不同于传统保险公司，具有技术上的优势，在健康生态的布局上处于领先地位。疫情下，电商行业实现了快速发展，众安在线作为一家互联网公司，众安在2021年上半年健康生态实现保费39.42亿元（见图6-5），同比增长29.2%，超过行业增速的两倍，这得益于众安在线健康生态的布局。

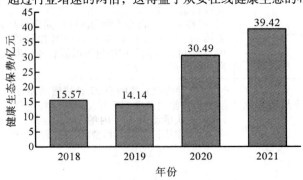

图6-5 2018—2021年上半年众安健康生态保费

（数据来源：众安财报）

众安充分发挥以健康保险作为支付款端对设计产品核心及其服务项目融合连动的优点，现阶段已产生以健康保险为起始点，连接众安互联网医疗、暖哇高新科技等合理布局的生态闭环控制，为用户提供以保险保障为核心，并融合疾病预防、健康管理，到医疗问诊及医疗信息的一站式解决方案，从住院保障的低频服务切入至在线诊疗的高频互动。在医疗服务方面，众安推出了"众安医管家"，为被保用户提供从疾病预防到健康管理的一站式服务。"众安医管家"拥有超过 2 000 名医生，能为健康生态中 2 390 万被保用户提供 7×24 小时的在线问诊、电子处方及送药上门服务，满足了用户各项医疗服务需求，增强了客户黏性。公开数据显示，2019 年众安保险个险用户每人平均收入（ARPU）达到 453 元，较 2018 年翻了接近一倍。众安健康生态构建的重要一环便是对科技的高度投入和与前沿科技的深度融合。

2021 年上半年，众安投入 4.8 亿元用于研发，如图 6-6 所示。艾瑞咨询数据显示，2021 年中国保险业保费收入和科技投入分别为 53 733 亿元和 451 亿元，整体科技投入占比不足 1%，众安每年研发投入占比维持在 5% 以上，从这一维度看，众安在科技研发投入方面领先于同业平均水平。

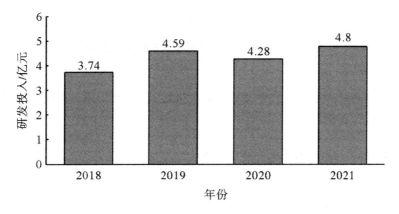

图 6-6 2018—2021 年上半年众安研发投入收入

（数据来源：众安财报）

此外，众安孵化的暖哇科技所搭建的智能商保平台，已经与超过 1 000 家医院（其中 80% 以上为二级和三级医院）以及 16 个省份的区卫平台（覆盖健康生态销量前十大省份中的 60%）对接，提升用户理赔体验的同时，优化保险业务核保与核赔环节的风控能力，从而形成风控闭环。

凭借在人工智能、大数据、云计算等科技上的领先优势，众安在提升自身价值的同时将科技能力向外输出，公司的"X-man"精准营销等模块帮助了太平人寿、友邦人寿、中宏保险、汇丰人寿、农银人寿等 10 余家客户打造一站式数字化保险营销平台，实现智能营销全流程闭环。截至 2021 年年底，服务保险产业链客户 75 家，客户次年复购率达 75%。众安的科技输出业务收入在 2019—2021 年已经增长了 8 倍，2021 年即使在新冠病毒感染疫情影响下仍取得 3.65 亿元，同比增长 35.4%，仅上半年收入已扩大至 2.66 亿元（见图 6-7），同比大幅增长 122.1%。

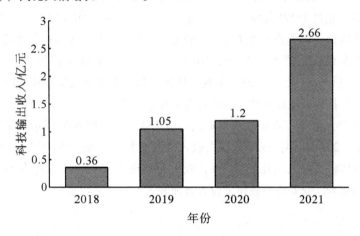

图 6-7　2018—2021 年上半年众安科技输出收入

（数据来源：众安财报）

众安的科技输出，不仅推动着保险业的数字化转型、健康生态的构建，也成为公司新的增长点。

二、保险业构建健康生态体系的特征

（一）前沿科技的广泛应用

保险机构技术升级步入高速增长阶段，全域数字化建设、新一代核心系统等技术基础设施建设成数字化升级关键驱动，随着行业健康生态布局的持续深化、互联网保险盛行，保险产品客单价承压，负债端保险盈利压力集中于用户增长和降本增效。科技无疑是实现保险用户、盈利双增长的有力工具。国际数据公司 IDC 发布的数据显示，2010—2018 年保险机构的 IT 投入增速基本维持 10% 以上，保险机构的数字化建设已有十年之久，当前中国保险行业数字化升级已发生了较大变化。对比之前的保险信息化建设，如今的保险体系中的核心系统已完全升级，新一代核心系统将满足全域数字场景中保险科技的应用需求。随着保险科技在行业内的重要性日益提升，自 2018 年起，保险机构在科

技方面的投入持续加大。公开数据显示，截至 2019 年，中国保险机构科技投入总规模达 319.5 亿元。

在保险业的健康生态布局下，健康保险与保险科技的联系日益密切，保险公司在大数据、人工智能、云存储与计算、远程医疗、基因检测、移动医疗、区块链、可穿戴设备以及机器人流程自动化等方面投入了大量技术和资金。保险公司还把"数字化转型"提高到战略层面，开始构建健康医疗大数据平台获取和积累数据，从不同维度深度挖掘保险用户的特性，从而优化保险价值链的各个环节。人工智能在客户服务、核保理赔、智能定价等方面的应用能极大优化客户体验，同时提高承保效率、降低运营成本。在新技术中，保险科技应用的主要业务环节包括产品开发、自动化承保及理赔、精准定价、健康管理、风险防控等，在营销、流程优化及运营管理方面发挥了重要作用。

（二）保险公司投资趋向医疗、养老、健康产业

医疗健康产业历来是保险资金运用的重要投资领域。近年来，中国多家保险机构对医疗健康领域开展股权投资，发挥保险资金的优势，满足战略发展及资产配置的多种需要，贯彻落实了国家加快医疗健康行业发展的布局的同时，也将保险和医疗、健康行业联系更加紧密，进而推动保险机构自身的发展。

为了构建完整的健康生态产业链条，联系各方单位，各保险公司都开始将保险资金投资到健康产业领域，介于健康管理的高度专业化，完全通过内生来培育健康管理能力是一条困难的道路。国内的头部保险公司开始投资大健康产业，主要是医疗机构、健康服务提供方和健康地产。

国外的联合健康，被认为是健康险最成功的案例，成功打造出了健康管理的闭环，联合健康在健康领域的交易并购活动最为活跃。根据 Bloomberg 的统计，1992 年至今，联合健康共进行 100 多次并购交易，远高于同业健康保险公司，这些交易主要发生在健康服务、健康咨询、制药与药品零售、医疗信息系统等健康相关领域。

参考联合健康模式，中国保险公司可以在健康管理的以下三个领域寻找投资机会：

1. 健康管理与医疗机构

对于保险公司而言，健康管理是整个大健康产业链的起点，也是对接药品管理、医疗支付、康复管理等领域的中枢。目前国内的互联网诊疗头部平台主要包括微医、好大夫在线、春雨医生、丁香园等，保险公司也可以考虑线下体检和私立医疗机构，以丰富自己的医疗服务体系，同时获取关键的数据。

2. 医疗信息技术

实现健康生态的构建，一个实现数据互通的平台必不可少，数据是保险公司实现产品定价、营销、承保、理赔等环节创新升级的基础。目前很多医疗信息化公司已经开始尝试医疗信息在医院、患者和保险公司之间的互联。中国人寿对于万达信息收购便是保险机构投资医疗信息技术的一次尝试。此外，从事医疗信息化行业的还有创业惠康、卫宁健康、东软等公司。

3. 医药电商

医药电商是最容易创造利润的部门，如果与保险账户绑定，也有望实现精准控费。此外，医药电商也是一个相对高频的入口，积累的用户数据对于保险公司来说具备很高的价值。目前，国内医药电商的头部平台主要包括阿里健康、京东健康以及美团、叮当快药等。

(三) 第三方管理公司扮演重要角色

健康险第三方管理公司（TPA），即健康保险提供第三方服务的公司。在早期，健康险第三方管理公司主要承担为保险公司贴票报销等基础工作，而现在，健康险第三方管理公司逐渐转型升级，诞生了为保险公司提供健康服务、搭建医疗服务机构网络、设计保险产品以及帮助保险公司实现风险管理的新型TPA，例如，"百万医疗"这类网红险种的医疗费用垫付服务，就是由TPA提供的。

医疗行业和保险行业都是专业性较强且较独立的行业，保险公司作为管理风险的持牌金融机构，对实体医疗服务及健康管理服务涉足甚少，并非其传统服务，而保险与医疗服务之间的存在专业壁垒，需要有效的解决信息不对称、风险管理弱的问题。第三方管理公司，作为对于两个行业都比较熟悉的特殊存在，于是就成为联结医疗和保险之间的纽带，TPA凭借其专业化的服务平台与科技手段，优化保险公司理赔流程，降低业务成本，提升整体效率；TPA具有强大的医疗资源整合实力，通过连接医疗服务、药品器械、康养等可协助保险公司搭建庞大医疗服务网络；另外TPA能够帮助进行承保等过程中的风险识别，提高保险公司的风险管控能力。

保险管理：精算、产品设计、核保、文档处理、数据采集等。

医疗管理：医院网络、直付垫付、第二诊疗等。

创新业务：管理式医疗、科技赋能。

中国的保险行业集中度过高，少数几家头部保险公司凭借渠道优势和品牌效应，占据了市场的大部分份额，这就导致中小型企业发展空间被挤压，生存艰难。在大健康生态的布局上，头部保险公司早已抢占了先机，凭借其雄厚的资本力量以及专业的人才团队，串联起了多家医疗机构，建立起了线上健康管理平台，形成了"医""药""险"的闭环健康生态。过去中小型保险公司总是通过复制头部保险公司的产品、模式，再通过降低费率，勉强抢占一点市场，而不论是头部保险公司的自建健康生态模式，还是股权投资、并购的健康生态模式，都是中小型保险公司所不能复刻的，在此背景下，第三方服务公司发挥了重要角色，为中小型保险公司提供了破除困境的方法，为其布局健康生态提供了重要技术支持。

按照服务对象分类，TPA 主要有三种类型：服务于支付方（医保、商保、个人）、服务于医疗服务提供方以及提升个人就医体验。目前，TPA 多是服务于支付方，因为其能直接进行支付，有完整的盈利模式。它的主要业务包括产品开发、风险管控、医疗服务网络、理赔赋能、患者服务、慢性病管理等，例如针对糖尿病患者开发保险产品，诊断病历的电子化、处方识别，患者需求则是导医、预约、咨询等。

第三方服务公司针对不同群体进行分流，提供不同的产品，比如糖尿病带病保险，并发症手术险；慢性病管理、药物依从性等方面，这方面国外的公司做得较好，比如美国 TPA 发现很多患者因为交通问题不能按时完成治疗计划，还会安排交通服务。

中国健康险 TPA 及主要业务如表 6-11 所示。其 TPA 业务还停留在初级阶段，与健康险行业本身规模较小不无关系。世界卫生组织的数据显示，目前中国医疗费用支出结构中医保支出占比超过 60%，个人自付比例在 35% 左右，商业保险覆盖的医疗支出占比不到 5%。虽然健康险市场规模近年发展迅速，但是相比覆盖 95% 以上人口的医保网络，无论是行业规模还是话语权都有很大的提升空间。而国外的大型健康保险公司都有医疗管理的团队，专业的 TPA 也发展较为成熟，对比来看，中国的 TPA 在主动健康管理和产品创新等方面都还有进一步发展的空间。

表 6-11　中国健康险 TPA 及主要业务

公司名称	业务
好人生科技	保险科技赋能
易雍健康	产品研发、核保理赔、医疗网络
商保通	保险管理、医疗管理
优加健康	医疗服务网络、保险直付
谐筑信息	健康保险科技、大数据
乐约健康	"互联网+医疗+保险"服务平台

第四节 保险业健康生态未来前景分析

一、健康保险市场需求分析

(一)中国人口老龄化趋势加深

2021年5月,十年一次的第七次人口普查(以下简称"七普")正式公布。公开数据显示,截至2020年11月1日,中国大陆总人口为14.1亿人,相比上一个十年末(2010年)增长了7 200万人,十年间增长了5.38%。数据也显示,中国人口增长明显放缓。相比2010年,尽管中国人口增加了7 206万人,但是年均增长率仅为0.53%,相比上一个十年(2000—2010年),增长率下降了0.04个百分点。

中国老龄化不仅体现在横向的老龄人口的增多(见图6-8),也体现在纵向的人口年龄结构的变化上。数据显示,中国新增出生人口急剧下降。2020年,全国新出生人口为1 200万人,当年粗出生率为8.52‰(见图6-9)。国家统计局的数据还显示,2017年以后的几年里,中国新增出生人口数逐年下降。

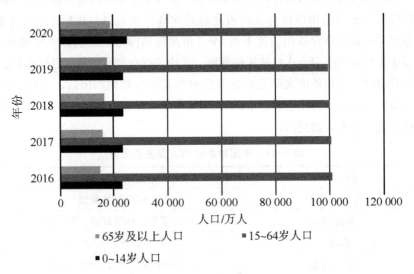

图6-8 2016—2020年中国人口年龄结构

(数据来源:国家统计局)

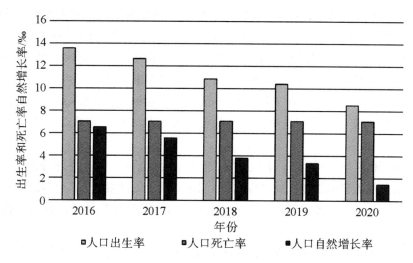

图 6-9　2016—2020 年中国人口出生率、死亡率和自然增长率变化趋势

（数据来源：国家统计局）

2030—2050 年，中国人口老龄化进程将继续推进，达到高峰。相较于其他年龄段人群，老年人口罹患疾病的概率更大，医疗费用支出更高，对医疗卫生资源的需求也在日益增加。随着疾病的多发，失能老人数量也随之增加，人们对患病老人日常护理的要求也越来越高，老年人口对健康的渴望也越来越强。

随着老龄化趋势的加深而来的，是商业健康险的机遇和挑战。相比于年轻群体，老年人是更需要保险公司提供全周期的健康服务的群体，但是基于老年人群体风险控制难度大的问题，老年健康险一直是商业健康险的痛点，在目前的健康险市场上，60 岁以上的老年群体法人健康险选择单一，且老年人大多都伴随着一些疾病，属于非标体，导致存在无险可投的问题。部分保险公司在拓展老年健康险市场上也做出一些尝试，但其产品限制条件众多，起赔额设置较高，并不能满足老年人的健康险需求。

（二）中国慢性病发病率上升

根据 2019 年卫健委发布的《健康中国行动（2019—2030 年）》，慢性病已成为居民的主要死亡原因和疾病负担。同时，该群体不仅存量庞大，每年的增量也不容小觑。根据医学文献、体检机构数据和国家癌症中心相关数据整理，中国有超过 50% 的女性存在乳腺异常，每年新增乳腺癌患者约 30 万人。每年新增肝癌患者约 78 万人，每年新增甲状腺结节患者约 20 万人，每年新增肝癌患者约 37 万人。若从全国看，患有慢性病的老年人口数量是很难估计的。

慢性病对家庭经济和病人身体寿命的危害是致命的。据调查，患有心脑血管疾病、癌症、慢性呼吸系统疾病、糖尿病等慢性病导致的负担占总疾病负担的70%以上，而由它们导致的死亡人数占总死亡人数的88%。慢性病的发病原因难以判断，慢性病带来的危害不断增大，对居民健康的影响也会日益加重，给人们带来更重的生活负担。导致慢性病发病的因素相对于其他疾病更复杂，其患病时间更长，死亡率也更高，因此更需要尽早发现，并予以健康干预和治疗。

对于慢性病人群而言，有经济实力接受更好的治疗、接受更好的康复、更适合慢性病人群的养老是最大的需求。目前市面上的健康险大部分是拒保慢性病人群，一部分可投保但不报销，也有少部分专门针对慢性病设计的健康险产品。

健康人群对于疾病风险体会没有那么强烈，并且在人口中占少数，若无极强的保险意识，很难主动成为保险客户。基于中国目前主要以减少发生率的模式控制健康险风险，对于非健康人群的信息了解较少，是发展慢性病保险的主要桎梏。

（三）年轻用户成为消费主体

随着互联网保险、线上保险商城发展日趋成熟，疫情对保险线下销售造成的冲击，互联网网民逐渐成为保险的核心用户。根据中国平安公布的 2019 年新增保单各年龄段占比，2019 年 "80 后" "90 后" 人群投保保单占比达到 48.9%（见图 6-10），与 2019 年中国网民群体中 "80 后" "90 后" 占比 48.3% 基本一致。从趋势上来看，2010—2019 年，中国平安年度新增保单中 "80 后" "90 后" 群体的占比持续快速上升，从 2010 年的 6.3% 增长至 2019 年的 48.9%。目前，"80 后" "90 后" 人群俨然成为保险行业新一批的核心消费力。事实上，在头部保司的用户画像对比中，中国平安用户群整体年龄层偏大，在众安保险等新兴互联网保险公司的用户群内，"80 后" "90 后" 将占据更大比例。核心用户年轻化趋势利好保险业未来发展，为保险行业长足进步提供稳定后驱力。

对于 "80 后" "90 后" 群体而言，由于中国早期实施计划生育政策，他们大部分是独生子女，不仅要面对疾病、意外等带来的风险，同时还要逐步承担子女教育、赡养老人的责任，2020 年中国的老年抚养比已经接近 20%，"二孩" "三孩" 政策的放开，少儿抚养比也超过了 25%（见图 6-11）。

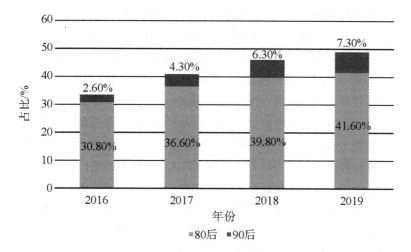

图 6-10　2016—2019 年年轻用户在中国平安新增保单中的占比

（数据来源：艾瑞咨询研究院）

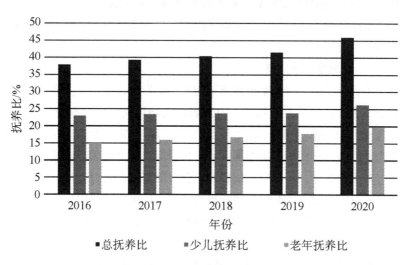

图 6-11　2016—2020 年中国人口抚养比变化趋势

（数据来源：国家统计局）

　　社会角色的交替，使"80 后""90 后"对现有及未来的压力更加敏感，这类群体更为关注疾病和意外的治疗费用，养老也是其最大的保险需求之一。

　　面对未来预期的各类风险，作为保险核心用户的新主角，"80 后""90 后"投保人通过配置多个险种组合的方式规避现实风险，近 90%的"80 后""90 后"保险实际用户持有保单大于 1 份，近 2/3 的"80 后""90 后"保险实际用户持有 3 份甚至 3 份以上的保单组合。《90 后保险态度报告》显示，"90 后"人均持有 4 份保单，2.7 张是健康险保单。在险种的配置方面，人寿险、健康险、意外险及车险是大部分保险实际用户选择的险种。其中，持有人寿保险的保险实际用户占比达 3/4，而人寿保险也是 40% 保险实际用户的第一张保单。与这些投保人入门的第一张保单所属险种分布相比，健康险、意外险和车险随着投保人保险认知的深入上升趋势显著，可推测人寿保险和健康险作为拓展新用户的首个保险产品，其转化率是比较高的。

在投保阶段这类用户不仅关注保险性价比、保险产品条款等产品重要基本特征，产品的售后预期也受到用户深切关注。近一半的保险实际用户将购险渠道产品的售后支撑服务认定为投保时需要关注的细节。这主要由于在大部分用户认知中，投保渠道不仅仅承担销售职责，还应当对保险产品的全部周期进行保障。同时，随着保险公司为降低自身运营成本，风控执行更为严谨，"投保易理赔难""赔款等待期长"这类问题始终存在，难以缓解，用户对于"核保、理赔"等售后阶段的支撑服务依赖程度进一步加深。因此，针对新的核心用户，不仅销售渠道建设重心要做出改变，售后支撑服务、全周期的保障也成为获客的重要切入点。

（四）居民财富水平上升

近年来，虽受中美贸易摩擦和新冠病毒感染影响，中国经济增速放缓，但居民财富水平总体仍呈上升趋势，中国居民人均可支配收入保持平稳较快增长，如图 6-12 所示。2013—2019 年复合增长率达 9%，从居民投资金融资产的趋势来看，国民财富积累不断增加为居民投资上升夯实了经济基础。随着中国居民财商不断提升，居民资产配置多元化、财富分散及财富传承的需求日益凸显。居民投资金融资产的规模增长也将稍优于国民财富累积趋势，公开数据预计，2023 年中国居民可投资金融资产规模将达 243 万亿元，预期增速可超过 10%。

分析 GDP 总量相同时期中国与其他国家居民保险资产占比差异，可观测到，彼时中国内地居民（不含香港、澳门、台湾地区居民）资产配置中保险资金的占比均不足 2%，与同时期日本、德国超过 10% 的保险资金占比差距明显，与保险资金占比高达 30% 的英国相差更远。因此保险在中国居民资产配置中的重要性一直被低估。从 2019 年中美居民财富结构对比来看，中国居民在商业保险方面的财富配置仍与美国具有很大差距，且中国居民财富中固定资产及银行存款比重较高。而在当前房产调控及银行存款往长期资本转移的降杠杆政策趋势大背景下，中国居民资产结构重心有望改变，中国居民财富向金融资产转移将成大趋势，而保险作为长期被低估的重要金融资产具有较大上涨可能。

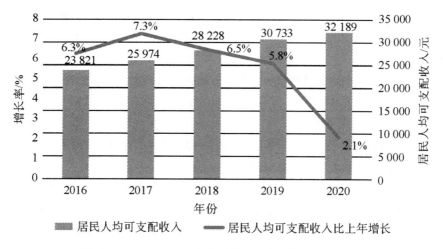

图 6-12　2016—2020 年中国居民可支配收入增长趋势

（数据来源：国家统计局）

二、未来健康保险市场走势分析

随着保险业健康生态的布局推进，未来健康保险市场主要有三大发展趋势：第一，目前同质化严重的健康险产品市场会通过在保障责任、目标人群、健康服务等方面的不断创新，促使健康保险市场发展走向多元化、精细化，成为家庭医疗筹资的主要渠道。第二，目前还处于碎片化的服务会在健康生态持续布局下整合起来，各行业融合程度加深，实现生态化发展，互相收益。第三，不论是传统的中介机构还是互联网中介平台，在健康保险市场扮演的角色都会发生改变，从以销售产品为目的，到成为保险服务的提供者，探索中国的MGA 授权代理模式。未来健康保险市场规模会持续扩大，保险公司通过构建健康生态，实现专业化经营，实现长期稳健、高质量发展才是制胜关键。

（一）健康险产品不断创新，向多元化、精细化发展

健康险市场本身在整个保险行业中就属于相对比较复杂的细分领域，除传统的产品开发、核保以及理赔运营以外，最关键的是与整个医疗健康生态体系的融合问题，所以在健康险领域会细分为多个板块。

抛开中国健康险目前表面的繁荣景象，从本质上来说，目前国内健康险市场的发展是比较畸形的，即将突破万亿保费规模下的险种结构、产品创新程度、客户服务价值度、行业盈利性等方面都处于比较粗放的状态。

随着全民健康管理意识的觉醒，无论是健康险客群或是健康险客群的需求都将多元化发展，一方面，商业健康险已在产品创新多元化发展上做出尝试，另一方面，政府也通过社商合作的模式，积极引导其多元化发展，例如长期护理险。在需求端和供给端的双重刺激下，健康保险产品会呈现更加多元化的趋势。

健康险产品创新是健康险从诞生开始就面临的问题，很多行业从业者也都曾经为此努力研究和实践过，但是从目前的结果来看，还没有比较成功的改革路径。这是一个系统性问题，并不是我们字面理解的产品创意、精算定价和条款报备等问题，对于一个完整的健康险创新路径来说，是从产品市场调研开始一直到市场销售以及客户服务等全链条的实践过程。

最近几年的中国健康险市场发展其实并没有让我们的健康险产品创新走上更高的水平，无论是在研发水平还是实践操作上，都是远远落后于整个市场发展的。这其中的原因：一方面是保险销售导向以及短期 KPI 考核导致大家不会做相对比较长期的事情，另一方面是国内的医疗健康大背景并不完全适合商业健康险的生态体系，这是造成了很多创新保险产品胎死腹中的很大原因。

商业健康险产品的创新，一方面不能脱离国情背景，另一方面不能以短期化策略来经营专业健康险市场。基于中国当前的国情，国内很多保险公司都做出了尝试：目标扩展到非标体；发展长期医疗险、长护险、慢性病险；针对不同人群定制产品等。虽然目前还是以疾病险、医疗险为主导，未来在保险科技的驱动下，赛道将会细分为许多个板块，逐渐释放增长潜力，健康险市场也随之多元化。

（二）碎片服务生态化

在中国的医疗健康体系中，核心圈层的医疗服务方正处于洗牌整顿阶段，需要商业健康险支持转型"价值医疗"，从而在医改中突围；外围圈层的大健康生态体系则相对更加碎片化，需要商业健康险从支付端赋能业务增长。通过对国内外前沿实践的分析，目前中国医疗体系正处于深化改革阶段，一系列医保控费手段将医疗机构、药企、设备企业等核心医疗服务方带入洗牌整顿阶段。对这些核心服务方而言，紧跟医改步伐，提供以价值为核心的医疗服务是从医改中突围的有效路径。在此背景下，商业健康险逐步深化医疗服务方以及大健康生态参与方的协作，发挥最终支付方的力量，构建健康生态闭环，是健康险市场的大发展趋势。

健康险生态圈的打造是中国健康险未来发展的终极目标，这一点与海外发达健康险市场有类似的地方。尽管中国的医疗健康行业环境以及监管政策与其他国家不同，但是健康险专业化市场经验和市场规律是一样的，中国一定会有具有中国特色的像"联合健康"和"凯撒医疗"一样的成功案例，也一定会出现自己的具有活力的专业健康管理保险服务平台。

但是因为中国的人口发展多层级以及医疗卫生体系的多样化，预测中国未来的健康险生态圈可能会呈现出来"百花齐放、百家争鸣"的市场格局。未来的中国商业健康险市场，核心的主体除持牌保险机构以外，将会出现更多的专注于健康险市场的第三方专业医疗健康保险服务机构，中国的商业健康险市场将会逐步走向成熟。

（三）保险中介角色转变

科技的发展不仅为保险公司数字化转型提供了技术支撑，也深刻地影响着保险中介的重新定位。首先，在科技的赋能下，保险中介手上许多繁琐和重复的搜索、管理工作将被简化，保险中介的重心可以放在用户本身，拥有更多精力为用户定制服务。保险中介的角色将逐渐从产品的销售者，变成一站式保险服务的提供者，与保险公司进行深度合作，为用户提供"健康保险+健康服务"。

中介公司的优势在于不区分财险、寿险，而且可以销售各家签约保险公司的产品，因此完全可以挑选市场上性价比最高、最受用户欢迎、复购率最高的各类产品组合，订制更全面且附有个性的风险保障计划，以契合、满足客户更加多样化、个性化的需求。当前，保险中介正越来越频繁、深入地参与到保险产品的设计、开发、定制等过程中，根据客户的需求直接向保险公司定制产品也将逐渐成为未来的趋势。

此外，以MGA授权代理模式为代表的新型合作模式会被更多保险中介采用，保险中介机构以业务合作为核心，主动创新发展与保险公司的合作模式，不断拓宽合作边界，加深合作程度，推动与保险公司在主营业务、衍生业务上的深度融合，推动线上线下一体化、流程标准一致化、客户体验一站化、服务平台场景化以及服务运营交互化的"五化"建设，从而淡化双方的业务界限，增加职能交互，充分实现合作共赢，共促行业发展。

（四）未来健康险市场规模持续扩大

据中国银保监会披露，2020年健康险业务原保险保费收入为8 173亿元（见图6-13），同比增加1 107亿元，增长率达15.7%，新冠病毒感染下健康险依然保持了两位数增速，同比增幅明显高于寿险，尤其在中国新冠病毒感染最为严重的2月，寿险负向增长，而健康险却逆势上升。2020年年初，国务院常务会议通过并发布的《关于促进社会服务领域商业保险发展的意见》指出，2025 年健康保险的市场规模力争达到 2 万亿元。

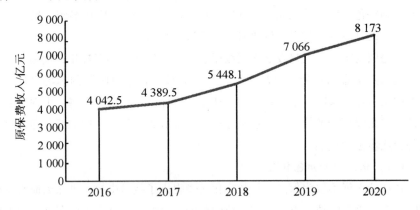

图 6-13 2016—2020 年健康险原保费收入增长趋势

（数据来源：中国银保监会）

从中国健康险密度来看，截至 2020 年年底，中国的健康险保险密度为 581.6 元/（人·年），而日本、德国等保险市场成熟的国家，保险密度于 2018 年已达 3 000~4 000 元/（人·年），如图 6-14 所示。

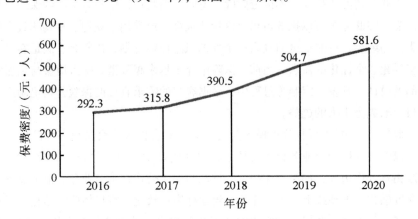

图 6-14 2016—2020 年中国健康保险保费密度

（数据来源：中国银保监会、国家统计局）

结合中国经济增长带来的居民消费水平的提升，以及人口老龄化进一步加快的局面，中国人口红利的消失，逐渐导致劳动力不足和人口老龄化的双重困境，因此中国健康险在接下来的一段时间内仍旧会迎来高速增长的局面，国内保险公司应着眼于健康险产品体系的创新和完善、健康服务体系的搭建，以适应行业未来的快速变化。

（五）商业健康保险公司模式转变

商业健康保险公司面临最深刻的转变是"以产品为中心"转变成"以客户为中心"，从支付型转变为管理型。传统的健康险只是一个事后支付的角色，大多投保人只有在发生理赔的事后才会跟保险公司有所交流，客户黏性很弱，新冠病毒感染的冲击，激发了国民对于健康的巨大需求，与此同时，中国已进入老龄化社会，从而为商业健康保险发展提供了广阔的市场，而疾病发病率的变化以及商业健康险目标群体的转变，也给商业健康险发展提出了新的难题。

为适应市场需求变化，保险公司对外需不断提升融合医疗、医药、基本医保等多方资源的联动能力，着力营造有利于自身发展的行业生态，积极寻求与医疗机构、医药企业的合作共赢之道，打通商业健康保险与医疗机构的直联式资源对接，不断扩充完善医疗资源供给来源和供给方式，将健康管理与医疗机构合作融入健康保险产品中。

保险公司对内则是要不断提高专业化经营能力，通过产业链上下游的专业分工和科技赋能，借助大数据、云计算、移动互联、物联网、人工智能等新技术，不断增强在客户洞察、产品研发、渠道、运营和风控等方面的能力。

通过上述两方面的努力，构建自身的客户健康管理闭环，走融合发展之路，向"生态化、专业化"经营转变，实现由被动支付向主动管理的角色转型，将是保险公司在未来的商业健康保险市场上的制胜关键。

三、未来"保险+服务"预测分析

未来在数字重塑下，"保险+服务"的各个环节、各个角色都会发生变化，对此，业内人士表示，未来的保险行业竞争更多的是服务的竞争。

（一）保险公司"线上+线下"服务融合发展

互联网平台的出现，一度对传统保险公司造成了打击，在互联网保险平台垄断模式受到政府监管制约以后，对于拥有直接的客户群的持牌保险机构来说，将会迎来历史性的发展机遇，随着"千禧一代"和"Z世代"已经逐步成为保险消费主体人群，健康险消费市场将会呈现出更加多样化的发展趋势，目前在互联网保险市场中以大型互联网销售平台为主，直保、再保公司以及其他第三方健康险服务公司为辅的状态将会逐步扭转，但是这一市场现状得以扭转的前提是传统持牌保险机构可以通过自建或者与第三方合作的模式快速转变经营方向和发展模式，这个挑战是非常大的，因为传统保险机构从体制上缺乏创业公司的创新激情和理念，从运营上缺乏健康险专业运营服务的敏捷性和生态链整合能力。

但是经过这几年的互联网保险市场洗礼之后，有理由相信接下去的 5~10 年内，将是保险机构"线上+线下"的融合型发展的黄金机遇，企业在线下渠道销售时，需要给代理人一定比例的佣金。在核保理赔服务时，需要员工到参保人就医所在机构进行审核。因此，造成企业营销管理成本高。而目前线上的操作流程能够有效降低管理成本。营销环节，企业可通过官方自营（网站、App 等）、专业机构代理网站（惠泽、大特保等）、第三方平台（蚂蚁金服、京东等），代替代理人环节，从而降低营销成本。核保理赔环节，线上直接申请理赔为用户提供了便捷，也降低了保险公司的人力核赔成本，提高了理赔效率。

线下服务才是最能惠及被保险人的主要服务方式。与之前的粗放式的互联网保险运营模式不同，保险机构需要打造以产品创新和个性化服务为驱动的长尾型业务形态，这样才有可能与大型互联网科技巨头在市场上进行差异化竞争。例如，在老龄人口市场，保险业的支撑不再是仅限于"老有所养"，而是在风险可控的前提下，开拓新的涉老保险服务，使得老年人能够"老有所乐""老有所为"。

（二）客户服务智能化、多元化

以场景为基础而形成的保险产品生态，和大家的日常生活联系越来越紧密。随着保险行业的发展，保险知识的普及，用户的风险认知水平正在提升，除"花钱买安稳"以外，用户越来越将保险看作"打造美好生活"的工具，享受保险相关的各种增值服务。在生活场景中，用户接触到保险的渠道变得更加多样。场景中的任何一个触点，如与健康管理相关的智能穿戴设备、运动App、医院平台等，都可以成为商业医疗险触达用户的渠道，多渠道建立起保险与用户的联系。

在目前市场中较主流的售前沟通中，保险中介人和用户先沟通，再以现有的产品为主进行推荐，以达成销售为目标的沟通。用户对自身风险和需求没有明确的认知，还容易让用户认为风险评估结果只是产品销售的一种手段。

在物联网及大数据的赋能下，多个渠道的用户个人数据刻画出精准的用户画像，形成独有的"保险人设"。保险公司根据这个"人设"可以精准地定位用户的个人背景和家庭结构，从而进行个性化推荐，实现按需配置保险。保险产品的创新变革也将围绕用户的生活场景和"保险人设"进行定制，更加注重不同客户的保险人的消费习惯，注重产品透明性、适用性，注重全过程的良好体验。保险公司在健康医疗场景中，应侧重健康习惯与优惠、特权；在养老场景中，应侧重服务体验与信息全面；在家庭生活场景中，应侧重生活福利优惠；在金融理财场景中，应侧重金融优惠与特权。

（三）渠道竞争转变为靠保险创新取胜

如今的保险行业早已不是"渠道为王"的时代，保险科技发展将会产生出颠覆性创新成果，最终取代传统企业的收入和市场份额，这个过程是通过不断地创新过程实现的。当前，保险行业创新主要有三种模式，前两种是基于存量模式的创新，即核心创新——以客户为核心优化产品，以及扩张创新——开拓相关市场或客户，后一种是"从0到1"的颠覆式创新——瞄准新需求，创造新市场。目前保险公司只有较少部分投入会用在颠覆式创新上，鉴于此，作为创造新市场、发现客户新需求、且最能提供财务回报的部分——颠覆式创新方面，有必要更受重视。

结合既有经验，颠覆性创新可能产生的领域集中在两个方面：一是服务于特定市场或边缘客户群。传统大型保险公司占据着规模大、价值高的产品、客群"主阵地"，通常很少考虑小市场或新市场的颠覆式创新机会，这些看起来影响小或进展慢的领域是中小公司的主要机会。二是不同行业企业跨界领域。例如，随着保险公司与实业公司商业合作密切，越来越多对终端用户隐形、深层嵌入式保险创新机会有望产生，这种模式在初期可能作为场景保险而存在，渐渐会成为产品本身组成部分，人们在购买某项产品和服务时，将理所当然地认可或接受相应的保险服务。

第五节　本章小结

为了实现合理控费、降低健康险赔付率、实现创新发展，保险公司纷纷主动与药企、医院、健康服务商、第三方管理机构、科技公司等多个市场主体开展合作，串联起健康服务体系和健康产品体系，基于客户生命全周期的健康需求，为客户提供诊前健康管理，诊中后就医服务和康复服务的闭环式服务，同时积累数据，反哺于产品的设计、开发、定价、创新。

中国大型保险公司主要通过自建、资本运作的方式，实现健康产业链的联结，已经形成了完整的健康生态闭环，健康服务也成为新的利润点；中小型保险公司也在积极与第三方展开合作，探索健康生态的布局；拥有技术优势的互联网保险公司在竞争中取得了先机。

除保险公司之外，参与保险业健康生态构建的市场主体还有科技服务方、医疗及健康服务方、保险中介机构以及监管方，在与保险公司达成合作的同时，也完成了自我的发展，实现双赢。

中国保险业健康险生态的构建特征主要有前沿科技与健康险的紧密结合与广泛应用，中国保险公司投资开始趋向健康、养老、医疗产业，最后第三方管理机构（TPA）在健康生态的构建中扮演了重要的角色。

目前中国保险业发展构建健康生态圈还处于初级探索阶段，还存在着诸多问题，未来的保险服务会呈现智能化、多元化，以"线上+线下"相融合的方式发展，保险行业的竞争不再是凭借渠道，而是靠产品与服务的颠覆式创新来抢占市场份额。

第七章 国际市场健康生态应用与实践

本书在第五章中简单介绍了全球发达国家以及发展中国家健康生态的概况，发达国家中采用私营保险制度，有非常成熟的健康管理模式的美国、以政府为主导的医养结合养老模式的日本、采取整合式医疗体制的德国十分具有代表性，发展中国家中具有低廉医疗费用的印度，大兴医疗旅游业的泰国根据自己的国情特点找准健康生态建设的切入点。本章将探讨不同国际市场不同国家健康生态发展现状及特点，及其对中国开展健康生态建设的启示，其中典型发达国家以美国、日本、德国为例，典型发展中国家以印度、泰国为例。

第一节 典型发达国家健康生态发展现状及特点

一、美国

（一）美国健康生态发展现状

1. 健康生态规模

美国作为健康大国，健康生态行业一直以来在全球发展中占据着领先地位，起重要作用的是美国对于推动该行业的技术发展与进步的强力政策扶持。据统计，美国自 2015 年以来健康市场规模稳步增长，在 2018 年突破 1 700 亿美元，在 2020 年达到约 1 791 亿美元，如图 7-1 所示。

从产业结构来看，美国将健康生态分为六大块，商业健康保险、家庭及社区保健服务、医院医疗服务、医疗商品、健康风险管理服务、长期护理服务，从占比来看，商业健康保险几乎覆盖了美国 90% 的人群，家庭及社区保健服务占 50% 左右，为健康生态领域最大的两个板块。美国大健康产业长盛不衰是因为美国重视家庭和社区关怀，重视疾病预防，美国的家庭及社区保健服务除一部分全科诊疗服务外，大部分工作是进行健康促进、慢性病管理等健康风险管理工作，此类健康工作已在信息系统和专业培训的支撑下，与临床医疗体系统地整合在了一起。美国健康生态链的整体就业状况良好，充分证明了健康生态链的高成长性与抗经济周期特性。高度发达的健康生态链可以辐射影响更多的附属产业，带动整个社会经济发展。

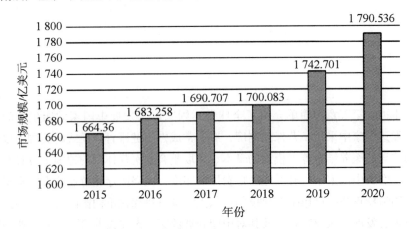

图 7-1　2015—2020 年美国健康市场规模
（数据来源：艾媒数据中心）

2. 健康医疗

作为发展大数据的先行者，美国非常重视健康医疗大数据的开放和共享。美国拥有完整的医疗健康大数据库，建成覆盖本土的 12 个区域电子病历数据中心、9 个医疗知识中心、8 个医学影像与生物信息数据中心。当前美国是健康医疗产业最为发达的国家，健康医疗产业是现阶段健康产业中发展较为成熟的产业，具有众多经验值得我们借鉴。美国的健康医疗产业主要有以下四个组成部分，一是医院等医疗系统，二是药品生产业，三是健康管理服务业，四是医疗器械生产业，健康医疗产业无论是收入与就业都远远高于其他行业。同时，美国不同级别间医疗机构具有明确而细化的分工，为不同需求的患者提供健康服务，不同医疗机构间彼此竞争，促进了发展在大型医疗机构的中心辐射下，健康管理服务业资源高度集聚。

3. 健康管理服务

美国作为发达国家的代表，在很多方面都处于世界领先地位。美国的健康管理服务业经过长期的探索过程，现在已经发展成为以医疗服务为中心，以社会医疗保障与商业健康保险高度融合为基础，以研究机构技术支持与教育机构劳动力供给相结合为保障，兼顾资金融通与风险共担职能，由单一诊疗向全过程健康管理领域逐步迈进的新兴产业集群。

凯撒模式是美国非常知名的健康管理模式，美国各地区的凯撒医院均独立经营，基本架构为保险公司、医院集团、医师集团三位一体。其中，保险公司负责销售保险以筹集经费；医院集团为医疗服务提供场所，只收取很小比例的病人自付费用；医师集团定期与凯撒谈判以获得拨款，并给病人提供医疗服务。凯撒集团奉行的是集医疗保险和医疗服务于一体的管理理念，即医疗机构和保险公司是利益统一体。凯撒模式的优越性体现在：一是注重健康管理，防范疾病的发生。凯撒医院会定期为病人进行体检，积极治疗小病以预防大病。同时也会设立严格的凯撒保险投保标准或对一些有抽烟、喝酒等危险因素的人提高保费来提醒投保者养成疾病防范意识。二是完善激励机制。凯撒集团的保险公司和医院运行越好、盈利越多，医师集团就越会从中受益，这会使医师行医时考虑凯撒集团整体利益而提高行医效率。凯撒集团还会对医师进行培训以增强其对凯撒行医理念的认同，加强医师职业道德。此外，凯撒集团还有评医制度，这提高了医师工作的积极性。三是加强科技的推广。凯撒集团在部分地区已经实现了病例管理数字化互联网，此举有助于提高凯撒集团医疗服务质量和效率。凯撒集团还建立了医生和病人网上交流平台、病人网上在线就医预约平台等电子化信息系统。但是，凯撒在发展过程中也面临很多问题，如凯撒医院的医疗费用相对于其他公立医院较高昂，并且准入门槛较高，难以与大众化的医疗消费水平相适应等。

4. 健康保险

美国的医疗卫生产业规模庞大，2019 年美国的卫生支出占比 16.2%，排名全球第一，且绝大部分的医疗卫生费用是由健康保险来支付。美国的健康保险市场高度发达，在公共保险计划中，美国只对老年人、残疾人、低收入者、儿童等特殊群体提供公共保险计划，而其他人的健康保障完全由市场解决，这是美国商业健康保险行业高度发展的前提。

美国医疗保障体制以商业健康保险为主体，覆盖绝大部分人口。政府医疗保障主要为特殊群体提供保障服务，包括：①会给低收入者和贫困人口设立的医疗救助计划（Medicaid）；②65 岁以上的老年人、残障人士设立的医疗照顾计划（Medicare）；③困难家庭儿童医疗服务（SCHIP）；④军人及家属医疗服务（Military Health Benefits）、土著人医疗服务（Indian Health Service）等。美国健康保险市场化程度高，商业健康保险保障内容十分全面。例如，医疗保险不仅包括住院，门诊保障、处方药、牙科、体检和免疫，还提供精神健康和物质滥用的治疗、妇产科、理疗和康复治疗、家庭护理等保障。同时，美国的商业健康保险也积极参与了公共医疗保险。首先，33% 的 Medicare 受保者选择了管理式医疗服务项目（Medicare Advantage Program）以享受额外福利补助，如处方药、牙科保健、视力保健等。而管理式医疗服务项目就是由商业健康保险公司承担的。同时，也有25%的Medicare受保者向商业保险公司购买补充性保险来支付Medicare所不覆盖的医疗支出，如个人自付额或国外就医费用等。再者，Medicaid可由州政府向商业保险公司购买受保者服务，目前已有39个州的Medicaid项目已和商业保险公司签有管理式服务合约。

美国商业健康保险经营模式在20世纪90年代期间完成了由传统医疗保险（后付制方式理赔）向管理式医疗转型。管理医疗组织包括HMO（健康维护组织）、PPO（优先医疗服务组织）、POS（记点服务组织）、EPO（专有提供者组织），每家商业保险公司有HMO、PPO等各类型保险，满足不同客户需求。从购买方来看，美国商业健康保险以团体购买为主，大部分商业健康险是作为公司福利由雇主为雇员购买。成熟的市场机制与广泛的市场需求下，美国盈利性商业健康保险发展迅速，早在21世纪初期便达到400多家。而最大的商业健康保险公司联合健康集团（United Health Group）早在1984年上市，2021年世界500强企业中排名第8位。

（二）美国健康生态发展特点

1. 高度市场化

美国健康产业以私营机构为主，主要依托较为有序的市场竞争环境进行自我调节。在健康保险中，除政府针对特殊群体的医疗保险项目外，其他保险均为私人健康保险，分为非营利和营利两种，前者包括"蓝盾计划""蓝十字计划"等，后者为商业健康保险，在医疗保障体系中发挥主体作用。2020年美国健康险保费收入达到8 500亿美元，占保险业保费收入的40%。美国医疗服务亦是如此，私立医院占比约达85%，其中非营利和营利各占医院总数的69%和16%。私立非营利医院多是规模大、设施好、技术水平高的大型医院，营利医院则以覆盖多个地区、集中管理的中小型连锁医院为主。美国医生也都是独立的，不隶属于医院，二者是双向选择的契约式关系，医生多数会通过自己的诊所提供门诊服务，部分同时参与医院工作。除此之外，药品、医疗设备和生物技术公司等均是私营公司，自主运营，自负盈亏。

2. 规模化发展

随着居民健康需求日益增长，加之行业成本逐年增加，企业开始通过整合优化资源来减少生产成本和实现规模经济，行业内的并购重组大量出现。20世纪90年代以来，牵涉美国健康保险公司合并案件超过400起，特别是奥巴马医改通过的医疗保障相关改革，刺激了多起大规模收购，包括美国医疗保险巨头伟彭医疗（Well Point Inc.）以 45 亿美元收购管理式健康护理提供商美国关怀保健公司（Amerigroup Corp., AGP），美国第五大保险公司信诺集团（Cigna Corp.）以 38 亿美元收购医疗保险商 Healthspring Inc.（HS）等，在优化资源配置，降低经营管理成本的同时将业务范围拓展到健康管理、国际保险业务、政府保险计划服务等领域。医疗服务业的整合重组同样频繁，为节约服务成本，提高效率，同时提升医院声誉及在医保计划中的议价能力，医院集团在 20 世纪六七十年代的美国非营利医院大量出现，20 世纪末达到高潮，21 世纪初时，6 300 多家医院已形成了 500 个医院集团。直至今天，集团化依然是其主要运营模式。营利医院则倾向于业务横向发展，扩张模式多以兼并私人诊所和收购同规模的连锁医院或药店为主。药品、医疗设备和生命科学产品领域，仅 2010 年就有辉瑞制药收购国王制药公司，新基生物制药公司收购阿博利斯生物科技，安斯泰来制药收购 OSI，安进公司收购碧维斯药物公司等多起大型收购出现。美国医药企业的并购倾向于行业内横向并购，强强联合，且跨国并购逐渐增多。根据国家食品药品监督管理局南方医药经济研究所的数据，2006—2010 年，美国国内医药市场共发生了 38 起并购案例，其中 20 起属于跨国并购。

3. 依托科技创新

由于外部市场较为自由的竞争环境和内部企业沿袭至今的创新文化，美国的产品研发和技术创新成为健康产业发展的有力支撑。健康管理、医院集团化等管理模式都起源于美国，并且随着市场变化得到了很好的改良和发展。20 世纪 90 年代期间，医疗设备的研发投资增加了一倍以上，国内研发政策支持和市场监管部门的投入超过制造部门 2 倍。药品研发，特别是生物制药研究的投入居于世界首位，根据美国药品研究和生产协会（The Pharmaceutical Research and Manufacturers of America，PhRMA）统计，2010 年，药品生产商的研发投入共 674 亿美元。《制药经理人》杂志的数据显示，2011 年世界医药公司前十强中有六个是美国公司。2005 年，美国联邦政府对生物技术的基础研究开发投入达到 300 亿美元，为欧洲国家的 10 倍，日本的 20 倍。世界生物技术领域研发机构中，美国公司占比 80%，且其持有大多数新药的知识产权。

4. 政策支持和市场监管

除利用市场机制运行和调节外，政府和行业组织在健康产业发展中的政策引导和市场监管作用亦不可少。首先，政府对于重点领域提出中长期发展规划，明确发展目标和实现路径，如《21 世纪发展规划》中提出将生物制造技术作为战略技术领域发展，《生命科学产业发展规划》中对发展生命科学产业进行资源部署并明确实现路径等。其次，政府通过税收、融资等优惠政策，动员资源，拉动对健康产业投资，如对科研项目的直接经费支持，为帮助企业削减成本而设立"经济开发鼓励项目"、对进入企业的税收给予减免等。最后，政府通过立法维护市场秩序和进行监管，如通过反垄断法维护市场自由竞争秩序，通过专利保护法对创新产品和创新者的利益加以保护，通过《联邦食品、药品和化妆品法案》确保食品、药品、医疗器械、化妆品等安全有效，通过资格认证对医疗服务供给者投资或变更服务资源进行审核和批准等。此外，专业、独立的行业组织的引导和监管亦覆盖行业的不同领域和生产服务的各个环节，如管理式医疗组织（managed care organization）进行日常健康服务成本的控制，专业标准评审组织（patient statistical report organization systems）评议和监督医疗照顾和医疗救助计划的病人所接受的服务，医疗机构资格认证联合委员会（Joint Commissionon Accreditation of Healthcare Organizations），进行医院管理标准编制和评价等。

二、日本

（一）日本健康生态发展现状

1. 健康规模

日本是东亚地区人口老龄化程度最高的国家之一。2018 年 9 月总务省统计局发布的人口统计数据显示，截至 2018 年 9 月，日本 65 岁以上人口为 3 557 万人，占总人口比例高达 28.1%，刷新历史最高水平。从人口结构的变动情况及长期趋势来看，1990—2000 年日本 65 岁以上人口占比由 12.1% 增长至 17.4%，2000—2018 年这一数字快速增长至 28.1%。根据日本国立社会保障人口问题研究所预测，2025 年 65 岁以上人口占比将进一步增长至 30.3%，并将于 2060 年达到人口老龄化程度最高的 39.9%。人口老龄化趋势的不断加剧促进了日本国民对医疗卫生、健康保健以及养老服务的消费需求，成为推动日本健康生态快速发展的重要现实因素之一。

从 2018 年日本社会保障的支出情况来看，社会医疗保险支出 39.2 万亿日元，老年人长期护理保险支出 10.7 万亿日元，两项合计约占社会保障总支出的 41.1%。根据日本厚生劳动省预测，到 2025 年社会医疗保险支出将达到 54.0 万亿日元，增长 53.8%，老年人长期护理保险支出将增至 19.8 万亿日元，急剧增长约 135.7%，由此导致日本社会保障财政面临沉重压力。

根据日本经济产业省统计，2016 年日本健康产业市场规模达到 25.0 万亿日元，到 2020 年市场规模扩大到 27.6 万亿日元，预计到 2025 年这一数字将进一步扩大到 33.1 万亿日元。其中，健康保持与促进领域市场规模将由 2016 年的 9.2 万亿日元增长到 2025 年的 12.5 万亿日元；医疗保健及长期护理领域市场规模将由 15.8 万亿日元增长到 20.6 万亿日元。

从日本健康产业的产业结构与发展趋势来看，在医疗与长期护理领域中，老年人长期护理相关产品与服务市场规模最大，将由 2016 年的 8.4 万亿日元增长至 2025 年的 10.9 万亿日元，约占健康产业市场总规模的 32.9%；商业健康保险市场规模将由 2016 年的 7.2 万亿日元增长至 2025 年的 9.4 万亿日元，占健康产业市场总规模的 28.1%。此外，在健康保持与促进领域中，健康食品和运动产品领域市场规模增长速度最为迅速，将由 2016 年的 3.9 万亿日元增长至 2025 年的 5.8 万亿日元，增长约 48.7%。此外，据劳动政策研究、研修机构（JILPT）预测，到 2030 年健康产业将吸收就业人口 944 万人，健康生态产业将成为日本吸收就业人口规模最大的产业部门。

2. 医疗体系

20 世纪 60 年代后，日本建立了一个全面覆盖、标准收益、公平支付、效率相对较高的医疗服务体系。日本实行全民医保计划，每一个年满 20 岁的日本国民都要加入医疗保险体系，已经投保的日本国民可持医疗保险卡到其中任何一家医院、诊疗所就诊。该医疗保险体系主要包括雇主医疗保险，约占 62.8%。其诊疗费用与用药价格都由国家确定统一标准，与经验、能力、地点等无关，政府还经常根据物价因素等对诊疗项目及用药的价格进行调整。

表 7-1　2015 年日本医疗保险情况　　　　　单位:%

项目	参保人占比	政府补贴比例
雇员	62.8	—
政府管理计划（小企业）	27.3	16.4
社会管理计划（大企业）	24.9	—
Seamen 保险	0.8	—
互助协会	9.8	—
无固定收入者（个体、农民、失业等）	37.1	—
国民健康保险	34	50
NHI 协会	3.1	32~52
老年	7.5	30
老年健康法	7.5	30

数据来源：日本统计年鉴网。

日本的医疗服务提供者主要为私营医院与医师。在日本，大约95%的诊所（医师办公室）和80%的医院是私营，而享有盛誉的大型医院则主要为公共教学型医院。私人诊所与私营医院门诊部实施初级医疗服务，其间竞争也相当激烈。同时，日本所有的医院均为非盈利性，禁止盈利性医院经营。

在日本，医疗费用包括三部分，即患者看病时个人交付的费用、国民的健康保险费、国家和地方政府的医疗补助。各地方政府在上一年医疗费总额中，减去政府的补助和患者交付的部分，剩下的就是国民健康保险金，根据每家和每位居民的收入分摊，收入不同，交付的国民健康保险费不同；医疗费用总额不同，每人每年交付的保险费也不一样。保险费包括雇主为雇员缴纳的保险费（SHI）、投保者缴纳的保险费以及地方与中央政府补贴。目前，日本医疗保险费率为工资收入的8%左右。医院、诊疗所经医疗保险组织审核批准，取得为被保险者提供医疗服务的资格。医疗机构定期将医疗结算清单送交医疗保险部门，并由其委托医疗费用支付基金会和国民健康保险团体联合会（第三方机关）进行审查，在无资源浪费情况下进行支付。

3. 先进的医疗水平

世界卫生组织（WHO）在2020年的《世界卫生统计报告》中，从"医疗水平""接受医疗服务的难度""医药费负担公平性"等方面对世界各国的医疗体系进行了综合比较。日本因为其"高品质的医疗服务""医疗负担的平等程度"和"国民平均寿命高"等，再次蝉联第一位。

日本的医疗技术在很多领域具有世界先进水平，救治率与信用度等方面的优势十分明显，促进本国拓展境外医疗服务，特别是在早期肿瘤、脑、心血管、内分泌、消化道等专科体检上更具有独特的优势，使用最新的超音波图像诊断装置等测量血糖值、内脏脂肪含量等，以便早期发现动脉硬化和代谢异常，还会对改善生活习惯进行具体指导。统计显示，赴日本接受早期防癌检查项目的中国人，有9%检测出早期癌症，超过90%的人存在高血压、高血脂、高血糖等重大疾病风险。

随着人们对健康的逐渐重视，日本推出了一种"医疗+观光"旅游的计划，旨在让游客游赏日本的同时对身体有更深入的了解。日本的旅游医疗的费用相对较高，但由于日本先进的医疗技术、医疗设备和医疗体系，仍然吸引很多高收入者前来体验这种高质量的旅行方式，更加促进日本拓展境外医疗服务。

4. 健康管理

日本是国际社会上最早探索健康管理工作的国家之一，在长时间的实践探索和验证中取得了良好的健康管理成果。日本健康管理工作起步于健康手册，对社会大众的健康情况进行全面的记录，并结合健康手册的记录建立相应的健康宣传模式，引导社会大众改善不良生活习惯。到现代社会，日本健康管理模式经过长时间的发展已经实现了对健康维护各个方面的覆盖，并且日本在推行健康管理工作的过程中日渐认识到健康教育的重要性，希望可以借助健康教育提高社会大众对健康管理的认识，在社会上构建良好的健康维护环境。需要注意的是，日本在探索健康管理工作的过程中，也从法律角度做出了一定的实践，为健康管理工作的开展提供了健全的法律保障。日本健康管理模式成功之处在于健全的法律保障、系统的管理制度、借助管理教育促进国民健康维护意识的增强。

日本是众所周知的长寿国家，除齐全的社会养老医疗设施、高质量的空气、饮水及食物外，更要归功于政府对民众健康的积极管理。日本政府每年要为癌症、糖尿病、心脑血管疾病等患者支付巨额的医疗费，为促进民众健康生活，帮中年人和老年人及早发现和预防疾病，减少政府财政负担，日本几乎每个城市都设有由政府出资建立的公立的健康管理中心，和当地公立医院及大学附属医院等相互关联，为当地民众提供全面的健康管理服务，提升国民健康水平。

5. 养老服务

日本是全球老龄化率最高、老龄化速度最快的国家，在长期应对老龄化的实践中，形成了家庭养老、居家养老和机构养老三种养老模式。其中机构养老按照老年人类型不同和需求的不同，又分为特别养护老人院、养护老人院和低收费老人院等类型。日本的养老产业亦称老人福利产业、老龄产业、银色产业等，是以满足高层次生活、文化需求为目标，向老年人提供商品和服务的民间营利事业活动的总称。其主要内容包括老年住宅产业、养老金融产业、文化生活服务、家政服务、福利器械用品、其他相关产业六个方面。一方面，日本政府十分重视养老服务的专业化水平发展，每一个细分领域都有专门企业进行提供，并且有严格的硬件配备要求，管理人员和护理人员都必须接受专业培训，持证上岗；另一方面，很多大学都开设了老年福利、社会工作等专业，为养老服务机构提供源源不断的人才。发展到现在，日本养老产业已成为该国最具活力、最有发展前途的产业之一，仅护理产业从业人员已突破100万人。医疗及看护产业甚至将发展重点逐步扩展到国外，成为日本今后几年的投资热点之一。

日本养老产业在长期发展过程中不断丰富养老服务内容和养老服务形式，

形成了六大养老服务细分领域，如图7-2所示。

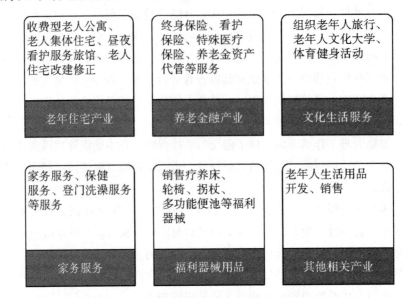

图7-2　日本养老产业六大细分领域

（资料来源：《2016年日本养老产业市场现状分析及行业发展趋势》）

（二）日本健康生态发展特点

1. 市场持续扩大

随着日本老年人口的剧增，以及单身老人家庭和老年夫妇二人家庭的增加，银发服务需求与日俱增，需求的增大与银发服务产业的扩大紧密相连。此外，2015年正处于65岁左右年龄段的日本老人被称为"团块时代"，是日本二战后婴儿潮时期出生的一代人，这代人经历过日本经济最辉煌的时期，很多人拥有雄厚的经济基础，银发服务需求旺盛。

2. 政府支持显著

健康生态产业具有极强的产业关联性、广泛的产业辐射性和鲜明的战略引导性特征，涵盖整个国民经济的第一、二、三产业，同时兼具市场和公益两种属性，因此只有在政府战略引导下充分调动科研院所、企业以及社会团体等多种社会力量，实现政府与市场两个方面相结合，才能持续推进健康产业快速发展。从日本经验来看，2013年安倍晋三就任日本首相后便设立了由其直接领导的"健康·医疗"战略推进本部，并于2013—2017年连续5年将健康产业列为重点发展产业领域，持续推进健康产业发展战略。所谓"健康投资·健康经营"战略是指，鼓励企业向劳动者提供商业健康保险、定期体检、健康管理与心理辅导等健康保持与增进福利措施，提高雇员身心健康水平和劳动生产率。经济产业省从 2015 年 3 月开始对实施"健康投资·健康经营"战略的企业进行"健康经营认证"，由于获得"健康经营认证"可以在融资利率、政府补助、税费减免等多方面获得优惠，企业对实施"健康投资·健康经营"战略认可度显著提高。2015—2018 年获得"健康经营认证"的大型企业数量由 235 家增至 514 家，中小企业数量由 318 家增至 776 家。

3. 支撑产业兴起

应用新兴技术手段，实现健康产业跨越式发展运用信息技术、人工智能以及机器人等新兴技术手段推动健康产业技术革新是实现产业升级，积极应对人口老龄化的必然趋势。一方面，传统上属于劳动密集型的养老护理等服务行业在人口老龄化的冲击下，必然面临劳动力短缺的困境；另一方面，受制于工作模式和工作环境等条件限制，养老护理等服务行业的劳动生产率水平低、工作压力大、工作环境差，无法在薪酬待遇等方面与其他产业竞争。因此，以应用信息技术等多种技术手段提高养老护理等行业劳动生产率，改善劳动环境，是扩大健康产业从业人员规模，提升健康产业整体服务水平的重要途径。

三、德国

(一) 德国健康生态发展现状

"健康"与"生态"已经逐渐成为世界国家发展的主流，在健康生态大发展的环境下，德国在医疗健康、医疗器械以及商业健康保险方面已经是世界主流国家中的典型。德国工商大会公布的《德国医疗健康行业报告》显示，德国 2018 年年初在该领域发展极佳。2017 年德国在医疗健康领域的每日支出超过了 10 亿欧元，德国的医疗健康市场继续保持着吸引力。

1. 医疗体制

德国与欧洲其他国家一样，深受人口老龄化与慢性病困扰。截至 2018 年年底，德国有 65 岁以上人口 1 779 万人，占德国人口总数 21.46%。在欧盟各国中，2018 年 65 岁以上老年人口占比平均为 19.4%，德国在欧盟各国中属于老龄化较为严重的国家。德国老龄人口大部分患有不同种类的慢性病。调查发现，在 16~64 岁的德国人中，有 30% 的人患有多种慢性病。在 50 岁以上的德国人中，有 42% 的人患有多种慢性病。鉴于患多种慢性病的病人对整合式医疗的巨大需求，德国于 2005 年在其西南部的黑森林地区巴登—符腾堡州创立整合式医疗尝试。其整体运行概况如图 7-3 所示。

德国黑森林整合式医疗主要围绕"三重目标"进行设计：一是提升德国

西南部黑森林地区居民的健康状况；二是改善慢性病患者的医疗与护理体验；三是降低德国黑森林地区的人均医疗卫生成本。总体而言，整合式医疗最终目标是通过建立患者个体专属的医疗护理计划以及保险基金与医疗机构之间的医疗服务协议，来强化医疗、保险与患者之间的健康资源配置，提升医疗决策的科学性，激励患者的自我健康管理。

　　虽然黑森林整合式医疗最初是为德国老年人多种慢性病管理的需要考虑，但是在黑森林整合式医疗运作过程中健康管理公司发现，对患者的治疗固然重要，但是对疾病防患于未然也很重要，故此不论健康居民还是患者均可参加黑森林整合式医疗。最初阶段，整合式医疗的主要任务是针对慢性病患者的治疗与护理提供当地可得的各个层级的医疗资源，包含家庭医生、社区医疗机构、转诊机构、后期康复机构、健身组织等涉及健康服务的各项网络资源的整合。随着黑森林整合式医疗的发展与演进，目前其总体目标是把更多的资源投入到疾病预防中，对医疗护理进行精细化管理，以使黑森林地区居民的健康水平得以维持在一个较高的水准上，最终提高慢性病患者的生活质量，避免不必要的医疗卫生支出，从而降低黑森林地区乃至整个德国的医疗费用支出。

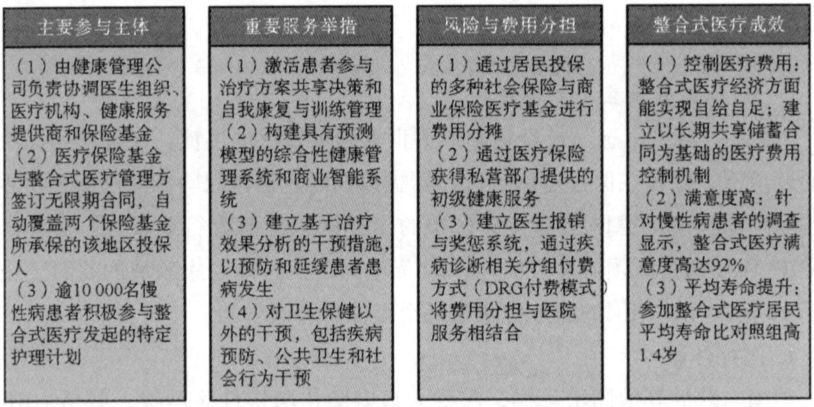

主要参与主体	重要服务举措	风险与费用分担	整合式医疗成效
（1）由健康管理公司负责协调医生组织、医疗机构、健康服务提供商和保险基金 （2）医疗保险基金与整合式医疗管理方签订无限期合同，自动覆盖两个保险基金所承保的该地区投保人 （3）逾10 000名慢性病患者积极参与整合式医疗发起的特定护理计划	（1）激活患者参与治疗方案共享决策和自我康复与训练管理 （2）构建具有预测模型的综合性健康管理系统和商业智能系统 （3）建立基于治疗效果分析的干预措施，以预防和延缓患者患病发生 （4）对卫生保健以外的干预，包括疾病预防、公共卫生和社会行为干预	（1）通过居民投保的多种社会保险与商业保险医疗基金进行费用分摊 （2）通过医疗保险获得私营部门提供的初级健康服务 （3）建立医生报销与奖惩系统，通过疾病诊断相关分组付费方式（DRG付费模式）将费用分担与医院服务相结合	（1）控制医疗费用：整合式医疗经济方面能实现自给自足；建立以长期共享储蓄合同为基础的医疗费用控制机制 （2）满意度高：针对慢性病患者的调查显示，整合式医疗满意度高达92% （3）平均寿命提升：参加整合式医疗居民平均寿命比对照组高1.4岁

图 7-3　德国黑森林整合式医疗的整体运行概况

（资料来源：《德国黑森林整合式医疗：参与主体、运行机制及经验借鉴》）

2. 医疗水平

　　德国先进的医疗水平在国际社会中名列前茅，多所世界顶尖医学院都位于德国。该国家不断为世界医疗健康产业输送人才，为世界医学行列做贡献。德国的医疗器械产业位居全球前列。医疗器械是用于辅助疾病诊断、检查以及治疗的医用装备，是指单独或者组合在人体之上使用的仪器、设备、器具、材料以及其他物品。医疗器械是医学科学技术发展的基本条件，是医疗行业现代化程度的重要标志，同时也是现代医疗领域的重要组成部分。随着社会发展和使用需要的变化，现代医疗器械日益多元化，从日常家用体温计、血压计，到医院专业使用 CT 机、X 射线诊断机等医疗物品均涵盖在内。

新思界行业研究中心发布的《2021—2025 年德国医疗器械市场深度调研分析报告》显示，德国医疗器械行业特点明显，作为仅次于美国的全球第二大医疗器械生产国家和出口国家，其国内从事医疗器械生产企业数量众多，约为 170 余家，竞争相对激烈。在此背景下，为了保障竞争优势，德国医疗器械行业高度重视器械创新，每年约将行业销售利润 8.5% 用于器械研发，比西方国家平均值高约一倍，平均每年新申请医疗器械专利约达 1 280 余项，技术更新较快，而正因良好竞争循环，使得德国医疗器械生产技术一直位于世界前列，医疗器械行业高度发达。德国医疗器械除保障国内市场需求外，还是重要出口创汇产品。据调查，德国每年生产医疗器械产品约有超过 65% 以上用于出口，出口市场包括欧盟、美国、日本、中国等国家和地区。其中，德国位于欧盟战略中心地区，是欧洲邻国最多的国家，因此，欧盟成为德国主要出口市场，出口量约占其年均出口总量的 38%。德国较为著名医疗器械生产企业有蔡司医疗（Carl Zeiss Meditec）、保赫曼（Paul Hartmann）、贝朗（B. Braun Melsungen）、西门子医疗（Siemens Healthineers）、费森尤斯（Fresenius Medical Care Segment）等。

3. 健康保险

德国健康保险产业覆盖率在国家内较高，商业健康保险覆盖了约 10% 的德国居民，800 多万人口正在享受着健康保险带来的红利。在越来越注重健康的社会环境下，保险已经成为人们健康的保障，2020 年德国商业健康保险所占德国商业保险总收入的 28%，相比之下高于中国健康保险的市场占有率。

4. 健康管理

在德国的健康管理方面，德国的健康管理有一大特点，就是与预防紧密结合。德国慕尼黑大学医学系健康管理专家斯泰哈尔特表示，突出预防的健康管理模式建立起来虽然耗费大量人力物力，但效果十分明显。近 100 年来，德国人增寿 25 岁，医疗费用支出得到控制，"预防"功不可没，具体包括四大方面：

第一，重视体检。20 世纪 90 年代，德国就实施了国民"一年一检"政策。目前，95% 以上的德国人每年进行一次免费体检。体检的项目很多，包括预防接种、牙齿检查、20 岁以上的生殖器检查、35 岁以后的普通健康查体、50 岁以上结肠与直肠检查、55 岁以上女性乳腺 X 线检查等。很多德国企业都鼓励员工体检，甚至提供奖品和奖金。如果不定期进行体检，保险公司可以提高保额。

第二，全民健身。德国从 20 世纪 50 年代末开始实施体育黄金计划。目前，德国有 6 万多家体育设施，包括儿童游乐场、运动场、体育馆、露天游泳池等；德国州一级以下政府体育工作的重点，就是推广全民运动；德国旅游局的发展重点也是运动旅游，通过这些带动全体国民动起来。德国从企业抓起，因为"健康的员工是企业之本"。德国的劳动保护法规定，员工超过 20 人的企业应依法成立安全和健康委员会。委员会由雇主、员工代表、职业医生等组成。委员会下设医务、安全监督等部门，至少每季度召开一次会议。健康委员会还举行各种活动，像"欧洲最大的湿纸巾生产商"阿尔巴德，每周会办一次"水果日"。

第三，提倡营养健康。德国营养学会早于 20 世纪 50 年代开始制定膳食指南。到了 1992 年，又增加了膳食金字塔，以便让民众更广泛更直观地了解指南内容。膳食金字塔采用了三维图像的模式，分为六个层次。棱柱上标有指示食物营养价值的红绿灯，即底层的东西可多吃，越往上越要少吃。德国政府机构、企业推行"少肉套餐"，这些机构都有营养师进行配餐，把每人每周摄取的肉类控制在 450 克以下，员工可以在网上查阅一周的菜单。学校则推行"儿童健康早餐行动"，给孩子制定了每周的健康食谱。

第四，建立健康数据库。德国近年来已建立个人健康数据库。像德国的电子保健卡，储藏有持卡人的基本健康状况、电子病历等信息，有利于医生诊断和国家统筹分析国民健康状况。"个人健康管理系统"是德国卫生部门和研究机构的开发项目，现在许多民众应用健康 App 程序来管理个人健康，这也是一个新趋势。德国 Cell-Wellbeing 公司创立的海量地、人种、物种的特征数据库，目前已经被广泛应用于德国的健康管理领域，能够通过检测头发而快速检测人体营养指标的检测系统，这项研究得到了德国卫生部的大力支持。

总体来说德国健康生态行业整体发展态势良好，在国际社会中有着较好的市场占有率与先进性。

（二）德国健康生态发展特点

1. 整合式医疗体制

德国所采用的黑森林整合式医疗体制为民众有针对性地提供各级的医疗资源，把各种医疗资源融合在疾病预防中，对患者进行精细化管理，减少患者的疾病发生率以及严重程度，提升民众的健康水平，提高生活质量，降低医疗财政压力。

2. 健康数据库完善

完善的数据库是健康生态发展的必备条件之一，德国卫生部大力支持德国个人健康数据库的建立，大量全面的个人健康信息使得居民的疾病预防及疾病诊断更加有效，国家医保基金统筹也更加高效，居民可通过健康 App 来做健康管理，德国的健康管理领域还拥有快速准确的检测人体指标的系统，使得健康管理领域取得较大成就。

3. 健康保险发力不足

德国的健康保险是以法定保险为主，私人经济为辅，社会医疗保险的水平非常高，几乎涵盖了所有的医疗服务综合系统。参加法定保险的被保险人（包括家属和未成年人）在患病时，不管当时的经济状况如何，都可以得到及时免费或几乎免费的治疗，而且在就诊时一般不需要支付现金。在德国人们不管参加哪一个医疗保险基金组织都能享受到法定规定的医疗保险服务。而商业健康保险只处于补充的位置，在社会保险全覆盖的背景下，商业健康保险的市场就会小一些，商业健康险的补充功能也没有明显突出的作用。

第二节　典型发展中国家健康生态发展现状及特点

一、印度

（一）印度健康生态现状

近年来印度健康生态发展迅速，随着印度人口数的快速增加，预计 2030 年其服务产业规模将超过中国，随着产业规模和就业人数的快速增加，健康产业已成为支撑印度经济社会发展的主要领域之一。据分析，人口数量增加、传染性及慢性病发病率的增加以及生活方式相关疾病患病人数的增加，是印度医疗服务业迅速扩张的主要原因。

根据印度联邦政府工商部国家健康产业委员会（FICCI）与普华永道国际咨询公司的联合研究结果，2012 年印度健康产业价值达 7 000 亿卢比，2015 年达到 1 万亿卢比（约合 974.9 亿元），年增长率为 15%～17%。2015 年大健康产业将为 300 万印度人提供就业机会。

但是迅速发展暴露出印度健康产业缺乏大量医疗技术人才，同时也缺乏人力资源的培养、准入、认证和管理标准。印度国家健康产业委员会（FICCI）建议应尽快培养技术人员，同时建立稳定人才队伍的相关机制，以确保健康产品和相关服务的质量。

主要医疗服务业发展政策：①发展制药业。印度自 20 世纪 70 年代起就开始制定国家药物政策，在本国仿制药业的发展方面，通过简化注册审批，仅对生产制造工艺流程的专利实施保护，在控制药价的基础上由政府买单，实施国际药品标准、加强质量控制及鼓励海外批报注册、大力引进海外人才等措施推动了本国医药产业的发展和转型，将印度从制药业进口国转变为出口国。印度药品市场 2000—2005 年的年增长率为 9%，2007—2012 年的年增长率为 13%~14%。根据普华永道的一份报告，2022 年印度制药行业的价值达到 650 亿美元。②鼓励医疗服务出口。印度联邦政府通过促进医疗服务接受国际认证和扩大对外业务、提高保险封顶线和鼓励医疗旅游等政策措施，支持医疗服务向国外输出，吸引国际患者。印度联邦政府认为：国际认证，如国际联合委员会（JCI）认证，可帮助印度医院提高服务质量和管理水平，成为欧美国家医保公司定点机构，同时还可帮助卫生监管者减少评审次数，节约行政资源。近年来，印度政府积极与英国国家医疗服务体系（NHS）开展对话，探讨印度医疗机构承包 NHS 的网上医疗服务和医疗技术服务的可能性，同时携手欧美发达国家努力构建南亚区域卫生港，发展预防和治疗咨询服务，并推广医疗旅游服务。印度联邦政府针对医疗设备及配件实行零关税，以鼓励医院配备进口高精尖设备，提高总体技术水平。印度邦政府采取免除医院（包括高端专科医院）营业税及设备采购入市税的方式鼓励它们出口医疗服务和承接科研项目，鼓励私营部门进入初级医疗保健市场。近十年来，印度各邦通过服务外包、社会连锁经营、改善公共部门绩效等举措极大鼓励了私营健康市场主体建设与发展。

在商业保险行业领域，印度的保险市场正保持强劲的增长势头。在过去 10 年里，其每年的增长率为 10.9%，寿险业务和非寿险业务的增长率分别为 12.7% 与 6.2%。其现状大致是以下四点：印度保险市场保持强劲的增长率；市场主体日益增加；银行保险业务发展迅速；印度保险规则与中国有很多相似之处。健康保险逐渐涌现了很多新兴的健康型保险，购险人数也越来越多，拉动了健康保险行业的快速发展，构建快速发展的健康生态环境。

印度在医疗旅游业处于领先地位，源于其是全世界医疗成本最低的国家之一，并且拥有大量通过 JCI 认证的医院和一大批高水平的在国外受训的医生。印度医疗旅游的主要优势有：①低廉的医疗服务成本。印度是全世界医疗成本最低的国家之一，其平均卫生保健成本仅为美国的 20%。②医疗服务的质量和国际认可度较高。截至 2019 年年底，印度有 39 家通过 JCI 认证的医院，国际认可度较高。③语言环境为国际医疗提供了便利。英语为印度的官方语言之一，而医疗旅游的患者主要来自英美国家，不仅医患沟通没有障碍，而且有利于提升患者的认可度和信任感。④传统医学是特色服务，知名度和吸引力较强。

（二）印度健康生态发展特点

1. 经济实力较弱

一国的经济实力是其健康保障体系的后备资金支持，经济实力较弱是摆在印度政府面前的一道坎，直接导致公共卫生投资不足。这一客观问题的存在，使得即便政府再致力于完善国家健康保障体系也有心无力。印度与同处于发展中国家的中国相比，经济实力仍存在一定差距。

2. 政府角色缺位

政府和市场机制在卫生服务的提供过程中都需要发挥作用，但政府应占据主导地位，发挥主导作用。就卫生领域而言，政府在公平目标的实现过程中发挥着主要作用。政府通过制定卫生政策、限价、转移支付等法律、行政和财政手段，给予弱势群体政策支持，建立一系列的管理运行机制，促使各社会成员都能享受到必要的卫生服务。根据公共产品理论，一般将物品分为三类，即公共物品、私人物品和准公共物品。医疗卫生行业提供的服务大致也可以分为公共卫生服务、基本医疗服务和非基本医疗服务三类。其中公共卫生服务和基本医疗服务属于公共物品或准公共物品，有着较强的正外部效应和社会效益高、经济效益较低的特点，此时，会出现市场失灵。因而，政府在这两类卫生服务的提供过程中应该承担主要的责任。如此，印度健康保障体系的筹资方式有悖于经济学理论，也不符合政府在实现卫生公平目标的角色定位。

3. 健康保障体系呈现公平性

尽管部分公共医疗服务机构存在着设施不全、人力不足等问题，私营机构在提供服务时，也无法兼顾合理价格和质量，但仅就公平性而言，印度健康保障体系实现了较高水平的公平性。

二、泰国

（一）泰国健康生态发展现状

泰国医疗保健市场规模约为 160 亿美元。在 2015 年，泰国政府花费约 119 亿美元用于医疗保健投资。目前，泰国 60 岁以上人口占总人口的 10%，到 2020 年，此比例上升至 20%，2050 年预计将升至 33%。泰国人口老龄化是刺激医疗器械和药品市场需求的主要催化剂。泰国建立起了综合医疗体系，能为所有泰国公民提供基本的医疗服务。整个系统被划分为 3 个主体项目，每个项目针对不同的人群。公务员医疗服务计划为约 530 万名政府工作人员医疗活动提供保障。社会保障计划覆盖约 1 000 万名私营机构工作人员（占总人口的15%），并以雇主供款制度为基础。综合国民医疗体系为 5 000 万泰国人（占总人口的75%）提供免费的基础医疗。未被覆盖在内的其余人口由不同类型的医疗保险提供医疗保障。

泰国是东盟地区最大的健康服务出口国，已经成为亚洲医疗旅游的中心，泰国的医疗观光业产值占泰国经济的10%。由于成本低、医疗服务可靠、性价比高，泰国被认为是东南亚地区医疗观光的首选之地。泰国平均每年接待200万名前来就医的游客。西欧国家非常流行到泰国接受整形手术。2015 年，医疗观光业创造的价值达30亿美元。2015 年，医疗旅游收入超过30亿美元，增长了15%。目前，泰国已有32家私营医院获得该领域最权威机构国际联合委员会的认证。泰国医疗旅游的主要优势有：①完善而廉价的医疗服务。②政府对医疗旅游的全面扶持和引导。泰国政府采取医疗、旅游相结合的营销策略，使之形成了独特的医疗旅游竞争力。③医疗服务具有一定的竞争力。泰国在传染性疾病、骨科疾病和美容整形等领域国际认可度较高。④医疗旅游人才招聘和培养的目标明确。医院聘请职员时，往往会特别要求语言能力，如流利的英语、阿拉伯语、孟加拉语、汉语等。

2015 年，泰国医疗器械市场规模为12.8亿美元，医疗器械进口量增长10.8%，医疗器械出口量增长8.5%。这显然反映了尽管泰国经济衰退，然而医疗行业仍然能稳步增长的事实。本地制造商倾向于生产低端医疗器械，如一次性注射器、一次性检测试剂盒和手术乳胶手套，这对国外高端医疗设备制造商来说是一个极好的发展机会。2012 年，泰国的医药市场市值达44亿美元。泰国是继印度尼西亚之后东南亚第二大医疗市场。到2020 年，泰国药品市场实现翻倍增长。非专利药品市场增长迅速。过去十年间，泰国国内医药公司在数量上迅速增多，政府对研发型公司提供了有利的资金支持，鼓励当地的医药产业延长价值链，提高竞争力。在泰国，生物科技也是受政府大力支持的产业，并且政府牵头建立了生物科技园区，并出台了大量的税收优惠政策。

2001 年之前，泰国的各种健康保险计划包括国家公务员医疗保障制度、社会保障计划、工人保险计划，自愿性健康卡计划，低收入健康卡制度以及私人保险计划，其覆盖的人群占总人口的80.3%。自2002 年 4 月起泰国实施了"30 铢计划"全民健康保险（UCS），当时该计划覆盖的是没有任何健康保险或者福利计划的人群，实现全民覆盖并取代健康卡计划。因此，从2002 年 4 月正式实施该计划开始，泰国成为低收入国家中为数不多的、为全体居民提供基本卫生服务保障的国家之一。它的健康险覆盖面积广，投保人数不断增多。

全民健康保险计划除了覆盖没有保险的人群，还将逐步取代健康卡制度，因此，成为主要健康保险计划中覆盖人口最多的计划，与其相关的一系列政策也将对整个卫生服务系统的运行产生重要影响。泰国实施全民健康保险后的主要改革措施是支付制度改革，以及为了保证公立机构正常运行而启动的应急基金。全民健康保险计划采用的支付机制为门诊服务按人头付费和住院服务按疾病相关群组预付制付费，以及每人每次就诊 30 泰铢的共付费用。这种方式在健康保险出的重要性日益显现出来，并在全民健康保险计划得以使用。

未来，随着健康产业的不断发展，医疗器械市场会不断扩大，卫生服务水平不断提高，对于人们健康的保障也会更上一个台阶，养老问题逐渐得到解决。一系列健康产业的发展无疑是泰国健康生态的又一推动力，快速推进泰国健康生态的整体发展。

（二）泰国健康生态发展特点

1. 综合国民医疗体系

泰国的医疗保障目标是实现全民覆盖，采取不同人群区分对待，分阶段多样化的保障措施来实现全民医疗保障计划，根据自己的国情建立的综合医疗体系，可以为泰国全民提供医疗服务，包括三个针对不同人群的主体项目，分别是公务员医疗服务计划、社会保障计划以及全民医疗保险。

2. 医疗性价比高

泰国医院拥有先进的设备和良好的环境，具备打造国际知名品牌的能力和水平，泰国多家医疗机构拥有具有专业能力和优良素质的医疗、医护人员，其中康民国际医院是全球首家获得 JCI 认证的亚洲医院，并且价格与西方发达国家相比有巨大优势。价格低廉、服务优质、医疗水平高使泰国发展健康生态具有强有力的竞争力。

第三节　国际健康生态发展的经验及对中国的启示

一、国际健康生态发展的实践经验

健康既是一种价值也是一种资本。作为一种价值在于其自身的权利，在所有国家普及基本医疗服务和提供公共卫生保健是一种投资于健康的主要方式；作为一种资本在于其以健康的生产力为社会发展所做出的贡献，强调健康是一个社会发展的先决条件。因此，健康作为人类社会永恒的主题，不仅是代表一个国家与社会进步的重要指标，也是一个国家竞争的力重要组成部分，更是一个国家可持续发展的重要推动力。健康的维持与促进取决于社会与环境因素，医疗卫生服务系统的完善以及个人的生活方式等，如何维持和促进居民的健康状况也由此受到越来越多的挑战。因此，健康不仅是卫生部门的责任，也应该成为全社会的责任。

（一）健康保险+健康管理

美国的健康管理已有三四十年的历史，它是一种多方共赢的健康管理服务体系。保险通过健康管理提高参保人的健康水平、降低医疗费用支出，从而获得更大利润；政府从商业保险的参与中，获得了降低全社会医疗保健费用、提高全民健康水平等宏观效率；而普通参保人则通过保险公司对医疗服务机构提高谈判能力，获得了价格相对低廉的医疗服务以及良好的健康管理服务。由此，从政府到社区，从医疗保险和医疗服务机构、健康管理组织到雇主、员工，从患者到医务人员，人人从中获益，从而人人参与健康管理，形成一个多方共赢的良性循环。美国的健康管理在医疗保障系统的支持下，以群体为主体的服务方向，形成了三类管理模式：第一类是以医生作为健康管理的负责人；第二类是以雇主、管理者作为健康管理的负责人；第三类是私人、个人化的健康管理。

美国最具代表性的"健康保险+健康管理"模式的凯撒健康管理模式的核心内容就是保险商、医疗服务提供者、患者成为利益共同体，重新建构了"医、保、患"三者关系。区别于传统商业健康保险公司，凯撒通过保险、医院、医生纵向一体化经营模式，建立了医院医生与保险商的"责任共担，利益共享"的激励机制；而更为重要的是，优于传统健康维护组织，凯撒医疗不再是单单通过降低患者利益来实现对医疗费用风险控制，而是通过积极的健康促进方式、有效的医生医院激励机制、电子化的技术手段、全方位的护理支持系统等各种方式实现对医疗费用风险控制，从而也维护了患者利益。

（二）医疗服务

德国黑森林整合式医疗是德国最早实施的整合式医疗服务尝试，也是目前欧洲各国整合式医疗实践最为成功的项目之一。

健全的医保制度与科学的医疗资金分配方式是整合式医疗得以实现的基础。从外部制度来看，德国社会医疗保险制度通过将筹集的保费和税收补贴集中于中央分配池，再根据参保人群的年龄、性别、疾病和健康状况等相关因素建立疾病风险分层病组，通过大数据风险模型对疾病未来费用进行精准定价，制定基金分配的风险调整方案。这种科学精准的医疗资金分配方式为整合式医疗的运作提供了制度与资金保障。从内部制度建设来看，黑森林地区在外部社会医疗保障制度基础上还建立了与整合式医疗相适应的慢性病风险基金，在资金层面支持商业保险公司开展慢性病管理，预防慢性病重大并发症发生，实现大病预防与管理的"分洪"机制。同时，黑森林整合式医疗建立了注册医生制度、患者参与制度、参与人申诉制度、调查与反馈制度等一系列具体运作方案，保障了整合式医疗在各方资源协同中的摩擦成本可降至最低。

以患者为中心的医疗服务资源整合是关键。为了更好地服务患者，解决碎片化和分散化的医疗服务导致的医疗成本高企、医疗服务断层问题，黑森林整合式医疗将各个层级、各个学科的医疗护理工作者联合起来，建立围绕患者服务的一体化医护平台，大大提高了医疗服务的经济效益，激发患者健康管理的主动性；通过多部门协同合作，构建健康促进的支撑体系。

将患者健康福利与管理组织的经济效益相结合是整合式医疗得以持续发展的核心。第一，在患者健康福利方面，黑森林整合式医疗坚持科学全面的内、外部评估制度。整合式医疗设立至今，与黑森林地区其他传统医疗护理相比，整合式医疗服务产生了更为积极的健康结果：十年间，整合式医疗覆盖地区人群的预期寿命延长了 1.4 岁，治疗满意度接近 100%，当地居民住院率降低 20%、诊疗成本降低 20%，而死亡率降低 10%。第二，在管理组织的经济效益方面，黑森林整合式医疗通过设立第三方健康管理服务组织与医保基金共同承担当地居民的健康风险和健康收益。通过黑森林整合式医疗节约下来的医疗费用，可以作为给医疗服务提供方提供预防和健康促进的额外绩效奖励，有效保障了患者健康福利与管理组织经济效益的双重目标。

先进的医疗信息系统建设是驱动整合式医疗效率提升的技术条件。在前期，整合式医疗主要专注患者综合电子病历建设，使其尽可能包含更多的患者健康相关信息。在中期，整合式医疗主要围绕着患者综合电子病历的中心化建设，即构建各个医疗卫生机构可以便捷地、安全地访问并获取的电子病历中心系统。在后期，整合式医疗一方面对中心化综合电子病历系统进行持续优化，提高其可获取性；另一方面围绕健康资源整合的目标，不断尝试将电子病历系统与社会保障系统进行信息对接。医护人员通过先进的医疗信息系统访问，可以知晓患者疾病与用药状况，消除医疗信息不对称，减少不必要的问诊与检验，提高医疗诊疗效率，降低医疗成本。

（三）养老服务

在养老服务过程中，日本各级政府凸显自身的责任，专门成立养老服务研究机构和咨询机构，制定了一系列养老保障的法律，以法律形式明确了各级政府的责任，规定了养老服务供需双方的责任、权利和义务，支持鼓励了社会力量积极参与到养老服务事业，最终使日本绝大多数老人都被纳入养老服务范围，并实现了契约式和普惠式相结合的养老服务模式。日本通过不断修改完善《国民年金法》，由国家主导实施国民年金，推动实现了养老保险覆盖全体居民，根据老年人收入水平、自理能力和服务需求等各方面的差异，加快建立多层次的养老服务体系，稳步推进城乡养老服务体系一体化发展。

日本的介护保险制度是一种国家强制保险制度，长期介护保险给予老年人入驻养老机构的可能性。当老人没有子女或子女无暇或子女不愿照顾老人时，老人只要完成一定保险流程，就可以选择入住养老机构，甚至可以直接去住院，老人每月只需承担 10% 的费用，剩余 90% 费用由长期介护保险买单。显然，日本长期介护保险的实施已经取得了相当积极的政策效果，积累了许多经验和教训，是非常值得我们借鉴的。

日本不仅大力扶持养老服务产业发展，还启动了养老服务人才的培育工程，完善了服务人才培养体系，稳定了社区养老服务人才队伍。1987 年，日本建立了社会福祉士等养老服务人才资格考试制度，经过长期不断的实践与探索，在养老服务人才的培养方面积累了丰富的经验。各级政府需要发挥主导作用，完善人才培养体系，实施人才培育工程，根据养老市场的实际需求，统筹规划各专业服务人才的培养数量和规模，通过政府、社会和教育机构紧密协作，创新人才培养模式，强化养老服务在岗人员的继续教育，完善养老服务职业资格认证方式，从根本上提高养老服务人才队伍的素质和水平。

（四）医疗旅游

以印度、泰国、日本等亚洲国家为代表的医疗旅游产业的发展需要不同主体之间的相互配合，共同形成医疗旅游产业集群。在这一集群形成与发展中，政府扮演重要的角色，既要出台相关的支持政策，又要给予税收、财政补贴等经济方面的支持，还要进行医疗旅游服务准入与质量监管，以确保医疗旅游服务的质量，同时还要搭建医疗旅游公共服务体系，以提高医疗旅游公共服务的便利化程度与国际化水平。差异化发展衡量医疗旅游水平的重要元素之一就是医疗服务，高质量的医疗服务是医疗旅游产业发展的根本，但医疗服务又具有无形性、不可分割性和易逝性的特点，因此医疗旅游从业人员的服务水平与口碑对于医疗旅游服务的主体就显得尤为重要；同时，差异化的产品策略，形成具有相对优势的产品，在医疗旅游产业发展过程中也具有重要的作用。亚洲医疗旅游强国发展过程中，并没有单纯满足于本国市场，大多把目光锁定海外市场，明确服务目标群体，尤其是海外高端市场和富裕人群，加强宣传和营销推广，制定有针对性的医疗旅游营销方案，全方位、多角度、立体化的宣传本国医疗旅游特色，最终形成具有代表性的医疗旅游品牌。

二、中国健康生态的发展过程中面临的困境

（一）健康保险市场困境

从保费规模来看，中国健康险的保费规模从 2011 年的 692 亿元增长到 2020 年的 8 173 亿元，年复合增长率超过 30%，如图 7-4 所示。但与发达国家相比，中国健康险发展还处于发展阶段，规模较小。从目前来看，商业健康险的健康管理作用并没有充分发挥出来，还不能完全满足人民群众对高品质健康保障的需求，这也是健康险保费增速下降的原因之一。健康保险产品面临供求矛盾，社会群众日益增长的健康保险需求与保险市场有效供给严重不足之间的矛盾。从健康险险种发展情况来看，个人重疾险和医疗险占据主导地位，从健康险的保障期限来看，长期险占据主导地位，且主要是定额给付型的长期重疾险，和医疗供给关联不大，商业健康险"泛寿险化"特征明显。产品结构单一，同质化较为严重，品种少且缺乏特色，缺少市场细分，各公司在市场竞争和经营过程中以"价格战"和"手续费"为主展开竞争，在服务技术领域难以有自己的竞争优势。

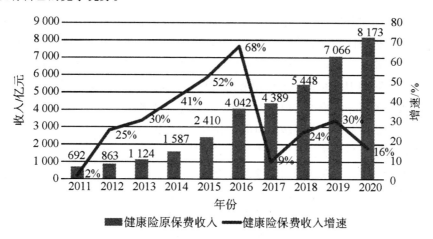

图 7-4　2011—2020 年中国健康险原保费收入及增速变化情况

（数据来源：中国银保监会）

（二）健康生态主体融合困难

目前保险公司作为支付方，为实现合理控费、提高客户黏性、积累健康数据、差异化定价，采用战略合作、资本运作、自建体系、服务采购四类融合模式，纷纷主动发起与医院、药企、健康服务商的融合。但融合过程中其在数

据、系统、健康服务及合作管理方面存在诸多问题。

第一，在数据方面，目前健康险主要数据来源于保险公司内部运营记录、客户主动/被动提供个人信息、公立/民营医院对接资源、互联网医疗健康平台、制药企业及智能硬件企业等数据共享。但数据多方共享很难，公立医院与保险公司合作意愿不强，保险公司议价能力弱，仅能获取部分财务数据以便实现快速理赔，对于诊疗等重要的健康相关数据难以获取。保险公司作为纯粹的支付方，无法有效判断合理性，也难以匹配相应的服务和风控策略。其他数据来源方基于合作意愿差异，在数据共享方面比公立医院略强，但提供的数据较为碎片和片面，缺少持久有效的健康数据。并且，保险公司、医院、药企、健康管理机构等各个数据来源方的数据规范都具有自身的特点，即便可以共享，但仍存在数据定义、数据格式等方面的差异，标准不统一，从数据整合、标签、分析直至有效使用需经历大量数据治理及加工过程。再者，目前缺少健康相关信息化的立法，各公司凭借自身的内部控制规范，秉承对社会负责、对客户负责的态度，维护数据的隐私安全及对第三方传输的规范限制。由于没有法律的约束，大量医疗健康相关的公司可能主动或被动滥用甚至买卖客户健康数据，数据安全有待规范。

第二，在系统方面，保险公司现有的系统部分存在老旧、集成能力弱、难以支撑可扩展性的生态联动的问题。互动型的生态联动不仅仅是数据底层的对接，更需要保险公司在应用层面上具备灵活的集成能力和快速的响应能力；需要能与医院的 HIS 系统、健康服务的健康管理系统、医保/社保等专业系统、可穿戴设备服务系统等实现多方对接，实现实时或者准实时信息交互，更好地为客户提供服务。目前很多公司仍在沿用包含在传统寿险和财险核心业务系统中的健康险业务系统，以打补丁的方式维持，这既不利于健康险专业化发展，也不利于支撑与应对未来的业务需求变化。另外，虽然 HIS 系统、互联网化帮助医院在内部实现了业务流程贯通与信息互通，但在不同医院之间，在系统层面上大部分仍不互通，系统对接成本高、效率低。

第三，在健康服务方面，保险公司与健康服务方逐一对接成本高、时效差，生态平台尚未成熟。健康服务方众多，各自拥有独立系统，保险公司逐一对接成本高、时效差。因此这个多对多的市场催生出了平台型公司，一方面对接保险公司，一方面对接健康服务商。目前平台建设还处于发展期，大部分公司规模较小，受制于对中国健康稀缺资源的把控能力弱，盈利主要依靠体检业务，其他健康相关业务盈利能力有限，整体需进一步完善。同时健康服务会带来一些附加难点，包括经营成本的增加、服务源头供应商有限，服务内容趋于同质化、大多数健康服务本身未能与保险产品和保险服务实现强相关，未发挥其所沉淀的数据价值、客户健康管理依从性弱，难以达到健康管理预期的控制风险、提高黏性的作用。

第四，在合作管理方面，健康服务商众多，缺少标准化统一管理平台。虽然保险公司大多会建立健康管理部，负责搭建健康服务网络，但大多仍缺乏对服务商的统一管理能力，服务反馈也难以监督。保险公司作为支付方其报销比例低，对医疗服务商缺少制约手段，无论是医保还是保险公司，整体医疗报销占比仍然不高。同时，保险公司为医疗服务商带来的新增客户有限，故而缺少管辖控制能力，在合作管理过程中的能动性弱。支付方有控费的诉求，服务方有扩大业务规模和盈利的诉求，如果二者的利益不统一，不能达成互利共赢的模式，有效合作困难重重。

（三）区域不平衡发展明显

商业健康险区域发展失衡，由于当地的医疗卫生资源水平、财富收入、观念与习惯、年龄结构、城乡人口比例等有差异，中国各地商业健康险发展水平差异较大。在经济较为发达地区，如华东、华中、华南等地区，保持较高保费收入。分省（直辖市、自治区）来看，广东、山东、江苏、河南等省份发展强劲，2020年原保费收入分别为694亿元、609亿元、586亿元、515亿元。宁夏、海南、青海、西藏四省（自治区）原保费收入总共不足100亿元。健康服务业的种类和服务水平的地域性差别也很大，医疗服务、健康管理服务类产业与地区经济的发展程度有着密切关系，东部经济发达地区的医疗卫生服务明显好于西部欠发达地区。在中国健康产品消费排名靠前的市场区域，如浙江、江苏和上海，属于经济相对较发达地区，占有中国消费市场份额的三分之一左右。此外，高端医疗人才主要集中于经济发达地区，导致经济落后地区医疗卫生资源的可及性差。

（四）中医药制造整体层次水准不高

目前，中国的医疗模式正在由以治疗疾病为主逐渐转变为以预防为主的模式，健康管理模式的提出更应关注人们平时整体的身心健康，而中医药的辨证施治和治未病等核心思想很好地契合了该理念。然而，中国目前虽然在中药制造的形式上已有所突破，从中药煎剂、片剂、颗粒剂发展到配方颗粒、植物提取物、中药化妆品和中药保健品等，但中医药发展方式与服务模式仍相对滞后，优质资源短缺，供给单一，缺乏高品质、多元化、"一条龙"的中医药健康服务体系，割断了慢性病防治的连续过程，不能及时有效的针对疾病谱的变化做出相应的调整。

（五）健康养老产业初具规模但结构不完善

近年来，多地的养老社区初步建立，但仍处于初级发展阶段，养老机构提供的服务较为单一，主要集中于生活护理层次，针对较高层次的养老需求如老年理财和老年疗养等服务较少，专门为老年人提供特殊服务的"一站式"企业或机构几乎没有。养老服务仅停留在为老年人提供基本生活照料、活动场所等方面。文化娱乐、康复护理、心理咨询等高层次服务尚未大范围展开。由于缺乏资金投入，经济欠发达地区和乡镇的医疗资源仍然稀缺，基础设施和医疗设备落后，基础的社区保健服务无法保障。

（六）专业化人才缺乏

健康生态产业在医疗健康领域、互联网营销领域、新科技领域的人员储备不足，人员需要具备更强的专业知识，对于开拓型业务需具备更好的创新和合作精神。同时，企业的组织架构也需要更加灵活和扁平化，以应对健康险业务不断创新、快速决策的业务诉求。

三、国际健康生态发展的经验及对中国的启示

（一）坚持政府引导

各国健康生态建设发展的经验表明，政府引导和政策规划对健康生态发展和创新有关键性的作用，美国通过一系列的国家创新战略引领与产业创新政策支持，长期保持在健康保险、医疗健康技术水平和产业发展程度上的优势，在全球服务领域和市场上均处于领先地位。德国自二战结束后，政府就意识到创新医疗模式的重要性，对健康领域进行多元化的创新驱动策略及战略布局规划，为健康生态的形成与发展提供重要保障。中国作为社会主义国家，更加应该通过国家规划引导与支持，进一步优化健康生态的发展环境，以便为产业的迅速发展与崛起注入动力，对健康保险、健康科技创新及健康生态融合方面进行统一的规划和指导，还要增强技术、健康人才、资金的扶持力度，依托"一带一路"倡议和"健康中国"战略等，点、线、面结合地推动健康生态高质量发展。

（二）完善健康保险服务体系

健康保险作为医疗健康服务的重要付费方，能有效拉动健康管理、医疗保健、养老服务等健康生态产业，为经济发展和社会进步注入了新的动力。在中国城镇化、人口老龄化以及国民疾病普遍的背景下，人民对健康的个性化和多元化需求将进一步得到激发，医疗、疾病、长照等健康保险和健康管理服务面临良好机遇。

首先要加强基本医疗保险体系建设，要进一步提高保障范围，实行基本医保的全覆盖，还要提高保障水平，增加保障比例，减轻看病贵的压力，并且需要推进城乡、区域间的平衡发展。其次要加强商业保险的规范性发展，一是要扩大业务范围。要与基本医保对接，提供多种类型的健康险，包括医疗、疾病、护理等保险，加快健康保险的多元化发展。二是扩大商业健康保险服务，满足客户非基本多样化的健康保障需求。针对不同用户提供个性化差异化人性化的高品质服务，对非标体或老年人开发更多满足他们需求的服务，体现服务的价值。三是要着重突出商业健康险在多层次医疗保障体系中的作用，积极引导保险业扩大在健康管理领域中的布局，提高商业保险的赔付和医疗保健方面的占比，减弱健康服务支付问题。将健康管理作为战略性业务板块加快落实，将健康保险作为重要主体在健康管理、医疗保障、社会就业、优化产业结构等多个方面发挥重要作用。通过进一步优化普惠性商业保险，对非标体开发多类型健康保险，完善与落实税收优惠政策等助力商业健康保险发展。

（三）健全中国特色的健康管理体系

由于中国是社会主义国家，健康管理具有社会主义个性化特征，在全面探索强化健康管理工作的实践中，不能完全照搬国外先进经验，而是需要结合中国的基本国情进行适当的调整，争取能够确保所构建的健康管理新模式可以与中国社会健康管理现实需求相适应，促使健康管理工作呈现出新的发展状态。基于此，在全面分析中国基本国情、借鉴发达国家成功经验的基础上，中国在探索健康管理新模式的过程中应该尝试构建以社区卫生服务为主体、多种形式并存的健康管理模式和体系，将社区卫生服务作为健康管理工作的主要实施单位，并且尝试将健康管理各项工作与社区服务工作进行有机结合，进而逐步形成以家庭为单位、兼顾病人为中心的健康管理服务体系，在有效控制成本的同时，创造更大的效益。养老服务方面可以借鉴日本的经验，注重串联老人长期照护体系、社会福利体系、医疗保障体系等制度体系；注重养老方面的有关规定规范、养老产业发展各个环节；注重有关主管部门投入的科学有效；注重筹资的多元性和人才发展规划，使中国健康养老产业的发展结构更完善。通过社商结合缓解中国健康管理资源不足的情况，促进健康管理水平不断提高，确保医疗服务工作的公益性，让社会大众能够均等的享受医疗服务，创造群众满意的健康管理模式，为和谐社会的全面推进提供有效的支撑。

（四）推动健康科技创新与信息技术应用

高新技术产业在健康生态发展中起到了独一无二的推动作用，不仅极大地减少了健康保险及健康服务的经济成本，同时还改善了生态发展模式和服务质量，提高了生态主体的融合程度。《"健康中国"2030》明确提出大力发展"互联网+医疗"，线上医疗服务、健康大数据服务、智能医疗设备等"大信息+大健康"产业发展迅速。中国健康生态发展需要重视健康科技技术的运用。首先要推动健康医疗大数据的建设及运用，通过与医疗机构等其他的健康生态主体融合发展模式，共享医疗健康数据，打破地域及行业壁垒，实现健康管理、健康保险、医疗诊断、医药服务等健康领域的信息数据集成共享。二是采用互联网一体化平台、人工智能、可穿戴设备、"物联网+"、基因检测等多类型技术扩大健康服务范围，推动健康数据、健康服务和健康产品生产的信息化、数据化和智能化，使公司用更低的成本让用户获得更优质的体验。三是要加强互联网大数据的监管，建立相关法律法规创建医疗数字化应用的认证、准入和保障机制，推进医疗大数据行业规范化发展，注重对用户隐私的保护，释放医疗健康大数据的巨大潜力，提高运营效率，带动健康生态向远程、科学、高效、便捷的方向发展。

（五）注重专业人才培养

健康生态各主体业务基本都具有专业技术性强、管理难度大的业务特点，需要包括产品开发、精算、核保、理赔、医疗管理、医疗统计分析、高新技术等专业化的人才队伍。因此，首要是培养健康保险专业的人才队伍，完善专业培训体系，在公司内部建立科学合理的专业技术人员晋升机制和绩效考核机制，激励专业技术人员不断提升技能。其次要逐步建立行业统一的健康专业人员从业资格制度，提升包括家庭医生、护理人员、药诊师等健康管理队伍的专业素质。最后要建立相关教学单位、研究机构和经营主体，在专业管理机构或协会的辅助下的多层次专业人员教育培育体系。同时可以吸收引进国内外健康生态相关行业人才。

（六）提高全民健康意识

政府可以联合健康生态主体通过互联网等媒体加大对健康生态的宣传力度，通过科学宣传和舆论监管等正面引导，开发健康栏目，普及健康常识，开放健康服务，提高全民健康素养。还要加强健康教育，将健康教育纳入国民教育体系，深入社区、乡村和学校，积极科普健康科学知识，培养良好的健康生活习惯，引导国民树立健康风险防范意识。同时要加强在慢性病干预、预防保健、身体康复等方面的体医融合，将全民健身与全民健康相融合，形成疾病管理与健康服务的模式。

（七）实现医疗资源均衡化

经过多年努力，中国在基本公共医疗卫生服务均等化建设方面已取得了较大的进步，基本公共医疗卫生服务水平显著提高，医疗卫生服务的内容不断细化，然而目前公共医疗卫生服务仍仅停留在总体量上的增加，在质方面还有待突破。还应进一步解决基本公共医疗卫生服务供给与需求不匹配、卫生资源在区域间配置不均衡等问题。目前，中国主要医疗卫生资源集中于经济发达城市的大型医院，二、三线城市或乡镇无法便利地享受到优质医疗资源。乡镇医疗卫生机构可邀请大医院专家坐诊，选拔更多优秀人才到大医院进修学习，利用互联网优势，进行远程医疗指导，提高医疗资源在偏远或经济欠发达地区的可及性。

第四节　本章小结

　　本章从最具特点的典型发达国家——美国、日本、德国，典型发展中国家——印度、泰国健康生态发展现状与特点入手，探讨了健康生态高度市场化、规模化发展的美国，拥有专业化、全面化养老产业的日本，采用整合式医疗模式的德国，低廉医疗服务成本的印度，高性价比医疗的泰国他们的发展现状与特点。在深入研究了最具代表性的这几个国家的发展模式及发展经验之后，从国际健康生态发展在"健康保险+健康管理"、医疗服务、养老服务和医疗旅游这四个方面的经验来看，中国的健康生态还处于不成熟的阶段，需要全方位的发展。目前，中国健康生态在健康保险市场、健康生态融合方式、健康生态产业发展、专业化人才培养等多个方面有不足之处，需要汲取适合中国健康生态现阶段进步的国际经验来助力和引导中国健康生态快速有效的发展，主要根据中国的特色社会主义国情，坚持政府引导，完善"健康保险+健康管理"服务的发展模式，并从科技创新、人才培养、人民意识培育、医疗水平等多个方面赋能健康生态的快速建设，走向"健康中国"的发展道路。

第三篇
保险业布局健康生态的探索

在健康生态逐步形成和蓬勃发展的过程中，保险业作为健康生态的重要组成部分扮演着重要的角色，如何有机融入健康生态体系且与之相互促进、协调发展是各国保险业均面临的一项重要课题。近年来，围绕产品和业务，国内外保险公司各显神通积极探索新模式达成新增长，结合自身的特点，大型保险公司、银行系及其他中小型保险公司均在摸索实践创新的道路。本篇梳理了健康保险发展的历程，结合国际保险公司参与健康生态的经验，以国内大型保险公司与银行系保险公司为例，对保险产品和业务进行了深入的分析。

第八章　健康保险发展综述

在"十三五"时期，保险业加快转型升级，推动中国从保险大国迈向保险强国。中国商业健康保险也展现出了较强的活力和发展韧性，在整体业务水平、改革创新能力、支持经济建设和社会治理以及完善监管制度等方面都取得了不错的成绩。近年来，中国商业健康保险的规模一直处于增长的状态，但相对于中国的总人口对健康医疗的需求来说，中国商业健康保险的空间还没有完全打开。就目前而言，中国商业健康保险的发展是不成熟、不完善的，在满足人民群众对医疗卫生的需求方面所能起到的作用是比较小的。

从目前的情况来看，虽然健康管理的概念在健康保险中非常普遍，但大多是医疗保健服务和保险产品的简单叠加。目前，主要的表现形式是保险公司与健康医疗机构进行合作，这样能为自己的保险产品增加卖点、提供附加服务。这在本质上仍然是传统健康险的模式。在这种模式下，健康管理与健康保险仍然是处在相互分离的状态。

为了中国健康保险未来的发展，必须要把健康管理真正落到实处。经济补偿只是健康保险的功能之一，未来健康保险的发展方向是真正融入大健康市场，打造出涉及前期预防、中期治疗、后期康复等的管理式健康服务。

在国外发达市场，大多数健康保险都不是由商业保险公司售卖的，而主要是由医疗行业产生的，医疗行业反向延伸到健康保险。美国最大的健康维护组织（HMO）是凯撒医疗，它将医疗健康服务和保险保障进行整合，大部分的健康管理服务均由凯撒医疗提供。凯撒医疗被认为是引领美国潮流的医疗健康服务和非营利健康保障计划提供者之一。

一些专业机构提出，在发展健康保险时，国内的商业保险机构应该借鉴以下国外经验：一是可以细分人们的健康状况进行经营；二是借鉴国外健康管理流程，建立适合中国国情的健康管理流程；三是通过与相关机构进行合作，对医疗数据进行分析，提高对健康干预的效率和精准度；四是积极建立健康管理生态系统。保险和健康服务市场需求的变化，推动保险公司构建覆盖政府、用户、服务提供者、支付方和技术的医疗健康生态系统。

本章主要介绍了健康保险的起源及中国健康保险的发展历程，分析当前中国健康保险发展的特点和存在的问题，引入了健康管理和健康生态的概念；对国际健康保险产品和业务创新实践进行分析，总结发达国家发展健康生态的先进经验；对中国头部保险公司及银行系健康保险产品和业务创新实践进行分析，得到适合中国国情的健康生态发展的经验，为保险公司打造健康生态提供经验。

第一节　世界健康保险的起源和发展

一、世界健康保险的起源[①]

为了应对无时无处不在的风险，人类个体为了实现生存和发展的根本目的，一般都会集结成"群"，建立起基于血缘、地缘、业缘等的群体。从这方面来看，古代社会就出现了健康保险的原始雏形与功能。

对成员的疾病和丧葬提供经济补偿的互助共济的形式最早出现在公元前2500年的古埃及，然后出现在公元前9世纪的古罗马和公元前3世纪的古希腊。进入中世纪之后，工业革命的兴起使人类社会发生了巨大的变化，疾病和失业等不利的情况也逐渐出现。为了减少这种不利情况的影响，现代意义上的互助共济组织开始流行起来，健康保险的形态开始慢慢显现出来。此后，随着人类社会的发展以及风险管理技术的进步，健康保险逐渐形成了比较完整的体系，并在实践中发展成为社会医疗保障的重要组成部分。

在公元前2500年的埃及，泥瓦匠们就建立起了一种互助组织，该组织的参与者必须支付一定的互助会费，为成员的疾病和葬礼提供一定的经济支持。公元前9世纪，古罗马也出现了类似的团体。在这些组织中，影响最大且流传最广的是"格雷基亚"。该组织是由罗马教皇哈德建立的，该组织的运行机制主要是，罗马教皇向参加者收取100泽司（古罗马的货币）和一瓶清酒作为入会费，并给参加者颁发会员证，然后这些会员还须每个月向罗马教皇缴纳5泽司的会员费。在该组织的会员死亡的情况下，这个组织就向该会员的家属支付400泽司的丧葬费。为了使"格雷基亚"持续有效的运作，罗马教皇还制定了许多具体的规则，并将其刻在了石碑上。这成为古罗马互助共济组织起源

---

① 范娟娟. 健康保险的起源 [J]. 中国金融，2018（24）：112-113.

的一个有力的证据。除此之外，古罗马还有葬礼合作社和穷人团体，匈牙利学者将葬礼合作社和穷人团体解释成古罗马的人寿保险和健康保险组织。

在中世纪，由于奴隶制的存在和战争的不断发生，西方各国纷纷建立起了工匠行会、商人行会等各种各样的行会。这些行会旨在保护行会参加者的利益，利益范围不断丰富，从死亡逐渐延伸到疾病、伤残、衰老、房屋损坏等。俄国的名著《互助论》中写道："在中世纪，每个人都加入了一个行会和兄弟会，两个'兄弟'有义务轮流照顾生病的'兄弟'。"行会的活动是现代人寿保险、健康保险、财产保险的萌芽。

17世纪以来，工业的快速发展给人们的思想和社会生活带来了很大的变化，产业结构也发生了很大的变化，给劳动者带来了以前所没有的问题和风险。疾病和失业的风险在城市和乡村都存在。但相比之下，农村居民可能会生病和失业，但他们仍然可以得到朋友和家人的陪伴。然而，城市居民面临着不同的情况。当他们面临疾病和失业等困难时，他们无法得到家乡原始亲戚和朋友的陪伴和帮助。在这种情况下，友谊会就诞生了。

友谊会起源于17世纪末的英国，18世纪和19世纪是其发展的黄金时期，它在20世纪20年代和30年代开始衰落，从那时起，友谊会的数量就越来越少。还有的资料表明，友谊会可能源于古罗马时期。友谊会发挥了不可忽视的作用——在福利和医疗保健方面的先锋作用。实际上，友谊会是通过互助的形式为其成员提供国家可以提供的所有医疗保健等福利，但友谊会提供这些福利的时间比国家最早开始供给至少早100年的时间。英国著名的社会活动学家谈道："由于事故、疾病或年老而失去生存能力的下层平民通常会成为主要同情的对象，这就促使他们组成有益的团体，以确保他们能够依靠筹集到的微薄资金进行互助。"1697年，英国著名学者丹尼尔·笛福在《论开发》中对当时17世纪友谊会进行了大致的概括，并列举了当时仍然存在的友谊会。虽然笛福描述的都是大城市里的友谊会，但这样的组织很快就在别的很多地方建立起来了，到18世纪中叶这种组织就已经遍布全国各地。

1973年，英国通过了《罗斯法案》，该法案将友谊会定义为"一个通过其成员的自愿捐款，在生病、年老和没有保障的情况下提供联合救助的社团"，即其成员支付会费以维持其成员资格，当他们生病、发生事故或者年迈虚弱的时候，可以从共同基金中获得疾病津贴，当会员本人或家人生病时，他们也可以从友谊会获得医疗照顾和药品等。该法案颁布后的几年，英国涌现出了大量的友谊会。

1875年，英国皇家委员会对当时友谊会发展情况做了一次全国范围的调查，并把当时的调查结果印发成书，并与当时多个友谊会相关的法令条文一起，形成了 1875 年的《友谊会法案》。这个法案对友谊会做出了更加详细的划分和定义，其中第 8 条将友谊会定义为：无论是否有外部捐赠或帮助，它是由友谊会成员的自愿捐赠而建立的，当他们生病或处于其他困境（无论身体上的还是精神上的）时，或者在他们年老（50 岁以后）、寡居时，或为他们去世后留下的孤儿们在未成年时提供救济或维护的社团。无论职业和出身，任何年轻健康的员工都可以加入。职业通常不是加入友谊会的条件，但年龄却是一个限制因素。大多数友谊会都将加入友谊会的年龄上限定为 40 岁，而那些患有明显疾病或残疾的人被限制加入友谊会。

从以上历史可以看出，没有风险的存在就不会产生保险。面对人生中存在的客观风险，如出生、衰老、疾病、死亡和残疾，人类社会从未停止过对健康风险管理的探索。随着人类社会的发展和风险管理技术的进步，健康保险逐渐形成了相对完整的体系，并在实践中发展成为社会医疗保障的重要组成部分。

二、世界健康保险的发展

世界健康保险的发展先后历经了疾病保险、医疗保险和健康管理三个阶段①。健康保险是社会保障体系的重要组成部分，健康保险制度的产生和发展都根源于经济和社会的发展。

（一）疾病保险阶段

疾病保险是健康保险的早期形式，这种形式的保险用于补偿疾病造成的经济损失。这一时期的大部分健康保险是由雇主以商业健康保险的形式为雇员购买的。19 世纪中叶，在工业革命的推动下，英国社会生产力迅速发展，但是经常发生事故直接影响了铁路运输部门的运输效率。在这种情况下，1848 年英国铁路运输部门成立了"伦敦铁路旅客保险公司"，为铁路运输中的意外伤害提供保险，其保单附在车票的票根上，以保护运输过程中的严重伤害和意外死亡。从这之后，其他公司也开展了类似的业务。在 19 世纪中叶，在美国签发了第一份疾病保险单。1849 年，美国马萨诸塞波士顿健康保险公司出售疾病保险，以补偿被保险人因疾病而产生的费用。1900 年，美国纽约州的优良意外保险公司将基于年金的意外伤害和疾病保险引入英国，并很快普及，这种保险特别受个体经营者的欢迎。

在这一时期的健康保险制度具有以下三个特点：

---

① 周玉萍. 中国健康保险制度研究：历史、机遇与改革 [D]. 武汉：武汉大学，2013.

第一，从保障对象看，雇员的健康保险由雇主购买，购买健康保险的主要是技术工人，没有包括城市的贫民和农民，覆盖的范围比较有限。

第二，从费用支付看，主要由投保人（一般是雇主）支付保险费，当被保险人生病时候，由保险人提供医疗费用的补偿。

第三，从保障范围看，主要是疾病导致的医疗服务的费用，不包含住院等费用，质量较低且内容简单。

（二）医疗保险阶段

疾病保险存在着许多的局限性，基于这种情况，很快医疗保险就产生了。1915年，英国的意外伤害保险的给付就已经包括了住院和看护等费用。从1920年开始，团体伤害保险和疾病保险也进入市场。1911年，团体健康保险出现在美国市场上。在这一年，伦敦保证和意外保险公司出售了首个工作能力丧失收入保险。经过不断的探索和发展，健康保险已经由单一的疾病保险发展到医疗保险、失能收入损失保险、护理保险等涉及多个领域的保险。

1883年，德国颁布了《医疗保障法》，这是世界上第一部社会保险法。《医疗保障法》允许国家创建健康保险计划。该计划规定，只要是收入低于一定水平的工人，就必须要加入疾病保险基金会。这个健康保障计划是第一个由政府介入并主导的，也是健康保险制度发展的一个里程碑。在德国颁布这项法令之后，其他欧洲国家都相继颁布了单项社会保险立法。例如：1888年，奥地利开始实施疾病保险与职业灾害保险；1891年，匈牙利开始实施疾病保险等；1899年，在比利时首都布鲁塞尔成立了国际保险医学会；1901年，日本保险医学会成立；1911年英国《国家保险法》中有明确规定，国家政府必须要对工薪阶层提供疾病给付；1911年，澳大利亚创办了疾病保险；1914年，加拿大萨斯喀彻温省创办了都市一生计划，这是加拿大医疗保险的雏形；1921年，奥地利开始推行家庭津贴计划；1935年，美国颁布社会保障法。1924年，医疗保险模式逐渐开始蔓延到大多数发展中国家。到20世纪50年代，埃及、利比亚和土耳其等国家都开始纷纷仿效这一做法，全球各个国家都开始认同和采用健康保险制度，健康保险制度进入快速成长阶段。这一时期，健康护理、家庭津贴等的覆盖范围不断扩大。二战以后，资本主义国家的经济得到恢复和快速发展，且妇女、少数民族等的社会权利得到提升等，各国开始不断提升公共支出在GDP中的比重，拓展保障计划的范围和补偿额度，不断健全健康保险的相关制度，至此，健康保险制度进入成熟阶段。

（三）健康管理阶段

20世纪50年代，健康管理的概念首次在美国兴起。健康保险很快应用其核心内容。此后，健康保险由被动的事后经济补偿转变为主动的事后经济补偿、预防被保险人的疾病和事故，将预防性保健和医疗保险相结合的机制，从此健康保险的发展进入了全新的发展领域。

健康管理的发展与人类对健康的认识密切相关。在古代，人们的生活环境非常恶劣、生活水平也很低，那个时候首先考虑的问题是活下去，就没有时间和条件去考虑对健康的需求。但是后来，随着生产力的提高和社会的发展，基本的生存问题逐渐得到解决后，人们开始考虑影响健康的原因，认为"身体疾病"是威胁生命、影响生存的重要原因，由此，人们开始重视健康需求。20世纪90年代，世界卫生组织也将环境作为影响健康的重要因素，这是因为环境污染变得越来越严重且对健康有严重危害，认为健康是生理、心理、社会、环境四者相互协调的统一体。健康不仅是指一个人的身体健康，还包括其他方面的健康，如情绪、社会、精神和环境等。从健康状态到低风险状态、早期病变到疾病，这整个过程都是各个因素相互作用和影响的结果。如果长期忽视其中一种或几种因素，可能会导致潜在的健康风险。基于这种健康观，建立了健康管理的机制，通过有效和积极地动员个人、集体和社会，就可以实现最大的健康效果。健康管理机制一般由三部分组成。一是收集个人的健康信息，包括个人概况、健康状况和疾病家族史、生活方式、体检信息等。二是对健康风险的评估。对健康风险进行评估是健康管理的关键，一般根据个人的健康信息，通过量化各种危险因素与健康状态之间的关系，检测和评估可能影响疾病发生的危险因素。三是对健康进行干预。根据前两部分的结果，由医生或者健康管理者根据被保险人的实际情况量身定制健康计划，这就有助于被保险人在疾病发生前进行有效的预防干预，并对其结果进行动态追踪，以达到健康维护的目的。

第二节　中国健康保险的发展历程

一、中国健康保险的发展历程

从健康保险发展的特点可以看出，中国健康保险市场的发展是多种因素共同作用的结果。城市化进程的加快和潜在的居民医疗保险需求推动着中国商业健康保险的快速发展。随着中国社会保障制度的不断深入，商业健康保险在健全中国多层次医疗保障体系、满足人民日益增长的健康保障需求方面扮演着越来越重要的角色。从早年开始，健康保险在中国的发展先后经历了萌芽阶段

（1949—1994 年以内）、初步发展阶段（1994—1998 年以内）、快速发展阶段（1998—2004 年以内）和专业经营阶段（2004 年至今），如表 8-1 所示。

表 8-1　中国健康保险发展历程

萌芽阶段 (1949—1994年以内)	初步发展阶段 (1994—1998年以内)	快速发展阶段 (1998—2004年以内)	专业经营阶段 (2004年至今)
1982年国内恢复保险业务后，中国人民保险公司开始经营身人险，险种主要是简易人身保险、养老年金保险和团体人身意外伤害保险	从社会医疗保障制度改革来看，公费和劳保医疗制度的弊端日益突出，医疗费用持续大幅上涨，国家和公司已不堪重负。为了控制医疗费用的不合理增长，减轻国家和公司的负担，各地开始探索并逐步试行新的医疗保障制度	1998年12月25日，国务院颁发了《国务院关于建立城镇职工基本医疗保险制度的决定》，全面推行社会基本医疗保险制度的改革，这标志着实行了40多年的公费、劳保医疗保障制度即将被新的社会医疗保险制度所取代	2004年至今，国家颁布了健康保险相关的多部基础性法规，例如《关于加快健康保险发展的指导意见》《国务院关于保险业改革的若干意见》《健康保险管理办法》等，基本奠定了我国健康保险专业化经营的基础

（一）萌芽阶段（1949—1994 年以内）

1949 年新中国成立以后，因为中国的医疗卫生体制以公费医疗、劳保医疗以及农村合作医疗为主，再加上经济发展水平的落后，所以在当时商业健康保险没有发展起来。甚至在这一段时间内，整个保险行业都处在停止的状态。直到中国开始进行改革开放，经济迅速发展起来，在整个保险市场的推动和人们对自己身体健康的重视下，健康保险市场开始启动起来。1982 年，原中国人民保险公司上海分公司经过上海市人民政府的批准，推出了"上海市合作社职工健康保险"，这是中国在恢复健康保险业务后的第一个健康保险产品。此后，人民保险公司的分公司、分支机构根据自身的情况，因地制宜，推出了不同名称、不同条款的险种，还为部分地区的免费医疗和劳保制度提供了第三方管理服务。

1982 年保险业恢复以来，中国人民保险公司向市场推出了健康险产品"合作社职工医疗保险"。1991 年中国面向中小学生推出住院医疗保险，推出后得到一定的发展，参保人数达到 200 万多人。1993 年平安保险及太保公司推出个人及团体险种。此后，各种重疾险相继出现。在此阶段，中国的保险市场以经营财产险为主，健康保险所占的比重仍然很小，主要表现为：第一，中国保险行业刚刚出现，还处在萌芽期，人们根本不知道保险的存在并且对于健康保险大多持拒绝的态度，保险意识相对薄弱。第二，政府对国民生活的管控力较强，医疗制度涵盖职工医疗费用。第三，当时中国保险市场被中国人民保险公司垄断，产品的研发以符合国家要求为主，多为团体保险。第四，当时国家整体经济水平较低，国民的收入还未能满足对商业健康保险的支出。因此，商业健康保险在此阶段归为试水阶段，国家并未重视其发展，产品数量相对稀缺。

（二）初步发展阶段（1994—1998 年以内）

进入 20 世纪 90 年代后，中国开始进行社会主义市场经济改革，国民经济快速增长，人民生活水平不断提高，收入显著增加。基本的温饱问题解决后，人们开始追求生活的质量，越来越重视健康。

公费医疗和劳保医疗制度的弊端在社会医疗保障制度改革过程中就开始慢慢突显出来，医疗费用持续大幅度的上涨，导致国家和企业已经不堪重负。为了有效控制医疗费用的不合理增长，真正减轻国家和企业的负担，各个地方都开始探索和试行新的医疗保障制度。1994 年，镇江市和九江市被国务院确定为职工医疗保障制度改革的试点城市，推行社会统筹和个人账户相结合的社会医疗保险模式，1996 年，试点城市的数量增加到近 40 个城市。这一举动打破了传统的公费医疗和劳保医疗制度，探索了新的社会医疗保险制度，为商业健康保险的发展创造出了更大的空间。

从保险业的内部来看，随着保险市场的竞争者不断增多，"人保"垄断经营的局面被打破。产险和寿险分业经营被提上日程并逐步实施，平安人寿、太平洋人寿发展迅速，泰康人寿、新华人寿相继成立，外企友邦人寿也在一些地区开展业务，并引入个体业务员制度。客户在保险公司和产品方面有了更多的选择。

随着中国保险市场竞争主体的增加，保险公司在提高服务水平的同时，也积极借鉴国外经验，开发新的产品。1995 年，中国首次推出个人附加的定期重疾险，为癌症、中风、心肌梗死、冠状动脉绕道手术、尿毒症、瘫痪和重要器官移植 7 种重大疾病提供保障。此后，各寿险公司相继推出了多款重大疾病保险产品，从保险费规模来看，重大疾病保险成为商业健康保险市场中的第一大险种。按保险期间划分，重大疾病保险可以分为定期和终身两类。定期重大疾病保险为被保险人在固定的期间内提供保障，固定期间可以按保障期限确定（如 10 年）或按被保险人年龄确定（如保障至 70 岁）。有的公司将定期重大疾病保险设计为"两全"的形态，即被保险人在保险期间内未患重大疾病且生存至保险期末也可获得保险金，有的还提供等额的身故和高度残疾保障。与定期重大疾病保险相对应，终身重大疾病保险可为被保险人提供终身的保障。"终身保障"的形式有两种，一种是重疾保障为被保险人终身提供，直至被保险人身故；另一种是指定一个"极限"年龄（如 100 周岁），当被保险人健康生存至这个年龄时，保险人给付与重大疾病保险金额相等的保险金，保险责任终止。终身重大疾病保险产品都会含有身故保险责任，费率比较高，交费的方式比较多样，目前大部分客户都采用分期交费的方式（如20年期交）购买该类产品。

（三）快速发展阶段（1998—2004年以内）

1998年11月26日，在北京召开了全国城镇职工医疗保险制度改革会议。12月25日，国务院发布了《国务院关于建立城镇职工基本医疗保险制度的决定》（国发〔1998〕44号），全面推行社会基本医疗保险制度的改革，这标志着新的社会医疗保险制度将取代传统的公费、劳保医疗保障制度。新的社会医疗保险制度的思想是"低水平、广覆盖"，实行社会统筹和个人账户相结合的医疗保险模式。社会基本医疗保险的"低水平"主要表现在三个方面：一是统筹基金有起付标准（"起付线"），"起付线"以下的医疗费用由个人自己承担；二是统筹基金有最高支付限额（"封顶线"），超过"封顶线"的医疗费用也需由个人自己负担；三是"起付线"至"封顶线"之间的医疗费用由统筹基金和个人共同负担。一般情况下统筹基金的"起付线"为上年度当地职工年平均工资的10%，统筹基金的"封顶线"为上年度当地职工年平均工资的4倍。

社会医疗保险制度的改革为商业健康保险的发展留下了广阔的发展空间。因为参加社会医疗保险的员工在生病住院时需要自费的比例相当高，所以一些经营效益比较好的公司就开始考虑为职工购买补充医疗保险。同时，国家鼓励企业和个人在参加基本医疗保险的基础上投保商业保险，《国务院关于建立城镇职工基本医疗保险制度的决定》中提出，"……超出最高支付限额的医疗费用，可以通过商业医疗保险等途径解决"。财政部也下发了关于企业建立职工补充医疗保险的文件，企业补充医疗保险费在工资总额4%以内的部分，可从应付福利费中列支。这些都促进了商业健康保险的发展。

这个时期的商业健康保险具有保险业务范围迅速扩大、产品种类更加丰富、产品数量迅速增加以及保障范围更加全面等特点。商业健康保险积极探索和尝试业务模式，并取得一定的突破。健康保险供需之间的矛盾是这个发展时期的历史特征。

（四）专业经营阶段（2004年至今）

2002年，原保监会就开始大力推广健康保险专业化经营的理念。原保监会通过组织行业内部力量，完成了关于"中国商业医疗保险"的课题研究，出版了国内第一本系统阐述商业健康保险的专著，得出了中国商业健康保险发展必须走专业化发展道路的研究结论。就在这一年，原保监会组织了首届商业健康保险发展论坛，积极宣传专业化经营的理念，这无疑扩大了健康保险对保险行业的影响。2004 年以来，业界广泛认可了健康保险专业化经营的理念，这个时期是专业化实质性推进的时期。特别是原保监会积极推动健康保险行业走专业化经营道路。

2003 年年底，原保监会颁布《关于加快健康保险发展的指导意见》，以正式文件形式鼓励保险公司推进健康保险专业化经营，并继续主办第二届商业健康保险发展论坛，研讨专业化经营的具体问题，深化对专业化经营理念的认识。

2005 年，人保健康、平安健康、昆仑健康、瑞福德健康（2010 年更名为和谐健康）4 家专业健康保险公司顺利开业，新公司不以经营寿险业务和财险业务为主，而专注于健康保险业务，在市场竞争中专注探索健康保险专业化经营模式，推进中国特色的健康保险专业化经营道路。2006 年 8 月，原保监会正式颁布《健康保险管理办法》，这是健康保险第一部专门化监督规章。该办法首次统一了保险公司在健康险业务经营上的监督标准。

中国商业健康保险在专业化时期具有以下特点：在这一时期，国家出台了一系列的相关文件，明确了中国商业保险的地位和定位问题，指出商业健康保险和社会基本医疗保险都是中国社会医疗保障体系的重要组成部分。在市场上，商业健康保险产品更丰富，保障更加充分，业务质量得到整体改善。虽然商业健康保险市场已经基本形成了百家争鸣的局面，但专业健康保险公司仍然存在很多缺陷，这是起步较晚且先天不足导致的。整个市场表现为，商业健康保险的有效供给不足。商业健康保险的经营方式比较落后且风险控制能力比较薄弱，跟不上可持续发展的要求。

二、中国健康保险主要特点

健康保险作为一种以市场为导向的社会互助和应对健康风险的管理机制，已经成为医疗保障体系中补充医疗保险的主要提供者、基本医疗保障的竞争者和医疗卫生服务的供给者，是中国社会保障体系的重要组成部分，并且发挥着日益重要的作用。

（一）保费收入增长较快

随着经济的发展，人民群众的健康保障意识正在快速提升，在健康保险方面的支出快速增加。健康保险成为中国保险业增长最快的险种之一，已成为众多保险公司获取保费收入、扩大市场份额的主攻方向。

虽然中国健康保险起步较晚，但健康保险的保费规模和增长速度遥遥领先于其他险种。2015—2020 年，健康保险新增加的保单件数超过 16 亿件，赔付量达到 2.5 亿人次。2020 年健康险保费收入达到 8 173 亿元，相较于 2015 年的 2 410 亿元，大概是 2015 年的 3.4 倍，十年年均增长率达到 31.2%①，如表 8-2 所示。在这一时期，2016 年之前保费增速较快，2016 年 76 号文中要求规范中短存续期产品和 2017 年 134 号文中要求限制快速返还型产品，万能险和投连险的销售受到一定的影响，导致保费收入增速有所放缓。2020 年年初暴发的新冠病毒感染，使得人们意识到拥有健康险的重要性。2020 年健康险保费收入的增幅明显高于寿险，特别是在中国新冠病毒感染最为严重的 2 月，寿险出现负向增长，而健康险却正向增长。根据中国银保监会、国家发展和改革委员会、国家卫生健康委员会、国家医疗保障局等 13 部委在 2020 年 1 月联合发布的《关于促进社会服务领域商业保险发展的意见》，预计 2025 年商业健康保险规模将超过 2 万亿元，2020—2025 年仍将处于快速发展期，年均增长率预计仍将保持在 19% 以上。

表 8-2 2015—2020 年中国健康保险数据统计

年份	2015	2016	2017	2018	2019	2020
保费收入/亿元	2 410	4 042	4 389	5 448	7 066	8 173
保费增速/%	51.87	67.71	8.58	24.12	29.70	15.67
占总保费的比重/%	9.93	13.06	12.00	14.33	16.57	18.06
保险密度/（元·人）	175	292	315	390	541	576
保险深度/%	0.36	0.54	0.53	0.61	0.71	0.80

数据来源：EPS 数据库、中国银保监会。

从保险密度来看，健康保险的保险密度也由 2015 年的 175 元/人上升至 2020 年的 575 元/人，增长近 2.3 倍。值得注意的是，在财产险公司业务结构中，健康险业务的重要性也慢慢显现出来，2020 年其保费收入在全部保费收入中的占比达到了 8.2%，成为第一大非车险种。业务结构不断优化，保障型业务和储蓄型业务协调发展，经济补偿功能显现，盈利水平大幅提高，专业化经营和风险控制能力得到加强，行业发展基础更加坚实。

（二）经营主体快速增加

近年来，为了抢占健康保险市场，各大保险公司开始积极布局健康生态，

---

① 数据来源：EPS 数据库、中国银行保险监督委员会网站。

2020 年人身险公司中经营健康保险公司共 91 家，财产险公司中经营健康险的公司有 73 家。从 2020 年健康险保费收入规模来看，人身险公司的健康险保费收入占比 86.4%，财产险公司收入占 13.6%（见图 8-1）。2021 年上半年，人身险公司的健康险保费收入占比为 80.5%，财产险公司收入仅占 19.5%①。

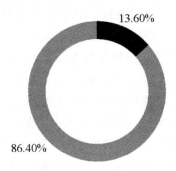

13.60%

86.40%

■财产险公司　　　■人身险公司

图 8-1　2020 年中国健康保险公司保费收入占比
（数据来源：中国保险行业协会前瞻产业研究院）

在人身险公司方面，中国平安、中国人寿、太保、新华保险等上市保险公司的健康险收入占比逐年增加，行业竞争加剧。中国平安、中国人寿、太保人寿的原保费收入超 2 000 亿元；新华保险、泰康人寿、华夏人寿、太平人寿的保费收入在 1 000 亿~2 000 亿元；其余保费收入均在 1 000 亿元以下。

国内有 7 家专业健康保险公司。2020 年专业健康保险公司保费收入占健康险总保费收入占比不断提高，前三名专业健康保险公司集中度占比为 6.09%。

（三）保险产品大幅增加

《健康保险管理办法》中规定，健康保险主要包括医疗保险、疾病保险、失能收入损失保险、护理保险以及医疗意外保险五大险种。截至 2020 年，在售的商业健康保险产品超过 5 000 款。医疗险和疾病险仍然为中国商业健康保险主要产品，2019 年，医疗险和疾病险保费收入占比分别为 64.4%、34.6%；护理险、失能收入险产品保费收入占比较低，分别为 0.9%、0.1%，如图 8-2 所示。

目前，中国商业健康保险已经形成多经营主体和组织多元化的格局。各家

---

① 数据来源：中国保险行业协会、前瞻产业研究院。

保险公司在经营健康保险过程中，为了适应成长期的中国健康保险市场且经过不断的发展，形成了多元化的经营组织模式。目前，中国健康保险市场经营组织模式主要有三种：专业健康保险公司、公司内部专业的职能部门和附属业务部门。随着商业健康保险专业化进程的不断深入，健康风险被更好的分散，承担更多的社会管理和服务功能，商业健康险服务领域不断拓宽且保障更加全面。

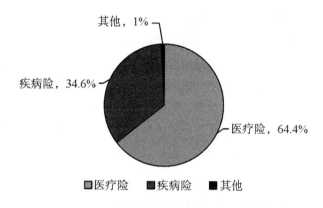

图 8-2 2020 年中国健康险各险种保费收入占比

（数据来源：中国保险行业协会、前瞻产业研究院、中国银保监会）

根据原保监会对《健康保险统计制度》的规定，健康险业务范围主要包括健康保险业务、健康保障委托管理业务和健康服务业务。第一，健康保险的风险业务是指保险公司因健康原因导致的损失给付保险金的保险，主要包括疾病保险、医疗保险、失能收入损失保险和护理保险等保险。目前这类健康保险业务各类保险公司的主要业务，并且已经形成按保险期间、目标客户、保障责任等多种不同标准细分的产品体系。第二，健康保障委托管理业务是保险公司接受政府部门、企事业单位等团体客户的委托，为其提供方案设计、咨询建议、委托基金管理、医疗服务调查、医疗费用审核、医疗费用报销支付等经办管理服务，收取管理费用，不承担委托基金运营风险的业务。随着城镇职工基本医疗保险、城镇居民基本医疗保险和新型农村合作医疗保险制度的开展，很多保险公司配合政府部门以不同形式参与了社保医疗的管理，积极服务于医疗保障体系建设。第三，健康服务业务是保险公司根据市场、客户的需求，通过协调各种社会医疗资源，为客户提供健康体检、健康管理、健康预防、咨询等服务的业务活动，即健康管理服务业务。现代健康管理的理念和实践最初是在美国出现的，并且已经有 20 多年的实践，首先广泛应用健康管理服务的是保险行业。健康管理在保险业的应用主要是通过健康管理减少投保人的患病风险来减少赔付费用。21 世纪初，中国引入了健康管理的机制，在不到 10 年的时间里，健康管理相关机构的数量已经突破万数，健康管理已经成为一个新的行业。2005 年国家公布了一个新的职业——健康管理师，同年，中国医师协会成立了医师健康管理和医师健康保险专业委员会。2006 年，中华预防医学会成立了健康风险评估和控制专业委员会。2007 年，中华医学会成立健康管理学分会。2008 年 4 月，随着《健康保险统计制度》的下发，健康服务作为健康保险的三大业务之一，成为健康险不可或缺的部分。

为了避免在经营医疗保险过程中出现提供过度的医疗服务、医疗行为的不规范、医疗收费的不合理等现象，中国保险公司意识到在健康险经营过程中与医疗机构合作的重要性，并开始试行医疗管理。在这一阶段，随着健康险专业化经营监管起步、多层次社会医疗保障体系全面建设、新医改开始启动、新保险法正式实施，商业健康保险得到了国家政策支持，取得了较好的发展。

第三节 健康保险市场存在的问题

一、市场规模有限

近年来，中国商业健康保险的发展势头比较好，但还应增强其在国家医疗保障体系中所发挥的作用。2020 年健康险保费收入占人身险保费收入的24.52%。健康保险在医疗总费用筹资比例中的占比偏低。中国商业健康保险在基本医疗保险支出中的占比较低。数据显示，美国是商业健康保险发展最快的国家，其商业健康保险的占比高达 64%，巴西、德国、英国商业健康保险的占比分别为 50%、39% 和 20%，中国则仅为 10% 左右。从国外经验来看，很多发达国家（如加拿大、法国、澳大利亚等）即使是以社会保险为医疗保障的主体，其商业健康保险在居民的医疗费用融资比重也能达到10% 以上，而这个指标在中国还停留在10%以下，说明健康保险在中国的医疗保障体系中没有充分发挥损失补偿作用[①]。整体上看，健康保险业的保险密度和保险深度远远低于保险业的整体情况（见表 8-3），市场还没有得到充分开发，限制了健康保险保障功能的发挥。

---

① 朱铭来，奎潮. 论新时期我国商业健康保险的发展 [J]. 中国保险，2010 (5)：9.

表 8-3 2015—2020 年中国保险与健康险保险深度和保险密度

年份	2015	2016	2017	2018	2019	2020
保险密度/（元·人）	1 766	2 239	2 632	2 724	3 046	3 233
健康险密度/（元·人）	175	292	316	390	505	576
保险深度/%	3.52	4.16	4.42	4.22	4.30	4.45
健康险深度/%	0.36	0.54	0.53	0.61	0.71	0.80

二、专业化经营水平低

目前，中国专业的健康保险公司有 7 家。这些公司经过多年的不断探索，成长比较缓慢，举步维艰，受限于政策支持的不足、行业竞争无序、经营成本比较高、盈利模式模糊、专业人才匮乏，生存空间仍然有待扩展。当前健康险市场的困境与问题，虽然与外部的医疗环境以及产、寿险的激烈竞争有关，但与专业公司自身的经营目标和战略定位不无关系，专业健康保险公司仍采用寿险的经营模式，而且在探索专业化发展道路上专业健康保险公司的决心不坚定，或许这些就是专业健康险踟蹰不前的主要原因。

制约商业健康保险发展的关键是缺乏专业的管理和技术，而且这更是运营成本居高不下，服务不到位的重要原因。在风险本质、精算方法、管理技术、服务内容等方面，对健康保险与寿险业务的差异性认识不足，健康保险的经营仍沿用寿险的经营模式和方法。而实际上，健康保险的出险率更高、赔付率更高、理赔工作量更大，以及险种风险分布的特点都决定了健康保险经营技术的要求更高、管理成本较大，因此保险公司须明确专业化的战略定位。

与发达国家相比，中国商业健康险的发展历史还比较短，从事商业健康保险经营的公司还在不断探索专业化管理经营，在服务管理方面还存在着很多不足。与其他商业健康险发达的国家相比，中国商业健康保险在一定程度上只是实现了形式上的专业化，在经营思路和管理服务方面还没有成熟的模式，主要表现在专业人才缺乏，如缺乏既熟悉产品又懂销售的复合型人才；专业化经营能力严重不足，体现为保险公司赔付情况差、盈利能力不强等状况。这就导致从事健康险业务的保险公司出现亏损，客观上严重地影响了健康险市场的发展进度。

截至 2019 年年底《健康保险管理办法》修订前，中国商业健康险更多的是形式上的专业化，例如设立专营事业部，在经营理念上尚未与国际完全接轨，国际的先进经验本土化推动得较为缓慢。这也正是一些公司未能完全达到《健康保险管理办法》要求的原因之一，在一定程度上影响了中国商业健康保险的发展。

三、风险控制能力有待提高

健康保险公司不仅要根据被保险人的医疗单据进行理赔，而且还要与医院形成"风险共担、利益共享"的联系纽带，介入医疗服务过程，控制医疗费用的增长，降低业务综合赔付率，提高医疗风险控制能力。中国医疗资源分布很不均匀，保险公司与病源充足的大医院谈判的能力非常有限，很难建立可以影响医院医疗行为和医药费用的深层次合作机制。健康保险业要探索与医疗机构建立有效的合作机制，抓住机遇，积极参与，发挥自身的资金优势、客户优势和品牌优势，直接投资于医疗机构，为自身的业务发展构建整合客户资源的平台、控制赔付风险的平台、实施综合服务的平台、创造良好盈利的平台。

市场发展受限的深层次原因是缺乏精算医疗基础数据与医疗风险控制机制，产品开发与经营受到制约。病人的病历、医疗服务的使用情况及医生处方等资料，对健康保险定价很重要。标准的信息系统可将患者病历与医疗服务使用联系起来，为费率厘定提供依据。信息技术与先进的理赔控制技术是管理式医疗保险的基本要素。在全球最具竞争力的美国健康保险市场，健康保险公司将大部分资金投入技术研发。一项美国健康保险调查显示，在该国 2 500 万宗索赔案中，75%的案件通过电子方式提交，而其中 68%的案件审理不用手工操作。

商业医疗保险产品开发和经营管理都需要基础精算数据，但目前医疗机构、社保部门和商业保险之间，没有建立信息发布和数据共享机制。因此加大了商业保险的经营风险，同时也不利于形成社会合力，控制医疗费用的不合理上涨。美国保险公司通过实行预期支付制度，将病人诊断结果分为 468 种，结合历史成本信息，规定每一类病人及其疾病的付费标准，最后按照这些标准对医院进行补偿。

由于多个商业保险公司进行跨界并购，并且开展多个新业务，随着时间的推移及不可预测因素的增多，战略风险以及操作风险在不断加大。首先，两者相对应的谈判机制建立还处在孕育状态，且中国医疗资源南与北、东与西分布不平衡，诸多大医院病源充足，不易建立影响医院医疗行为和医药费用的深层次合作机制。其次，大多数保险公司支付方式较为单一，只是按照服务项目付费，而在具体的理赔环节也简单地按照被保险人的医疗单据，并非直接将医疗所需费用提供给相应医院，使得相关部门难以对其进行有效的监督和控制。这样会使得民众需求增多，不容易控制医疗费用。此外，财险公司、寿险公司、再保险公司基本上都是在监管资本平衡线之下，这说明部分保险公司在风险控制能力方面能力不足，影响业务发展要求。在新医改形势下，商业健康保险在控制风险的能力方面有待提高。

四、产品同质化严重、产品供给需求错配

目前，在中国保险市场上经营健康保险的主体日渐增多，健康保险产品看上去很丰富，但实际上很多保险产品都很雷同。虽然当前健康保险产品涉及医疗、疾病、护理和失能等各个领域，但健康保险产品仍然不能满足人民群众的需求，各家公司的产品同质化现象比较严重，在产品开发时，缺少对需求的深入研究，市场需求颗粒度不够精细，且存在互相"抄袭"的行为，甚至有些保险产品过分地追求投资理财功能，脱离了健康保险的本质，从而造成健康保险产品供给与需求难以有效匹配。目前，保险公司推出的许多健康险产品，或是因为价格太高，消费者承担不起，或是因为保障范围过窄，无法满足消费者的医疗保障需求，例如，某些产品只对某种特定的疾病或是意外伤害造成的医疗费用支出提供保障，而某些产品仅限于为住院费用支出提供补偿，风险划分过细，综合性不强。健康保险产品在健康险业务专业化经营中是根本，如果没有真正既满足市场需求又维护保险公司利益的健康保险产品，那么就很难实现专业化经营健康保险。

首先，险种结构不均衡，中国商业健康保险主要集中在重疾险与医疗险，长期护理险比重少，失能收入险几乎为零。随着中国逐步迈入老龄化社会，未来对长期护理险和失能收入险的需求将大幅增加，而保险公司作为供给端能否及时提供相应产品，给予消费者健康保障，减轻其经济负担，对缓解老龄化社会问题至关重要。其次，市场上健康险产品同质化严重，创新不足，不能满足不同层次消费者的多元需求。究其原因，健康险相比寿险和财险更加复杂多样，其投保标的本质是消费者的健康，表现为人的身体机能。寿险投保标的是人的寿命或生存与死亡，这与财险不同，二者产品设计皆有量化标准，相较之下，健康险缺乏量化标准，保险公司难以获得医疗大数据，以测算某种疾病的发生率、人群特点、治疗费用等，导致其产品设计时费率厘定难度增加，给付率与保险金额测算不够准确。

总之，健康保险近年来发展较快，但产品质量不高，同质化严重。目前，各公司经营的健康保险险种大同小异，保险责任、保障额度、保险期限、附加

服务等方面相差无几，承保的主流群体为标准体或次标准体，而针对老龄人群、慢性病人群的健康保险发展滞后。保障人群错位问题长期存在，忽略了真正需要健康保障的群体。同时，目前健康保险产品创新周期长、结构单一、可替代性强，而保险公司核心竞争力不足，进一步引发了恶性价格竞争，不利于保险公司稳健经营。

第四节　健康保险和健康生态

一、健康保险

保险行业的健康生态是指推动保险经营从传统的资金赔付角色，转变为风险保障和医疗健康服务综合解决方案的提供者。保险公司围绕客户全生命周期，上游做好健康预防，中游做大保险支付，下游布局医疗服务，积累健康数据，反哺产品设计和风险管控，加快形成保险业全产业链发展格局。

保险作为支付方，是大健康生态链条中的核心环节。它不仅可以在产品的协同和服务的延伸上发挥积极的作用，还可以从前端的疾病预防、日常的就医协助、后端的康复以及慢性病管理等方面进行深度参与。可以说，保险贯穿了预防、治疗、康复整个生态链，并逐渐转型为健康管理者角色。

健康保险不再只是用于补偿经济损失的工具，更是保险行业和整个大健康生态的"联接点"，以支付联接医疗，以保障支撑健康。对于协调大健康生态圈的发展，健康保险的重要性不言而喻。基于保险公司的筹资功能、支付功能、投资功能，还有它的客户流、现金流，保险公司在健康生态圈的建立中具有先天的主导能力。

在现金流方面，保险公司作为体检、健康管理、医院和药店的支付方，具有整合生态圈内现金流管理的先天优势。在客户流方面，通过保险和医疗业务以及不同医疗业务之间获客上的协同，可用多种服务满足客户需求，提高客户黏性。在信息流方面，搭建统一的信息收集平台和后台信息系统，实现生态圈内以及跨生态圈的信息共享和应用，帮助保险公司掌握客户体验、诊疗、用药和理赔等多方信息，加强个案管理。在药流方面，从需求到供应多环节控制药物质量和成本，降低赔付。

健康险作为医疗费用的支付方，在健康生态建设中扮演着核心角色，主要体现在以下三个方面：

一是健康保险是产业链上下游相关方的融合器。协作医疗健康资源是健康保险具有的天然优势，它可以强化支付方的角色定位，并且能够连接产业链条上的上下游资源，可以给其带来丰富的客户资源，还可以将群众的潜在需求转化为现实购买力，加速促进医药养护等相关产业的快速发展。比如在美国，医疗保障覆盖的总人群中，健康保险覆盖人群占比高达63%，健康保险赔付支出占医疗总费用的比重高达35%；从上市医院收入来源看，来自健康保险的收入占比已经超过55%。

二是医疗资源配置的优化器。发挥出市场在优化医药等资源配置中的决定性作用，提高社会治理效率，监督医疗行为，控制医疗费用上涨，提升医院和医生的收益，推动分级诊疗和医保、医疗、医药"三医"联动，成为政府撬动医药卫生体制改革的有效抓手。

三是创新社会治理的保障器。通过发挥市场优势和专业技术优势，既可以科学管理基本医保，放大保障效应，与政府合力托举民生，以便促进社会和谐，也可以为群众提供健康保险和健康管理相结合的一揽子服务，使群众不得病、少得病、即使得了病也能得到科学适宜的治疗，防止因病致贫、因病返贫。

为了发挥健康保险的支付方功能，提高群众的医疗保障和健康水平，必须处理好政府和市场的关系，深化医疗健康领域的体制机制改革。一是构建政府委托业务的市场化经办管理机制，按照政事分开、管办分离的原则，加快推进医疗保障体制机制改革，实现"政府效率最高、成本最优、群众保障水平更高、服务水平更好"。二是改革保险机制，发挥商业健康保险的精算、机构网络、专业服务等优势，实现"社保+商保"的无缝链接，形成"基本医保+雇主投保+个人投保"的保障"三支柱"，把群众的实际医疗费用报销比例提高到85%~95%，以增强群众的获得感和幸福感。三是强化健康保险作为支付方的角色定位，用市场的手段，有效平衡政府、患者、医疗健康机构、保险公司等各方的利益，实现多方共赢。

二、健康管理

20世纪50年代末，美国保险业的管理者逐渐发现，在加入健康保险的人群中，大部分人用了很少的医疗费用，而其余的小部分人却花费了大量的医疗费用，从而给保险业带来很大的负担。因此减少小部分人的高额医疗费用就显得尤其重要。美国保险业首次提出了健康管理的概念，对医疗保险用户开展系统的健康管理服务。其核心内容是：根据投保人的身体状况进行分类，对可能患有慢性病的投保人进行先期的管理，引导客户进行自我保健和健康管理，最大程度上减少投保人的患病风险，进一步控制医疗费用的支出，从而达到降低公司保险赔付的目的。

经过近五六十年的发展和完善，当前健康服务业已成为美国的第一大产业，占其 GDP 的 16.9%，并形成了一种多方共赢的健康服务体系。健康管理每一个环节都有管理者，政府、社区、医疗机构、健康管理组织、医疗技术人员、患者均参与其中。美国健康管理的实施是从政府到社区，从医疗保险到医疗服务机构，从健康管理组织到雇主、员工，从患者到医务人员，人人参与健康管理。从服务内容的角度分析，美国的健康管理由医疗保障系统支撑，主要服务各类群体。宏观上，美国政府制订健康管理计划"健康人民"，每十年一个计划、执行、评价循环，旨在不断提高全国的健康水平；微观上，美国健康管理公司的具体运营情况是：其服务对象是大众，但直接客户是健康保险公司。

未来的健康管理将覆盖全生命周期、贯穿整个健康生态链条，突破传统意义上单方向的服务供应方和消费需求方。而链条上的健康服务方将互为供需，在保险支付方的联动下，实现健康管理、保险保障、消费者三者之间的良性循环。

三、健康保险+健康管理

美国健康险的经营模式在 20 世纪 90 年代完成了由传统的费用报销型到管理式医疗融入保险的转型，建立了真正意义上的"健康险+健康管理"的商业模式。在客户消费体验方面，融入管理式医疗的健康险较传统报销型更有优势，将健康管理和健康维护纳入健康保险服务，丰富了健康保险的服务内涵。在成本控制方面，管理式医疗加强了"医""保"合作，强化对医疗行为的管控，促使医疗资源合理使用，减少了过度医疗行为导致的医疗费用快速上涨的问题。"健康保险+健康管理"发展模式通过投保人、保险机构和医疗机构三方合作，使保险既能提高个人的健康水平，减少患病风险，又能降低投保人的疾病风险，增加保险行业商业利润。同时也降低了政府的医疗费用支出，使投保人、政府和保险公司多方获益。如此，美国"健康保险+健康管理"的专业化发展模式基本形成，为美国健康管理服务业的发展奠定了基础。1969 年，美国政府将健康管理纳入国家医疗保健计划，使健康保障体系进一步完善。

中国健康险行业已过了超高速发展期。重疾险代理人红利时代结束，新单开发变得困难，竞争逐渐从"增员获客"向"存量经营"转变。因此，各保险公司纷纷进入健康生态领域进行竞争，一方面，能够提高客户黏性，不断促进保险公司与客户之间的互动，实现老客户加保；另一方面，通过健康管理让保险提前进入客户的疾病治疗，达到降本控费的目的。健康生态的搭建是目前破解健康险困局的重要手段。

在健康险产品同质化严重、竞争激烈、盈利空间被挤压缩减的行业格局中，降本控费、增加盈利点和扩展获客通道是保险公司发展和经营健康险的关键，除通过高素质的代理人构建自身竞争优势外，通过资本投入打通整条健康产业链，将保险产品与健康医疗服务相结合，满足客户全方位的医疗健康需求，成为发展的必然之路。

近年来，多家大型保险公司及头部保险经纪平台已经加快在健康生态领域的布局，构建自身差异化的竞争优势，既可以降本控费又可以增加盈利点。

从健康管理供给端来看，中国当前医疗资源分布并不平衡，限制了健康管理服务的供给。以分级医疗体系来观察，中国三级医院承接了过重的医疗服务需求。2021 年 1—3 月，3 044 家三级医院诊疗人次为 52 247 万人次。相比之下，22 783 家一级、二级医院诊疗人次共计 37 656 万人次。由于三级医院仅能为患者提供疾病治疗和康复等服务，无法进行日常健康管理，目前健康管理服务产生较大的供需缺口。

保险公司介入日常化的健康服务与管理，可有效解决与客户交流的低频次问题。医疗险和疾病险赔付条件较为严苛（医疗险一般有免赔额、疾病险发生率较低），导致保险公司与客户交流频次少，不易维护客户关系，会降低客户黏度。而日常化健康服务与管理主要解决客户未出险时的健康需求，如电话问诊、线上问诊、线上购药等服务。从低频保险到高频服务的转变，有助于提高客户黏性，提高续保率及复购率。同时，保险公司可通过嵌入生活场景，鼓励客户采取健康的生活方式和对疾病进行提前监测，如：步数累计可以兑换保险或提高保额、可穿戴式的设备随时监测自身身体状况以及鼓励客户进行疾病筛查或体检并给予一定折扣等。

保险公司介入出险时的就医服务，可以帮助其有效控制赔付成本。目前医疗险由于普遍采取事后理赔，无法了解患者就医时情况，很容易出现过度医疗，增加健康险的赔付成本。此外，"惠民保"等一系列面向"既往症"人群、非标体人群的医疗险的推出，也大大加重了保险公司的赔付风险。部分保险公司通过连接医院，提前介入客户治疗，提供医疗费用直付，可以控制不必要的医疗支出；或者让客户至指定或合作的医院就医，提供舒适的就医体验，全程控费；有部分保险公司通过与第三方公司合作，将指定的服务及赔付风险部分或完全转移出去，降低自己的赔付压力，如部分特药险及海外医疗险。

如今，头部保险公司通过打造"健康保险+健康医疗"全生命周期（包含预防、检查、诊断、医疗、康养等环节）健康管理闭环，覆盖客户的全医疗健康周期，参与到客户的前端健康引导检测到后端康复疗养的整个流程，全方位实时获取客户的健康水平与状态数据。获取用户的健康数据和医疗数据，交由健康风险评估模型进行持续定价评估，充分利用健康信息开展产品设计、定价、核保和赔付等工作。

中国"健康保险+健康管理"发展处于初级阶段，产品服务设计模式还在探索，融合程度不高，产品服务相对隔离，这与资源整合、业务协同能力尚未成熟有关。毕竟这些能力都需要保险公司长时间的投入。

第五节　本章小结

中国商业健康保险正在进入一个全新的发展时期，呈现出积极良好的势头，但也存在着较多的不确定性和挑战，整体仍然处于发展的初级阶段。

从市场整体来看，中国的健康险规模小、增速高、空间大，蓝海市场特征明显。由于近年来国民健康意识逐步增强，中国健康险市场得以快速发展，经过 5 年的持续增长，2020 年中国的健康险密度为 576 元/人，健康险深度为 0.8%。然而，中国健康险市场的密度与深度与成熟市场相比，还差得太远。早在 2013 年，美国健康险密度为 16 800 元/人，德国健康险密度为 3 071 元/人。

从健康险险种总体数量来看，个人重疾险和医疗险占比较大，"泛寿险化"和"个险化"特征明显。首先，从险种方面来看，在 2020 年健康险市场中，占比最高、增速最快的是疾病险。其次，从健康险的保障期限来看，占据主导地位的是长期险，且尤其是定额给付型的长期重疾险，和医疗供给关联不大，呈现明显的"泛寿险化"。最后，从健康险的目标客户来看，个人客户占据主导地位，"个险化"特征明显。

从经营健康险的经营主体来看，市场集中度高，人身险公司是销售主力。人身险公司市场份额远高于财产险公司，人身险公司凭借长期健康险成为销售主力，2020 年人身险公司健康保费收入份额高达 86.4%。

总体上来看，中国的商业健康险取得了不错的进步，健康保险产品类型不断丰富，保障范围逐渐扩大，但是中国健康险的覆盖范围还是很有限，医疗费用支出与发达国家差距还很大，全国享受健康险红利的人口占比还是很小。

近年来，人们对价格亲民、产品灵活的消费型健康险的兴趣逐渐浓厚，保险公司大力发展健康险的意愿也越来越强，健康板块占比水涨船高，健康管理势在必行。2019 年年底，中国银保监会发布《健康保险管理办法》，支持商业保险机构积极参与健康中国行动，推动健康保险与健康管理融合发展。商业健康保险与"健康中国"战略相融合，不仅需要提供医疗保障，也要促进客户健康。从发展趋势来看，商业健康保险正从"事后理赔"向"事先预防、事中干预"转变、从围绕保单"费用保障"转向关注客户"身心健康"。同时，商保机构也需要积极整合资源，形成差异化竞争策略，为客户提供"健康保险+健康管理服务"，提供慢性病管理、就医管理、病后康复等全方位的医疗支持服务。

第九章　国际上健康生态保险业务创新实践分析

第一节　典型发达国家保险公司参与健康生态的实践和探索

一、欧美典型发达国家保险公司参与健康生态的实践

从国际经验来看，发达国家的保险公司正加快参与健康服务业，究其原因主要有以下三点。一是健康服务已成为发达国家的支柱产业。数据显示，健康服务业占 GDP 的比重不断提高，美国的健康产业占 GDP 的比重达 20%，成为国民经济第一产业；德国、日本等国健康产业占 GDP 的比重在也在 10% 左右。此外，医疗服务消费具有刚性。在美国的历次金融危机中，唯一没有负增长的行业就是医疗行业，可见健康服务业具有很好的抗经济周期特性。二是健康服务业的需求正与日俱增。随着城市化建设和人口老龄化的加速，人民在生活水平提高后引起了对健康的高度重视，对健康服务需求日益凸显，需求呈现出多样化特点并逐步加速释放，因此健康服务业的发展空间是巨大的。三是保险业与健康服务业具有天然的合作基础，二者的跨界合作可以实现多赢格局。保险公司，特别是健康保险公司，服务对象及运营模式与健康服务存在高度契合。健康保险业务在核保、理赔等环节需要与医疗机构相互联动，而健康医疗机构又是商业健康保险实现良性可持续发展的重要影响因子。综上所述，欧美发达国家保险公司参与健康服务业的实践如下。

（一）美国凯撒医疗：整合医疗服务和医疗保险

在美国，政府仅对老人、穷人和军人提供社会医疗保险，因此商业健康保险市场巨大。凯撒医疗（Kaiser Permanente）集团成立于 1945 年，是美国最大

的整合医疗服务系统之一，同时也是美国健康维护组织（Health Maintenance Organization，HMO）的鼻祖。截至 2020 年年底，凯撒医疗集团在美国拥有 1240 万会员、21.7 万名员工、2.3 万名医生，医疗业务覆盖 8 个州和哥伦比亚特区[①]。凯撒医疗核心运营架构（见图 9-1）可分为三条主线：凯撒基金健康保险公司及其地方运营机构；凯撒基金医院；凯撒（永久）医生集团。这三条业务线协调运转起来，复合成一个以用户为中心的生态系统。

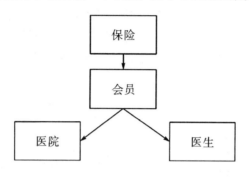

图 9-1 凯撒医疗核心运营架构

凯撒医疗集团内部的三个部分虽然相对独立，但又高度整合。保险公司负责售卖保险、筹集资金，凯撒的主要客户是公司企业集体参保，其他少量为政府背景的 Medicare 和 Medicaid，个人直接参保的比例非常少。在会员稳定的情况下，凯撒拥有固定的营业收入，保险公司和负责医疗机构运营的医院集团联合成为共同体，需要利用有限的资金来为会员解决健康管理和医疗服务，结余的资金可以在集团内部再次分配。这一方式改变了在按项目付费的模式之下，医疗机构缺乏节约资金动力的问题，正面激励了医疗机构合理、高效的应用所有资源。

此外，医生集团也是相对独立的，它会定期与医院集团谈判，从而获得资金维持运营。医生集团和另外两个部分一起承担了风险：一方面，医生若能够很好地控制成本，就会有更多的结余资金用于再分配；另一方面，若成本控制不佳，医生的收入相应也会有所减少。因此，减少疾病发生和就医成本就成为医患双方的共同目标。

在反馈上，凯撒医疗会采用同行评议的方式对医务人员进行考核评价，促使全科医生和专科医生之间、不同层级的医务人员之间、不同专科医生之间的对接联系非常融洽。凯撒医疗的医生团队中，约一半是专科医生，另一半为家

① 孙婷. 健康产业深度报告：抢抓大健康产业时代机遇 [R]. 上海：海通证券，2021.

庭医生，每个家庭医生负责 2 000 多名会员的健康保健工作，并且凯撒医疗集团内每家实体医院都有自己相对独立的管理层和治理架构，各个实体在独立运行基础上能够进行最大程度的合作。

总体来看，凯撒医疗的组织架构，指向了一个利益一致的活性价值体系，实现了患者、医生、医疗机构、保险机构的共同整合。凯撒通过销售健康险产品筹集资金，并通过自建或合作的方式建立自有的医疗服务网络为会员提供全方位的医疗服务，其运营主要遵循"保险—医院—医生"集团的闭环医疗管理模式，在保险公司、"医院+医生"、会员三位一体的封闭体系内（见图 9-2），实现了自负盈亏的高效运营，并通过预付费制度为医疗机构提供了成本控制的动力。

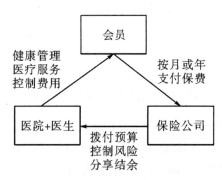

图 9-2　凯撒闭环医疗管理模式

从图 9-2 中我们可以得知，保费是凯撒医疗收入的主要来源，而其盈利模式在于对会员的健康管理和医疗费用的控制，提供服务后的结余资金可以在集团内部进行再分配。因此在凯撒医疗的生态系统内，在当年保费收入恒定的前提下：如果总医疗费用上涨，则其利润下降，第二年的保费定价会上涨，会员满意度会下降，则系统的稳定性下降；如果总医疗费用下降，则其利润上升，医生的满意度会提升，第二年的保费定价会保持不变或下降，会员满意度会提升，则系统的稳定性增加。

在此模式之下，凯撒医疗几乎全部战略和业务都围绕着一个目标，那就是用户的健康。因此凯撒在运营中尽心尽力去为会员们提供全方位一体化的健康服务，客户从疾病预防、疾病诊疗到病后康复，都会得到医务人员的悉心照料。

2010—2019 年，凯撒医疗的营业收入维持着稳定增长，营业收入年复合增率约为 7%，平均利润率约为 3.1%，这体现出了其稳定的运营能力，如图 9-3 所示。此外，医疗信息化、远程医疗、AI、大数据等领域也是凯撒风投的布局重心。在运营区域上，凯撒医疗最大的地区分支是其发迹时的加利福尼亚州，整个加利福尼亚州的凯撒医疗会员数量，超过加利福尼亚州以外所有地区凯撒会员数量。美国媒体数据显示，凯撒医疗集团的医疗成本费用相比其他医院降低了18%，其控费能力可见一斑。凯撒医疗集团在其完整的运营闭环内，实现了低成本高效率地运行。

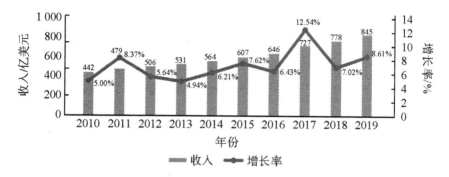

图 9-3　2010—2019 年凯撒医疗营业收入情况

（数据来源：雪球网）

2020 年，凯撒降低了许多联邦医疗保险优先计划会员的自付费用，同时提高了福利，使个人和家庭计划的平均增长率保持或低于预期的通货膨胀率。凯撒医疗现任董事长兼首席执行官格雷格·亚当斯在接受采访时说：“我们的净收入将直接用于我们的核心使命，即为我们的会员提供优质、可负担的医疗保健，并维持我们会员的健康。”

（二）英国保柏集团：领先的健康保险与医疗保健集团

保柏集团（以下简称“保柏”）成立于 1947 年，是英国最大的健康保险公司。除了健康保险，保柏还在全球范围内经营医疗机构、护理机构，提供慢性病管理等。2017 年，保柏的业务收入为 122 亿英镑，其中健康保险保费收入为 89.2 亿英镑，医疗护理收入为 32.8 英镑。截至目前，保柏已投资 17 家医院、343 个诊所、949 家牙科诊所、317 个养老院[①]。保柏成立至今始终坚持贯彻三个方针：

一是投资医疗机构。2013 年，保柏并购波兰最大的私营医疗服务提供商 LUXMED 集团。同年 10 月，并购中国（香港）最大的私营连锁诊所——卓健医疗服务公司。

---

① 冯鹏程，陆优优. 保险公司参与健康服务业动因、路径及经验借鉴［J］. 中国保险，2018（9）：11-14.

二是做世界领先的护理服务机构。1996年，保柏在英国收购了30家养老院，开始进军护理行业，目前已成为全球最大的老年护理服务机构之一，为英国、西班牙、新西兰和澳大利亚的老年人提供护理服务。此外，保柏家庭护理为刚出院以及需要长期看护的患者提供各种上门医疗护理服务。

三是推出移动医疗项目。保柏推出的健康跟踪App强调四大健康支柱：精神、营养、放松和锻炼。每一模块都设计捆绑式奖赏和互动活动，也能选择性转入第三方App平台和穿戴设备。除此之外，保柏还有其他App，例如"Health Finder"，会根据不同的医疗症状，初判疾病，并推荐距离最近的医疗机构提供就医服务①。

保柏集团的业务模式如图9-4所示。

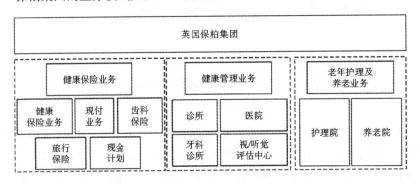

图9-4　保柏集团业务模式

保柏一直被誉为保险界的王者，因此成为对医疗品质和体验有着极高要求的高净值人士的第一选择，真正成为"看病难"的终结者。保柏是全球唯一的一家整合式医疗保健保险公司，是一个没有股东的互助机构，利润全部用于给现在和未来的客户提供更丰富、更优质的医疗保险服务。其宗旨是以客户福利为核心，保险只是它的一部分，它的定位是一个医疗服务机构。

目前保柏在全球已经有100多万家医疗机构的服务网络，业务遍及全球。保柏拥有全球顶级的医疗资源，可根据客户病情特征，迅速在全球范围内搜索治疗该疾病的权威机构和专家，相关机构使用的全部都是全球最新、最先进药物和设备。接下来第二次诊疗意见由世界顶级专家提供第三方医疗建议，有专家委员会提供独立报告，并且以最快的速度安排协调就诊事宜，全程有顶级服务团队协助办理，无各种条款限制。保柏的使用标准都是医疗必须，免责条款极少。此外，保柏拥有全球最大的直付网络以及近130万家直付医疗合作机

---

① 资料来源：公司官网、公开资料整理。

构，几乎涵盖了国内、国外的诸多顶级医疗机构，例如中国的北京协和、中日友好、首都医科大、和睦家，美国的梅奥诊所、MD 安德森癌症中心等医疗机构。这些医疗机构都可享受无现金直付服务，也就是就诊后签字即可走人，由保柏来负责后续事宜，让客户感受尊贵、卓越的医疗服务。

（三）德国 DKV

DKV 创立于 1927 年，是欧洲最大的健康保险公司，同时也是全球健康保险公司五强之一。公司总部设在德国，一直专注于商业健康保险市场，已经累积了 90 多年的专业经验。作为 ERGO 保险集团成员以及慕尼黑再保险集团旗下公司，DKV 致力于健康服务领域，通过健康保险，为个人和团体提供"从摇篮到坟墓"全生命周期的健康管理服务（包括保健、预防、治疗、护理和养老，如图 9-5 所示）。

创立至今，DKV 一直专注于商业健康保险产品领域，并在该领域内以客户为导向，深耕细作，细分市场，提供多样、全面、灵活组合的健康保险。一方面，公司对健康保险市场进行细分，针对不同年龄段、不同身体状况、不同收入状况的客户群开发不同的健康保险产品。一是推出优质的综合健康医疗保险（法定医疗保险替代产品）争取高端人群市场，二是针对口腔健康、失能等法定医疗保险未涵盖的内容，开发各类补充型医疗保险产品，吸引参加法定医疗保险的人群购买。目前，DKV 能够提供的产品形式多样，相关产品均可灵活组合购买，给客户提供"量体裁衣"的多样化选择。另一方面，DKV 为客户提供一站式全流程服务。客户在购买需要的保险产品组合后，通过 DKV 的子公司及联营公司构成的医疗健康服务网络，在生病时可以通过拨打健康热线等方式获取包括就医方案推荐等的咨询服务，去 DKV 旗下诊所和医疗集团可享受优先就诊，处于康复期的客户可以享受到护理服务，慢性病客户可以享受到日常健康跟踪管理的服务，也可以享受 DKV 旗下的连锁牙医诊所提供的专业口腔健康服务，老年客户可以享受旗下的养老院、老年护理机构等服务，出国旅游或商务人群罹患急症可以享受到国际救援机构的服务。

这一切成功的关键因素在于，DKV 打造了一个全面的医疗健康服务网络，同时围绕健康形成了强大的一站式服务能力。从 2001 年开始，DKV 通过参股或联营方式进行产业链延伸，主要集中在下游的医疗健康产业。截至 2013 年年末，DKV 拥有 34 家子公司、联营公司，包括医院、养老院、牙科诊所、护理服务、保健、房地产（养老），此外还有医疗数据采集与评估、资产管理以及保险经纪和金融服务等。通过医疗健康服务网络，DKV 将健康保险同客户的多样化健康需求紧密联系起来，以健康保险的形式，一站式解决了人们生命全周期的健康需求，保健、预防、治疗、护理、养老无不包含在内，形成了独特的健康生态圈，与此同时为公司打造了强有力的竞争壁垒。同时在发展的过程中不断积累经验，强化专业能力。一是专业的产品开发和服务能力：DKV充分利用旗下医疗数据采集和评估子公司，不断深挖健康数据相关资料，为产品设计定价提供技术支持，发掘细分市场，保证产品精准定价；借助于投资的医疗机构和健康管理机构，为客户提供更便捷、更优惠、高质量的一站式服务，如慢性病跟踪管理、全天候咨询导诊、就医优先、快捷结算等。二是积极持续的创新能力：为应对不断变化的经营环境和政策，DKV不断推陈出新，在产品、服务和业务模式等方面大胆创新，围绕客户健康需求挖掘商机。例如，DKV发现德国白领阶层对于预防性检查需求较大，即设立子公司专门致力于发展预防性健康服务，随即推出德国首个预防性商业健康保险产品OPIMED，该产品被评为2001年度最佳创新产品。一切正如DKV所宣传的"从摇篮到坟墓"，覆盖全生命周期的所有健康方面的需求都能够得到满足。

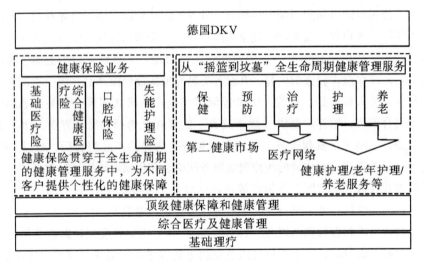

图 9-5　德国 DKV 业务模式

二、亚洲典型发达国家保险公司参与健康生态的实践

日本生命成立于1889年，是日本最大的寿险公司，至今为止已有100多年的历史，是全球公认的超大型金融机构。公司成立以后建立了独立的日本死亡率统计数据库，并以此为基础一度成为管理日本养老金发放的最大机构。1947年，公司转制为相互寿险公司，成为日本第一个决定向投保人提供利润分红保单的相互保险公司。

日本生命致力于提供满足客户真正需求的产品和服务。在不同的生命周期，客户要优先考虑的问题是不同的，人寿保险公司所提供的产品应覆盖目标客户全部生命阶段的需求。此外，近年来人们的生活方式不断转变，人口结构发生了巨大变化。为了应对这种多样化的客户需求，日本生命在适当的情况下进行了产品结构的调整：根据客户需求，提供集退休储蓄、医疗、护理、死亡等多方面、全覆盖的人寿保险产品。公司一直秉承"共存共荣，互惠共生"这一与公共福利紧密联系的社会哲学，将公众的理解与支持看作公司长期发展的根本动力，体现了相互人寿保险公司"以人为本"的本质特征。

日本生命通过多种方式融合了医疗机构。一是设立日生医院，为日本生命开发支持销售的健康知识小短片，利用医院数据开发保险产品，通过专业知识支持医疗查勘和理赔，为客户提供健康管理和疾病预防服务等医疗支持。二是在养老社区中配套医疗机构。投资的日升伊甸园养老社区中设有医院，提供老年人的健康体检及老年慢性病、常见病的门诊和治疗等服务，重病则转院至外部综合性医院。日本生命还参股了养老和护理服务企业，但所有投资企业都是为了服务主业。三是提供免费的健康咨询和优惠的健康服务。通过医疗热线和互联网为客户提供免费的健康咨询。日本生命为客户提供最适合诊疗或二次诊断的医生。与医疗机构、体检机构、健身机构合作，客户可以优惠价格购买服务。日本生命向客户提供的健康服务不单独收费，费用成本在产品定价时考虑。比如，购买主打产品——"未来的七彩拼图"的客户可免费享受最佳主治医生推介服务。

日本生命在开发服务和商品方面，始终处于领先地位。1999年，为了奉行"最优质综合保险服务"，推出了世界首创的"日生保险账户"服务。"保险账户"服务制度成为集团各公司的共同经营基础，它将寿险、产险、医疗险、护理险等各种保障集中于顾客的同一账户内，根据顾客的投保金额等设定点数，为顾客提供保费的价格折扣和增加分红等服务。2001年，公司在日本市场又推出了新的医疗终身保险，将终身医疗保障和可根据需要修改的死亡保障相结合，充分满足了老龄化社会的消费者需求，深受广大客户的支持和好评。

第二节 典型发展中国家保险公司参与健康生态的实践和探索

一、欧美典型发展中国家保险公司参与健康生态的实践

俄罗斯医疗保障制度始建于苏联时代，至20世纪80年代后期已基本成熟。苏联解体后，政治局势动荡、经济大面积滑坡、政府财力匮乏，原由国家统包的医疗保障制度难以为继。为保障宪法规定的俄罗斯公民在医疗健康方面拥有的权利，俄罗斯对医疗保障制度进行了根本性改革与重构，其改革举措主要集中在三个方面：一是以完全保险为原则，构建新型医疗保险体系；二是以财政投入为工具，强化国家的主导与干预；三是推出国家优先发展项目"医疗"。

（一）俄罗斯医疗保险体系的建立

俄罗斯《医疗保险法》规定：①俄罗斯医疗保障体系的资金将主要来源于强制医疗保险缴费和自愿医疗保险缴费；②俄罗斯所有公民均须参与强制医疗保险，保险费用由政府及企业共同负担，在职者由所在单位缴纳，无工作者由政府预算支付；③政府在强制医疗保险范围内提供免费医疗服务；④设立以非国有保险机构为主体的自愿医疗保险体系，企业和个人依据保险合同自愿参保，免费之外的医疗服务费用由非国有保险公司承担。

俄罗斯强制医疗保险基金由强制医疗保险基金会管理。基金会为非营利自治机构，负责强制医疗保险费的集中、分配和使用，并对医疗保险公司和医疗机构的业务进行监督与管理。基金会的建立标志着俄罗斯医疗保险体系的运营主体，由政府垄断转变为由非营利机构独立经营。与此同时，俄罗斯医疗费用的承担主体也随之发生了改变，由国家预算统包转变为由国家、企业、保险机构和个人共同承担。

（二）俄罗斯医疗保险体系的发展

为提高俄罗斯医疗服务质量，加快医疗保险现代化发展，向完全保险原则过渡，2010年，俄罗斯颁布《俄罗斯联邦强制医疗保险法》（第326号），并于2011年1月1日启动了新一轮医疗保险体系改革。该次改革的核心内容为：

第一，赋予被保险人自主选择医疗保险公司的权利。医疗保险公司规模的大小、给付能力的高低、服务态度的好坏、合同医院水平的高低直接关系到每一个被保险人的切身利益得失，但选择医疗保险公司的权利一直被赋予雇主。

《强制医疗保险法》彻底改变了这一状况。自 2011 年起，被保险人可自由选择医疗保险公司，这一举措通过有效市场选择及自由竞争，起到了促进医保公司提升服务意识、改进服务质量的效果。

第二，取消私人医疗机构进入强制医疗保险体系的限制。随着准入限制的取消，进入强制医疗保险体系的私人医疗机构数量大增。据统计，2011—2012 年，有 150 余家私人医疗机构获准进入强制医疗保险体系，使强制医疗保险基金的合作医疗机构由 8 200 余家扩展至 8 400 余家。

第三，提高强制医疗保险费率。2012 年，俄罗斯将强制医疗保险费率提高到 5.1%，并同时规定，地区医疗保险基金不再负有养老保险费的征集义务，所有养老保险收入全部纳入联邦强制医疗保险基金，由联邦强制医疗保险基金统一收入、分配与管理。

第四，定期发布国家免费医疗规划。俄罗斯每年发布国家免费医疗服务规划，免费医疗服务的类型和方式，享受免费治疗的疾病种类，免费医疗服务的平均支出标准，免费医疗服务经费的支出程序和结构，地区免费医疗服务规划的编制要求等，都由国家免费医疗服务规划确定。

根据《2014—2016 年俄罗斯国家免费医疗服务规划》，俄罗斯免费医疗服务包括：①初级医疗服务，主要提供预防、诊断、治疗疾病，医疗康复，孕期保健，促进健康生活方式，加强居民卫生教育等方面的服务；②专业医疗服务，提供住院治疗服务和高科技医疗服务，经俄罗斯联邦卫生部批准的高科技医疗项目可享受免费服务；③紧急医疗救助，主要为急性发作的慢性疾病、外伤、中毒、流行病监控和隔离等方面的治疗；④顺势医疗服务，为患者提供减轻疼痛和缓解症状的医疗帮助。

俄罗斯通过强制医疗保险基金将全国 1.42 亿人纳入了医疗保障体系，其中 5 880 万人为有工作的居民，8 350 万人为无工作的居民。有工作居民的医疗保险费由 90 余万雇主缴纳，无工作的儿童、大学生、老年人和失业者的医疗保险费由政府预算缴纳。

参加强制医疗保险的俄罗斯公民，只要与全国范围内任意一家医疗保险公司签订保险合同，其在合同指定医疗机构就诊的费用，一律由保险公司承担。

经过多年的财政投入和不断变革，俄罗斯免费医疗服务范围不断扩大，医疗保障水平逐渐提高，但客观存在的问题和发展瓶颈也表现得极为突出。主要表现在：

第一，国家医疗财政投入水平偏低。近年来，俄罗斯医疗财政支出有了较大幅度的增长，占 GDP 的比重也逐步由 2008 年的 3.5% 提高 2018 年的 5.3%①。但这一水平在国际上依然较为落后，不仅与市场经济发达国家相比相去甚远，与新欧盟国家相比也存在相当大的差距。新欧盟国家，特别是一些转轨国家，如捷克、匈牙利、保加利亚、罗马尼亚、克罗地亚等国，与俄罗斯经济发展水平相当，购买力平价都在 2 万美元左右，但这些国家医疗卫生财政支出占 GDP 的比重大多超过 6%，约为俄罗斯的 1.6 倍。较高的医卫财政支出，使这些国家居民的健康水平大大好于俄罗斯：人均预期寿命 76 岁，死亡率 11‰。而俄罗斯的人均预期寿命仅为 70 岁，死亡率超过 13.2‰②。

第二，工资待遇偏低，医护人员缺口增大，严重制约医疗服务水平的提高。医生工资水平低在俄罗斯是一个极为突出且普遍存在的问题。俄罗斯医生的工资仅为全国平均工资的 78%，而在同等收入国家中，医生的工资水平约为国内平均工资的 1.5~2.5 倍。较低的收入水平使俄罗斯医生数量严重不足，医生缺口 4 万人，中级医护人员短缺 27 万人。而随着近期大批医生（约 50%）临近退休年龄，这一缺口在未来 5 年间还将进一步加大。医生是医疗服务的核心与基础，没有足够的医生，就不可能有充足的、高质量的医疗服务。在俄罗斯，乳腺癌死亡率、住院死亡率、住院感染并发症患者的比例均比同等经济发达国家高出 1 倍还多。

第三，缺乏免费医疗服务供给标准，寻租现象严重。由于国家医疗服务规划未能就免费医疗服务的范围和标准予以足够清晰的界定，俄罗斯在向居民提供免费医疗服务过程中出现了一系列问题。例如，同一种疾病在不同的地区或不同的医院享受的治疗水平和免费药物不同，同样的患者住院排队的等候时间相差甚远，同样的病患免费获得高科技医疗服务的机会大不相同等。免费医疗服务标准的缺失使医疗服务成为寻租和腐败的高发地带。全俄民意研究中心于 2013 年 10 月公布的一项调查结果显示，在承认有行贿行为的被调查者中，其 54% 的行贿对象为医务人员。

第四，绩效目标不明确，管理效率低下。虽然俄罗斯对政府预算已实施了多年的绩效管理，并已取得极为明显的成效。但在医疗卫生领域，其管理方式依然沿用着粗放的投入管理，既缺乏具有前瞻性的宏观战略规划，也缺乏针对医疗服务质量和服务安全确定的结果为导向目标。低效的管理使医疗资金的支

---

① 米元齐，肖兴雨. 俄罗斯公共医疗体系改革及问题分析 [J]. 中国社会科学报，2020（A07）.

② 童伟，庄岩. 俄罗斯医疗保障制度的启示与借鉴 [J]. 中央财经大学学报，2014（10）：18-25.

出结构极不合理，稀缺的财政资金被大量投入到风险高、回报低的地方。保障医疗服务质量与规模的医疗人力资本发展与培养支出，低投入与高产出的疾病预防支出，始终得不到财政资金的充足保障。

因此，为进一步完善医疗卫生体系，解决俄罗斯医疗保障体系发展中存在的上述问题与发展瓶颈，俄罗斯于 2012 年 10 月颁布了《2013—2015 年俄罗斯联邦医疗发展规划》，指出要加大医疗预算拨款规模，强化医疗保险基金支出绩效，扩大免费医疗服务范围，提高俄罗斯医疗服务水平和服务质量，并着重提出：

第一，提高医疗财政支出水平。俄罗斯该医疗发展规划指出，应随着经济发展程度的提高，不断加大国家预算对医疗的投入力度。2020 年，俄罗斯国家预算对医疗卫生的支出提高到 GDP 的 4.8%；同时，还应鼓励私人增加医疗保险支出，私人医疗保险支出提高到 GDP 的 1.1%~1.5%，使俄罗斯医疗支出的总体水平提高到 GDP 的 6%~6.3%。

俄罗斯医疗财政的主要投入方向应为：提高医务人员的工资水平，医务人员的工资达到本地区平均工资的 200%；扩大免费医疗服务范围，住院治疗的全部药费以及标准疗程中所需的一切药品均应由医院免费提供。

第二，以立法的形式向居民提供大致均等的免费医疗服务。以法律形式保障居民享受适度的免费医疗服务是国家的责任。国家颁布的强制医疗保险法应尽可能详细具体、清晰易懂，使老百姓能够清楚地知道，哪些医疗服务是免费的，哪些医疗服务需要自己负担，负担的比例有多大。因此，对每一种由国家提供免费治疗的疾病，都应确定标准的医疗程序、治疗费用和适用药品，使人们在不同地区、不同医疗机构，都能够得到同质的医疗服务，使国家的免费医疗服务落到实处。

第三，放宽强制医疗保险体系准入门槛。为保护投保人的权益，提高医疗资金使用效益，应进一步放宽强制医疗保险体系准入门槛，取消医疗保险机构进入强制医疗保险体系时在法定资本金、资产结构等方面的限制。

俄罗斯该医疗发展规划的颁布与实施，为俄罗斯公共医疗资金投入的加大、医疗机构工作效率和服务水平的提高，奠定了重要的发展基础和制度保障。

二、亚洲典型发展中国家保险公司参与健康生态的实践

（一）印度医疗卫生及健康保险的基本情况

印度是世界第二人口大国，拥有约 14 亿人口。2005 年，全国医疗卫生总费用 1 万亿卢比（约 349 亿美元），约占 GDP 的 5.2%。其中，政府支付占

20%，雇主支付占 15%，商业保险支付占 1%，其余 64% 是家庭直接支付。随着社会经济的发展，印度的医疗卫生费用呈现持续增长态势，年均增幅 15% 左右。

印度政府建立了遍布城乡的三级医疗服务体系，全国医疗服务网络中有 60% 是公立医疗机构。其中，初级医疗保健机构有 15 万家，提供基础预防及普通门诊医疗服务；二级医疗机构有 7500 家，提供简单的住院医疗服务；三级医疗机构只有 120 家，主要为富裕群体提供专家级的住院医疗服务。此外，印度还有 4.5 万家私营医疗机构。2001 年，私营医疗机构的医疗费用约为 160 亿美元，占全国医疗总费用的 46%[①]。

印度的医疗保障体系尚不完善，目前各种医疗保障制度只覆盖了 13.8% 的人口。其中，5% 是非政府组织针对贫困人群提供的社区医疗保险；5% 是国有企业为员工提供的团体自保计划；3.4% 是私营企业员工的社会保险，由政府、雇主和个人三方共同筹资；只有 0.4% 的人口拥有商业健康保险。

印度的商业健康保险起步较早，自 1986 年起，印度国有财险公司就为团体客户提供费用报销型健康险产品，但业务规模较小。2001 年，印度政府开放保险业，允许私营机构经营保险业务，并成立了保险监管和发展局（Insurance Regulatory & Development Authority，IRDA）。根据 IRDA 的规定，财险公司经营健康保险业务。为促进健康险发展，IRDA 开始允许部分寿险公司经营健康险业务，但主要是定额给付型健康险产品。2006 年度，商业健康险保费收入约 325 亿卢比（约 8 亿美元），93% 的市场份额为财险公司拥有，其中国有保险公司占 56%，前三位的私营保险公司占 30%。据瑞再预测，印度私营健康险将保持 35% 左右的年均增长速度，到 2010 年，保费规模将有 480 亿卢比（约 12 亿美元）。在经营效益方面，印度的商业健康险业务普遍亏损，行业平均赔付率高于 100%，其中国有保险公司的赔付率为 120%~160%。

（二）印度第三方管理（TPA）的发展情况

第三方管理机构是为保险公司开展的医疗保险计划或企业团体自保计划提供医疗管理服务的保险中介机构，起源于商业健康保险高度发达的美国。2001 年，印度 IRDA 出台了《健康保险第三方管理监管条例》，把 TPA 作为保险中介机构加以监管，有力地促进了 TPA 及健康保险的发展。

1. TPA 的服务领域

TPA 建有自己的医疗服务网络，这个网络由医院、全科医生、诊断中心、

---

① 资料来源：《印度健康保险及第三方管理考察报告》。

药房等医疗机构组成。TPA 拥有自己的医学专家、医院管理者、保险咨询师、法律专家、信息技术人员和管理咨询师。TPA 凭借其医疗服务网络及专业管理力量，为保险公司提供医疗管理和理赔处理等系列服务。保险公司与 TPA 签署协议，委托 TPA 为被保险人提供医疗费用理赔管理工作。当被保险人接受住院治疗时，医院首先通知 TPA，TPA 对医院的诊断及医疗费用预算做预审核，医院在 TPA 的预授权下开展治疗活动。当被保险人出院时，医院将医疗费用清单传输到 TPA，经审核同意后直接结算医疗费用，无须被保险人支付现金。实际上，保险公司是将健康保险业务的后台处理外包给 TPA，根据保单数量和服务范围，向 TPA 支付一定比例的服务费用。目前，在印度市场这笔服务费用约占保费收入的 5.5% ~ 10%。概括而言，TPA 的服务领域主要有以下几个方面：一是被保险人接受医疗服务时，TPA 与网络医院直接结算医疗费用，被保险人无须支付现金；二是提供 24 小时的电话热线，为被保险人提供医疗咨询等支持服务；三是使用专业的理赔系统，为被保险人提供医疗费用理赔服务；四是对网络医院进行医疗费用成本控制，保证其提供高质高效的医疗服务，避免医疗资源的滥用；五是直接为企业团体客户设计雇员福利计划。

2. TPA 的主要职能

按照运作流程，TPA 主要在以下环节发挥作用。一是医疗网络管理：包括提供网络医院手册，建立网络医院遴选标准并进行信用评级，与网络医院协商费用折扣，对网络医院进行满意度调查，为医院提供培训等。二是医疗服务管理：包括对被保险人住院医疗出具事先授权函，制定常规合理的费用标准，对医疗服务行为进行监督，提供医疗数据分析报告，使用工具和技术控制医疗服务成本等。三是理赔管理：包括收集理赔文档、理赔流量管理、医疗费用审核、理赔结算付款、为保险公司提供理赔管理报告等。四是客户服务：包括提供 7 天 24 小时服务热线、客户投诉热线、网络医院无现金支付、客户满意度调查、客户现场培训、医疗服务质量评估等。五是增值服务：辅助设计保险条款，制作管理表格，开展专业培训，提供核保指南支持，提供精算支持，支持营销活动等。

3. TPA 的监管政策

印度 IRDA 是 TPA 的法定监管机构。2001 年，IRDA 针对 TPA 制定了专项监管条例，把 TPA 界定为保险中介组织，严格限制和规范 TPA 的经营行为，主要有以下方面要求：一是需要获得 IRDA 颁发的营业执照才能营业；二是营运资金至少达到 1 000 万卢比（约 25 万美元）；三是外资所占比例不能超过 26%，一旦股权转移超过已付资本的 5%，需通知 IRDA；四是可以与多家保险公司签订协议，保险公司也可以与多家 TPA 合作；五是不能向被保险人收取额外的服务费用；六是不允许销售健康保险保单。

在 IRDA 的支持和倡导下，印度 TPA 发展势头良好，目前印度健康保险的大部分业务都是通过 TPA 机构提供医疗管理和理赔服务，这种第三方管理模式已得到保险公司、被保险人和医疗机构的普遍认可。截至目前，IRDA 在印度已发放 26 张 TPA 营业执照，有 23 家 TPA 开展第三方管理服务。

4. TTK 医疗服务管理公司的运营情况

TTK 医疗服务管理公司是印度第二大 TPA 机构，2002 年成立，总部设在印度南部的班加罗尔市。2006 年 12 月，瑞士再保险公司收购 TTK 公司 26% 的股权，成为 TTK 的外资股东，并派出专业管理团队直接参与 TTK 公司的业务管理和经营决策。目前，TTK 公司在孟买等 5 个地区设有分公司，拥有员工超过 500 人。网络医院从 2002 年的 252 家增长到现在的 4 042 家，覆盖到印度 350 个大中城市，医疗管理服务的覆盖人群达到 420 万人，每年处理医疗赔案超过 50 万件①。ICICI 保险公司、新印度保险公司、东方保险公司等 15 家大中型保险公司是 TTK 的客户。TTK 公司与保险公司和网络医院的结算流程是：保险公司向 TTK 预付赔款周转金，网络医院垫付被保险人医疗费用，结算周期一般为一周，如有大额医疗费用等特殊情况，可随时进行结算②。

5. TPA 模式的启示

①引入第三方管理机制可以有效防范健康险经营风险。在健康险经营中，医院是医疗服务的供方，被保险人是医疗服务的需方，而保险公司是医疗服务的付费方。在这种需方与付费方相分离的体系下，保险公司与医院在医疗服务费用方面存在天然的矛盾。为缓解这个矛盾，第三方管理机构应运而生，成为保险公司与医院之间医疗费用结算的桥梁。作为独立的经营主体，TPA 对保险公司和医院都是相对中立的地位，可以有效建立起三方制衡机制，实现医疗服务的控制与均衡。实践证明，TPA 在提高客户服务、降低医疗费用、改善经营效益方面发挥了重要作用。一方面，保险公司把医疗服务管理及理赔处理外包给 TPA，支付固定比例的管理费用，可以有效控制健康险业务的运营管理成本。另一方面，被保险人接受医疗服务时，TPA 对网络医院实行预授权管理和费用结算审核，与医院直接结算医疗费用，在一定程度上约束了医院及医生的医疗服务行为，可以有效降低医疗费用支出。同时，被保险人在网络医院可以

---

① 资料来源：《印度健康保险及第三方管理考察报告》。
② 资料来源：《印度健康保险及第三方管理考察报告》。

享受无现金支付的服务，简化了理赔流程，有效提高了客户满意度。2003—2006年，印度健康险赔付率从110%增长到120%，而TTK提供第三方管理服务的健康险业务，赔付率从94%下降到83%，形成明显反差。②医疗服务网络建设是经营好健康险的基础工作。TPA的核心能力在于拥有数量庞大、遍布城乡的医疗服务网络资源。医疗费用支出发生在医院的医疗服务过程之中，控制健康保险赔付率，关键在于对医疗服务行为的过程管理。通过协议，TPA要求网络医院在给被保险人治疗之前必须取得TPA的授权，TPA参照医疗市场平均成本，对被保险人的医疗费用做出预算额度，医院只能在费用额度内提供适宜和有效的治疗。如果超过这个额度，网络医院须重新申请授权，从而间接影响医疗服务行为。同样，在出院时由于被保险人无须支付现金，医院会将被保险人的医疗详细资料传送给TPA，TPA审核同意后定期与医院进行结算。这种机制下，实际是医院垫付了被保险人的医疗费用，势必严格遵守TPA的各项费用规定，期望在结算时获得足额的医疗费用补偿。另外，为规范医疗服务行为，TPA还制定自己的医院分类评级办法和医疗诊断治疗规范，通过优先网络医院的形式，推荐和鼓励医院执行TPA的诊疗标准，从而降低医疗费用支出。因此，网络医院成为TPA发挥作用的重要途径。以TTK公司为例，在短短的4年时间里，它的网络医院已经从200家发展到4 000家，而且还在快速增长中。③信息管理和数据分析是提升健康险经营能力的重要手段。TTK公司对医疗费用数据能够进行细致入微的综合分析，这种分析能力主要来源于其先进的信息管理系统。如对同种疾病在不同网络医院中医疗费用、住院时间等信息的对比分析，可以直观地揭示出网络医院之间在医疗服务质量和效率上的差异，从而及时调整对网络医院的管控手段。因此，提升健康险经营管理能力，必须从加强信息系统建设入手，搭建满足健康险长久发展的业务处理和信息管理基础平台①。

在健康保险业务中引入TPA机制，是国际保险发展的重要趋势。在印度市场，除瑞再公司收购TTK股份之外，慕再公司也收购了印度最大的TPA机构Paramount公司的股份，这说明再保险公司也看好TPA的发展模式。鉴于健康险的专业特点，其风险管理环节和业务管理流程与寿险业务有较大不同，如果引入TPA，势必影响保险公司业务管理的整个架构，因此在短时间内难以全面实施，但可以选择部分业务在局部地区进行试点尝试。

对保险公司而言，引入TPA模式可以有多种选择途径：一是直接委托市

---

① 资料来源：《印度健康保险及第三方管理考察报告》。

场现有的 TPA 提供管理服务；二是与其他机构（如再保险公司、医院管理集团等）合作，组建新的 TPA 机构；三是保险公司把健康保险后台管理剥离出来，成立自己的 TPA 机构。但无论选择哪种途径，其核心都是建立符合健康险专业特点的业务管理模式，提高健康险的风险管控能力。为此，在保险生态健康建设上，应加大资源投入和支持力度，构建医疗服务网络，完善和优化业务管理流程，加强信息系统建设，逐步形成健康保险专业化管理体系，提高经营能力。

第三节　国际保险公司参与健康生态经验分析

在不同的政策环境、经济环境下，应该发展适应其外部国家环境的保险生态，最大程度地匹配市场的需求，才是最好的发展。

一、欧美市场主流健康生态发展经验分析

美国凯撒模式以医疗运营成本低、效率高而出名，这得益于凯撒医院采取了对疾病的防治一体化措施，如加强疾病预防与早期治疗、注重对各专业人员的培训、有效的人员激励机制、对各部门之间利益的良好协调等。凯撒医疗模式集医疗保险和医疗服务于一体，是一种基于共同价值体系建立起来的系统管理模式。

保险公司投资健康服务业可归纳为五种模式。

一是投资新设医疗机构。这种模式可以保证保险公司对医疗机构的控制，避免并购可能产生的各种风险和成本，但由于建设周期长，对公司跨界运营带来挑战。二是参股医疗机构。这种模式可以借力用力，快速上线，但对于保险与医院的融合须加快推进。三是成立健康管理公司，即通过健康教育、健康信息采集、健康检测、健康干预、健康评估等手段持续对客户健康加以改善。四是投资专科连锁机构。专科连锁机构将某一科目（如牙科、眼科、儿科、妇科等）做深、做精，在细分领域依靠自己的品牌和管理迅速扩张。五是探索互联网医疗咨询，即通过专业健康咨询 App，海量获客，高频使用，将用户转化成客户。

综上所述，对于中国健康生态建设的发展展望可参考以下三个方面。

一是强化商业健康保险姓"保"和姓"健"的属性。在健康中国和保险姓"保"的时代强音下，保险业深入参与健康服务业，有利于强化商业健康

保险姓"保"和姓"健"的属性。健康保险姓"保",强调的是风险保障属性和健康保障能力,强调医疗保险、疾病保险、护理保险等险种的协同发展,强调健康险赔付在卫生总费用中的占比快速提高,强调健康险在医改中"生力军"作用的更大发挥。强化健康保险姓"健",强化的是商业健康保险在联系广大客户和健康服务机构上的独特作用,强化的是合理治疗和优化医疗资源使用的共赢机制。

二是提升商业健康保险专业合作能力。美国等国家将"医院—医生—保险公司"组成一个医疗资源网络,有效强化了对医疗行为的管控,减少过度医疗的发生。中国保险公司有强大的资金储备、精算能力及风险管控能力,但由于对健康服务业了解不够,专业博弈能力不足,应加大投资健康服务业,构建涵盖"预防—治疗—康复—护理",实现"保险+医养"的整合型医疗保健服务,深化对健康服务业的了解并提高专业能力,形成"大健康"产业链、服务链和生态圈,有效延伸健康险保障空间、服务空间和投资空间,更可以促进主业发展、深化服务内涵、强化风险管控。

三是加快医保数据标准化和互联互通。保险公司与医保部门、医疗机构缺少信息共享平台,无法充分发挥支付方对于医疗行为的有效约束,建议加快基本医保数据、医疗系统对接标准、三大目录的国家级标准化建设,以及共享更新机制,这也有利于推动基本医保、大病保险、医疗救助、商业健康保险有效衔接,全面提供客户出院即时服务。同时,通过系统对接和数据交互,有利于保险公司加强对医疗行为实时监控和医疗费用审核,减少不合理医疗支出,优化医疗资源使用效率。

二、亚洲市场主流健康生态发展经验分析

日本生命经历了100多年的发展,具有坚实的底蕴及市场基础,多年来立足日本国内市场,并不断向全球扩张,组建了规模庞大的跨国集团,这是中国寿险公司不可比拟的。然而,日本生命为何百年繁荣、经久不衰确是我们值得思考的问题,我们可以透过日本生命经营和运作的模式,找到中国发展相互制保险公司的思路。

(一)加强专业人才队伍和运营管理能力建设

目前,中国医疗与养老方面的高级管理及专业技术人才都很缺乏,且流动性强。相比公立机构,民营医疗和养老机构往往需要投入更多的资源来吸引专业人才。因此,保险公司要建立并完善专业人才培训制度、薪酬激励与晋升机制、绩效考核评价机制,通过企业文化建设提高员工归属感和荣誉感,打造专业化、市场化、高水平的医养结合服务团队，夯实在医养产业长期发展的核心竞争力。医养结合领域是新型市场领域，保险公司进入医养领域，需要在原有专业人才的基础上，配备包括懂医养运营管理、产品营销、医疗康复、养老护理、法律财务、金融投资甚至建筑设计、工程建设等方面知识的复合型人才队伍。因此，保险公司除了要加强医疗服务与养老服务的基础设施建设，还必须加强专业化人才队伍建设，从而更好地开展医养相关业务，不断提升管理与服务能力，提高入住率和投资收益率。

（二）多层次、连锁化发展医养结合服务

在国外，养老社区的类型多种多样，包括独立生活型、协助生活型、专业护理型或持续照护型，可以根据老年人的阶段性需求对应投资不同的养老社区。在国内其实也可以效仿，比如先设立医养社区"旗舰店"，在其辐射区域内，根据相应老年人的需求，分别建立独立生活型、协助生活型或专业护理型养老机构以及医疗健康管理或康复机构，即"分店"。"分店"建设标准可以根据该地区老年人的需求、收入水平以及已有设施情况等来确定，避免重复建设，节省成本；还可以分摊旗舰店的部分运营管理成本，降低养老社区的定价水平。"分店"建设可以更为有效地形成社区养老网络并延伸至家庭，并可通过转移续接机制，满足不同区域、不同身体状态、不同收入水平的老年人对医养结合服务的差异性需求，扩大市场，获得更多的客户资源，增强盈利能力和提高盈利水平。

（三）政府要逐步完善医养结合的相关制度

一是不断完善医养结合组织体系和监管机制，积极推进医养结合政策支持及监管的跨部门协作。明晰政府、企业、个人三方各自应承担的责任与义务，建立包括保监部门、卫生部门、民政部门、医保部门、税务部门等多部门联合监管的机制，明确政府和社会的监管权限。二是明确对保险公司参与医养结合的政策导向，加大对保险公司的扶持力度。对保险公司发展商业健康保险、长期护理保险、养老保险等，以及同时开展的医养结合服务给予税收优惠、人才补贴等相关优惠政策支持，帮助保险公司降低经营风险，进一步提高其参与医养结合服务的积极性。三是进一步健全医疗服务与养老服务相结合的法律法规体系建设及其落实。

综上所述，保险公司投资建设医院、健康管理中心等医疗机构以及养老社区（机构），或是与医养机构合作，可以实现保险业和医养产业的深度融合，优化保险公司的服务管理和赔付支出机制，降低客户享受服务的价格，使医养结合服务机构获得稳定的现金流，更好地提升服务水平，为客户提供更加专业、完善的医养结合服务，实现保险业与医养产业的优势互补，形成"健康+养老+保险"的全生命周期生态服务闭环。国家应进一步支持保险业投资医养产业，鼓励保险业发挥资金优势和业务优势，在医养产业与保险融合上有更大作为，从而助力更好地应对人口老龄化，保障和改善民生，提高人民生活质量。

第四节　本章小结

目前，中国健康管理服务处于初期发展阶段，即聚焦于通过体检发现早期疾病。近年来，通过医疗机构、第三方管理服务机构和保险公司的共同探索实践，国内健康管理集中表现为临床医学与预防医学的结合，服务范畴涵盖生活方式管理、疾病管理和医疗服务等。

近年来，人口老龄化已成为一个日益突出的全球性问题，健康养老是解决问题的焦点及关键所在。相关统计数据显示，1960—2020 年，世界人口老龄化呈现逐渐加速的趋势：1960 年全球老龄（65 岁以上）人口占总人口比重为4.97%，1980 年全球老龄人口占总人口比重为 5.89%，到了 2000 年全球老龄人口占总人口比重为 6.87%。其间，前 40 年间全球老龄人口占总人口比重仅增长 1.9%，平均每 20 年增长不到 1%。而进入 21 世纪后的 19 年间，人类就"衰老"了 2.1%，2019 年全球老龄人口占总人口比重已达到 9%①。人口老龄化数字背后意味着大健康和养老将成为社会支柱产业，远程医疗、纳米医学、虚拟现实、机器人辅助手术、3D 打印等技术的发展，正在颠覆健康管理服务领域的发展趋势。

放眼中国，2010—2018 年，中国健康管理服务产业规模以年均 17% 的速度保持高速增长，2018 年达到 1 764 亿元，占大健康产业的 2.71%，但远不及医药产业和健康养老产业的规模。保险服务的融入助推了健康管理服务产业的发展。一方面，健康保险发展强劲，产品创新层出不穷。与财产险、寿险和意外险业务相比，健康险业务收入占比逐年上升，2018 年突破 5 000 亿元，2019年达到 7 066 亿元，同比增长 29.6%。另一方面，国家关于发展商业健康保险的政策法规密集出台，监管层面率先形成了有力的保障。《健康保险管理办

---

① 朱敏，孙梦楠."保险 + 健康管理服务"模式及发展路径研 [J]. 企业管理，2020 (11)：116-119.

法》《关于促进社会服务领域商业保险发展的意见》《关于长期医疗产品费率调整有关问题的通知》《中国人身保险业重大疾病经验发生率表》《关于规范保险公司健康管理服务的通知（征求意见稿）》等相继出台，有助于发挥保险公司的专业能力，丰富健康保险产品内涵，强化对重大疾病的风险管理。

从国际上保险公司参与健康生态的经验来看，许多国家正加快参与健康服务业的步伐。究其原因，当前世界人口老龄化正处在快速发展阶段，与此同时，人民群众的医疗健康养老服务需求也在不断增长。不管是凯撒医疗的集医疗保险和医疗服务于一体的创新模式，还是英国保柏的投资医疗机构、护理服务机构以及推出健康项目，无不证明了医疗、养老和保险三者是不能孤立发展的，而是要紧密联系，相辅相成。医疗和养老是服务形式，保险是支付手段，保险通过自身的风险保障功能和经济补偿功能，将三者有机结合在一起。保险公司投资健康产业符合由支付端向服务端延伸的产业链打造预期，通过布局"医疗+养老"的服务端，可以为客户提供全生命周期的医养服务，从而增强保险对客户的吸引力，增加客户黏性和提升客户忠诚度；同时通过提升对医养服务的管理能力，加强保险运营协同和费用控制，增强保险主业的核心竞争力，形成保险与服务联动的健康产业生态圈。

面对人口老龄化形势严峻、健康服务需求日益旺盛的社会环境，中国医养结合发展的步伐也急需加快。在医养结合实践与发展过程中，我们要在立足于本国国情的基础上，借鉴英国、美国等发达国家的经验，努力提升专业化服务水平、信息化服务水平，建立健全激励机制、分级保健体制，同时要注重服务的公平性，以使中国未来医养结合能够更加规范与高效地发展，走出一条具有中国特色的医养结合之路。

第十章　中国保险公司健康生态创新实践分析

目前，中国进入老龄化社会的发展阶段已是一个不争的事实，随着老龄化进程不断加深，客户不再满足于单一的保险产品，更希望获得产品服务一体化的解决方案，从过去单一的健康险或者医疗险，转向了保险加服务以及对于健康生态管理的需要。这个需求的改变，对于保险公司的创新发展具有重要意义，且随着互联网、智能手机的普及和使用，保险产品信息愈加透明化，客户对单一保险公司的黏性逐渐减弱，保险行业已进入了客户主权时代，保险公司在构建自身竞争力的时候，专注于布局健康险产业与大健康生态体系的融合，显著改善和提高客户体验。

2020年新冠病毒感染疫情的出现更加速了这一趋势，以保险保障为核心和纽带，联动上下游产业链平台，集合大数据、人工智能、专业医疗康复及健康管理技术，构建"线上+线下"全方位的健康管理服务体系，为客户提供更为全面的健康管理与健康保障相结合的综合服务。2021年年初，重疾新规正式落地执行，这一趋势更加明显，大型保险公司依靠其优渥的产业资源和客户优势，加码健康管理服务赛道，商业健康保险步入保险保障与健康生态管理服务赋能竞争的新阶段。仅依靠产品责任形态打天下的道路已经很难走通，各大保险公司更多地在其业务经营模式、产品配套服务等方面积极创新，未来产品的主要核心竞争力在于能否加强产业链延伸，不仅包括对重大疾病发病趋势的研究，还包括对客户多元化、多层次的健康生态保障需求进行深刻洞察。作为保险保障的供给方，实现保险公司与医疗服务、养老服务、健康生态管理、药品提供服务等的深度融合，最终构建服务客户全生命周期的生态体系，将是未来各大保险公司的大势所趋。

早在20世纪七八十年代，银行保险就在欧洲出现并发展，随着世界经济一体化的不断加深，银行保险业的市场竞争日趋激烈，因此银行保险所涵盖的内容和业务也变得更加广泛。从狭义上来看，银行保险主要是指银行利用现有的销售网络对保险产品进行推销，从广义上来看，银行保险就是指银行业和保险公司利用业务创新的方式为客户提供服务。随着经济的不断发展和市场竞争的日趋激烈，银行保险已经成为中国寿险业的重要渠道，是使银行和保险公司实现共赢的一种业务发展战略，对中国的银行业和保险业的发展具有重要影响。银行保险最大的优势就是具有共享性，两方可以将对方的信息、产品、服务进行整合，进而共同参与到金融市场当中，让银行和保险之间产生双向的流动，进而提高两方的经济效益，产生共赢的效果。

中国自 2006 年成立了国内第一家银行系寿险公司后，各大商业、股份制银行纷纷入股寿险公司，以"大银行"控股"小保险公司"的方式设立银行系寿险公司。2009 年，中国银监会发布《商业银行投资保险公司股权试点管理方法》，明确规定商业银行控股保险公司的基本条件，自此多家商业银行陆续进军保险行业，成立银行系保险公司。数据显示，截至 2019 年年末，中国银行系保险公司共有 12 家，其中银行直接控股保险公司有 8 家，与银行属于同一金控公司的有 3 家，通过子公司持有 1 家，2020 年和 2021 年无新增银行系保险公司。银行系保险公司是商业银行通过股本合作或集团内部设立等方式进行组建的，主要依靠股东和集团的资金实力、客户资源、品牌优势开展保险业务的商业保险公司，它将多种金融产品和服务联系在一起，通过与控股银行客户资源的整合与销售渠道的共享，提供与保险有关的金融产品和服务。银行系保险公司拥有传统保险业所不具备的优势，作为保险业的重要组成部分，因控股股东的特点，使得在业务发展渠道和产品结构上有独特的特点，自诞生起就备受行业关注。保险公司在商业银行入股后，积极打造两者间的协同销售平台，大力推动理财型银保产品的销售，在很大程度上降低了银行系保险公司的信息获取成本和金融交易成本，同时在较短时期内实现了业务规模的超常规发展和井喷式增长，这在一定程度上提升了银行系保险公司的盈利能力、缩短了盈利周期，大多数银行系保险公司仅在 3~4 年就可实现盈利或扭亏为盈，而传统型保险公司一般需要为 7~8 年才能实现盈利。

银行系保险公司在经历了十多年的快速发展，在保险市场上的份额和整体实力都有显著提升。银行系保险公司在凭借天然的渠道优势迅速做大保费规模的同时，也存在银保协同效应发挥不充分、产品渠道单一、资本金补充压力较大等诸多挑战。早在 2015 年左右，转型发展就已经成为银行系保险公司的共识，为银行系保险公司带来新的驱动力。如何实现银行服务与保险服务的深度融合，通过强化保险自身的风险管理特色、发挥保险公司的风险保障功能，是银行系保险公司面临的重大问题。随着客户群体和渠道的丰富、多样化，银行系保险公司从浅层业务拉动，向由表及里的深度转型过渡，始终坚持以客户为中心，追求产品服务、产品责任、资金运用能力等多方面的高质量增长。近两年来，随着整个保险行业加速回归保障本源，各银行系保险公司也积极调整业务结构，健康保险业务在银行系保险公司的占比与之前相比亦有一定的提升，保障性业务占比逐渐扩大。

银行系寿险公司在股东银行的全力支持下，积极利用控股银行营业网点多的优势，打造协同销售平台，着重推动储蓄或投资型保险产品销售，有效降低了银行系寿险公司的运营成本。目前中国主要的银行系人寿保险公司有中国银行下的中银三星人寿、农业银行下的农银人寿、工商银行下的工银安盛人寿、建设银行下的建信人寿、交通银行下的交银人寿。本章也将主要围绕这五大国有银行下的保险公司的先行实践策略进行分析研究，探寻银行系保险公司在健康生态方面的发展。

第一节　大型保险公司参与健康生态的现状

近年来，在政策层面，中国充分鼓励保险公司进行健康生态布局。2016年《中国保险业发展"十三五"规划纲要》以及 2017 年《"十三五"国家老龄事业发展和养老体系建设规划》均提到要鼓励商业保险公司参与长期护理保险产品和服务建设，有利于使老人的健康状况得到长期保障；2019 年，中国银保监会颁布的《健康险管理办法》鼓励保险公司产品与健康管理相结合，并将健康管理服务成本提高至净保费的 20%。2020 年 1 月发布的《关于促进社会服务领域商业保险发展的意见》中，再次提出推动健康保险与健康管理融合发展，鼓励保险公司投资健康生态领域，运用资本推动行业发展。2020年疫情的暴发，向人们展示了对于健康威胁采取事前预防措施的重要性，大家对于健康管理的关注度进一步提升。2020 年发布的《关于深化医疗制度改革的意见》，也将商业健康险的发展放到更高的战略层次上，全面部署以基本医疗保险为主体，医疗救助为托底，补充医疗保险、商业健康保险、慈善捐赠、医疗互助共同发展的医疗保障制度体系。2020 年 9 月，中国银保监会对保险公司的健康管理服务做出了明确规范，促进了整个行业的健康稳健发展。

自 2000 年以来，中国日益增长的医疗需求和有限的医保基金之间的剪刀差就在不断扩大，使得商业保险作为医疗支付方的作用日益凸显，这也给健康险带来了巨大的发展机会。而能够率先在健康生态和养老服务基础设施上形成壁垒，架构起对外的资源整合能力及对内的业务协同能力，有意识构建健康管理生态的保险公司，有望突破瓶颈，在中国保险行业迎来新的增长。

一、大型保险公司健康保险发展趋势及布局模式

初期，中国保险公司以保险的资产规划功能和风险赔付功能为核心，主要以"保险+服务"的模式延伸健康服务产业链，在医疗健康资源和数据等基础设施方面的专业能力欠缺较多。而海外健康保险公司模式的本质是"服务+保险"，两个词语顺序的简单对调，在实操中却有着明显区别。在医疗保障体系主要由公共部门控制和主导的大背景之下，中国保险公司借鉴了海外保险公司的管理模式，构建了符合中国市场需求的健康管理生态，不断地整合打通上下资源、打破数据信息孤岛、前置健康管理，将被动变为主动，多方面构建自身保险公司的专业能力，以达到控本降费、增加盈利点，进而实现健康产业价值闭环、长续发展的最终目标。

当前，无论是以中国人寿、中国平安、中国太保、泰康、新华人寿等大型保险公司以及其他大型传统型保险公司，还是一些互联网保险公司或保险经纪公司，都在以"医+药+险"的健康生态闭环为战略方向，尽管中国各大保险公司在这条道路的发展上仍处于资源整合期，但是未来发展的空间却是巨大的。

（一）中国大型保险公司健康保险的发展现状及原因分析

经济水平提高和老龄化程度加深的双重作用，使得中国社会的关注点逐渐从"衣食住行"转变为"娱教医养"。近年来，人们对健康的问题关注度逐渐上升，体现在国民卫生总费用日益增长的现象之上。数据显示，2005—2020年，中国国民卫生总费用从 8 660 亿元增长至 72 306 亿元，平均年复合增速为15.2%，高出 GDP 年均增长率 6.7 个百分点；2012—2020 年健康险原保费收入由 863 亿元起升至 8 173 亿元，8 年复合增长率为 32%。统计显示，2017—2020 年，健康险年复合增速达 23.02%，高于同期寿险的 3.78%，这使得健康险原保费收入在人身险总保费中的占比得以持续提高，2020 年达到 24.54%，成为保险市场中仅次于寿险的重要保费来源①，具体如图 10-1 所示。

---

① 数据来源：中国银行保险监督管理委员会。

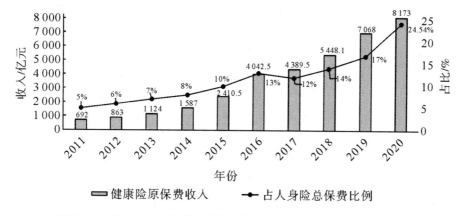

图 10-1　2011—2020 年健康险行业市场规模及在人身险市场的占比

随国民卫生总费用一同增长的，还有人们对于健康生态管理服务的需求。尤其是在后疫情时代下，消费者对健康险保障本身和健康生态管理的需求大幅度提升。健康管理主要包括疾病预防与疾病控制，核心内容是医疗机构对客户开展系统的健康管理和干预，从而有效控制疾病的发生或发展，进而降低医疗支出，最大程度地减少医疗保险赔付损失。现阶段，中国已形成以基本医疗保险为主体，医疗救助制度为托底，以公务补助、企业补充保险、特殊人群保险、商业健康保险等为补充的多层次医疗保障体系，具有保障属性的健康保险，在中国医疗保障体系中扮演着越来越重要的角色，商业保险公司在中国金融领域的地位也逐步提升。

数据显示，①中国四家上市保险公司（中国人寿、中国平安、中国太保、新华人寿）的健康险业务收入五年复合增速均在 23% 以上，中国太保高达 50%。2015—2020 年，其中中国平安、中国人寿、新华保险健康险保费收入五年复合增速分别为 31.9%、23% 和 29.4%，中国太保的健康险保费收入自 2017 年起三年复合增速为 30.7%。2020 年中国平安、中国人寿、新华人寿、中国太保的健康险保费收入分别达到了 1 158 亿元、1 151 亿元、600 亿元和 461 亿元；②四家上市保险公司的健康保险业务收入占总保费收入的比重也不断提升，比重均提升至 18% 以上，新华保险更是高达 37.6%。财报数据显示，2015—2020 年，中国平安、中国人寿、新华保险、中国太保的健康保险保费占其总保费收入的比重分别从 9.7%、11.2%、14.8%、8.6% 分别提升至 19.3%、18.8%、37.6%、21.8%；③中国平安和中国太保的长期健康险规模保费增速，以及中国人寿和新华人寿的长期健康险新单规模增速，在 2018—2020 年均出现持续下滑的态势。2020 年，从长期健康险规模/新单保费增速指标看，中国平安增长 8.2%，同比下降了 10.6 个百分点；中国太保增长了 5%，同比下降了 27 个百分点；中国人寿、新华人寿分别下滑 14.5%、11.1%，同比分别下滑 31.1 个百分点、6.3 个百分点①。

（二）中国大型保险公司的健康生态相关保险产品格局

在 2021 年 2 月 1 日新重疾定义正式实施前，各大保险公司都在为最后一波老重疾退市的战役冲刺业务，因此消耗了不少重疾险新客户及老客户。以新重疾险为核心的格局亟待突破，尽管内外部因素造成短期困境，但并不影响健康险市场的长期向好，叠加老龄化、少子化及经济增长等多重因素，仍在不断地促进健康保险行业潜力的释放。受寿险渠道改革、代理人红利消失以及新冠病毒感染等因素影响，中国商业健康险市场进入竞争日趋白热化的第三阶段。大量中小公司以及互联网公司涌入市场，价格竞争愈演愈烈，各大公司的健康险产品同质化程度高，同时个性化、多样化、定制化设计不足，大型保险公司面临诸多挑战。

与此同时，产品同质化导致保险公司重疾险盈利空间受到挤压。目前，重疾险产品同质化严重，责任创新有较大难度，市场竞争激烈。以中国平安为代表的大型保险公司产品价格进一步下滑。以平安福系列产品为例，价格不断下降，两年平均降幅接近 10%。2020 年，中国人寿、中国平安、中国太保、新华人寿的新业务价值率分别下降 2.3、14、4.4、10.6 个百分点至 30.1%、33.3%、38.9%、19.7%②。此外，竞争激烈导致各个渠道佣金提升，增加了保险公司的运营负担，挤压了保险公司的盈利空间。

1. 疾病险占大头

从健康险的险种来看，主要包括医疗保险、疾病保险（重疾险+其他疾病险）、失能收入损失保险、护理保险以及医疗意外保险。由于重疾险保费具有规模大、缴费周期较长、新业务价值利润率高等特点，重疾险成为各保险公司非常重视的险种。因此，无论是在产品数量还是保费贡献上，各大公司的疾病险占比均较高。根据中国银保监会的数据显示，截至 2021 年 6 月底，疾病保险报备产品数达 5228 件，其中占健康险总产品数的 48%。相比而言，失能收入损失保险及医疗意外保险产品总数之和占比不足 1%。从收入贡献来看，2020 年疾病险收入约占整个健康险收入的 66%，医疗险收入约占 30%。进一步细分来看，疾病险中保费收入占比较高的产品为长期重疾险。而长期重疾险

---

① 数据来源：中国人寿、中国平安、中国太保、新华人寿年报。
② 数据来源：中国人寿、中国平安、中国太保、新华人寿年报。

的销售高度依赖代理人渠道，很大程度上取决于活动新增，招募代理人即为获客过程。2020年以来，受制于代理人新增数量的下降，通过增员等手段大量获客转化的销售模式受压，对重疾险保费的增长贡献有限。而且当前重疾险的保单数量已达到2亿~3亿件，覆盖了青壮年主流群体，未来重疾险新客快速增长受限，以重疾险为主的健康险行业格局有待破局。

2. 医疗险作为补充

医疗险作为健康险市场的新动能，可以持续为未来的健康险行业提供成长助力。2019年中国居民医疗个人支出比例高达44.3%，比2014年的39.7%增加了4.6个百分点，还远高于美国的18.5%及日本的14%，具体如图10-2所示。截至2020年年末，中国医保已覆盖13.6亿人，覆盖率达96.4%。

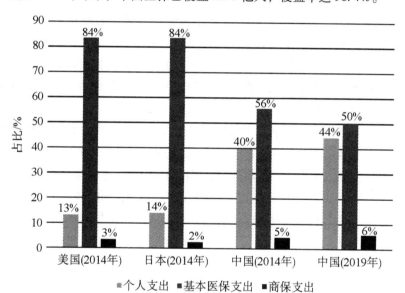

图 10-2　2014年美国、日本、中国和2019年中国居民医疗支付比例

（数据来源：《中国百万医疗险行业发展白皮书》）

2019年，中国政府预算支出占总医疗卫生费用的27.36%，社会支出占40.7%，而个人用商业保险报销的比例仅为5.6%，且5年内比例仅上升1.1个百分点[1]；相比之下，美国政府预算支出占总医疗卫生费用的41.04%，社会支出占16.76%，个人自付占10.71%，商业保险占31.49%。2009—2020年，国家医保基金收支压力持续加大，随着中国医保覆盖范围的加大，居民医

---

① 数据来源：《2019年卫生健康事业发展统计公报》。

保基金收入和支出都在逐年增加，但结余率却呈下降趋势。2020年，中国居民医保结余率仅为10.4%，较2019年4.5%下降了5.9个百分点①。这是因为中国医保基金的运作管理原则是"收支平衡、略有结余"，医疗费用上涨与人口老龄化加速的影响导致医疗保险基金支出持续增长，需要预防出现收不抵支的窘境，医保控费趋势显现。

与此同时，经济、社会发展推动居民的医疗需求向更高层次进阶，医疗保健意识增强，医疗服务及品质要求提升，造成医疗消费支出上涨，超过GDP增速。有限的医保基金遇上增长的医疗服务需求，产生了巨大矛盾，因此商业医疗保险的作用由此凸显出来。将个人医疗自费转移到商业保险支付可促进商业医疗保险的发展，推动商业保险在医疗支付中的提升，成为未来医疗险规模增长的重要驱动力，并推动健康险补充保障开辟更广大的发展空间。经过2017—2019年的快速发展，商业百万医疗险的销量稳步提升，2020年百万医疗险保费规模已达到520亿元，但渗透率仅为7.4%，与健康险26.4%的渗透率相比，仍有较大提升空间。据预测，2025年百万医疗险规模将超2 000亿元，年增速保持在20%以上②。

此外，2020年以来，各地大力发展"惠民保"城市医疗保险，对现有的商业百万医疗险和重疾险业务都产生了一定的冲击。"惠民保"和百万医疗均为被保险人提供在医保基础上的医疗费用报销保障，是健康险市场上热门的补充医疗险产品。二者的保障范围和保障人群存在重合，同时两者的产品设计上都以用较低保费杠杆撬动百万医疗费用保额为特点，致力于解决民众看病贵、因病返贫等问题。由于"惠民保"与百万医疗险有相似性，"惠民保"的火热短期内一定程度上冲击了百万医疗险的销售，进而对医疗险甚至重疾险的销售形成一定压力。但"惠民保"因设计初衷以惠民为主，受定价限制，在赔付比例、赔付范围、免赔额、保险期间设置上仍有局限，无法代替保障更充分的重疾险和中高端商业医疗险。

3. 养老险在发展

随着中国养老问题的日趋严峻，养老保险规划的重要性也越发体现出来，现在大多数人对于未来的养老规划理念都在发生转变，商业养老保险市场将成为大型保险公司新的业务增长基石。

经过数十年的发展，中国已初步构建起以基本养老保险（第一支柱）为

---

① 数据来源：《2019年卫生健康事业发展统计公报》。
② 数据来源：《中国百万医疗险行业发展白皮书》。

基础、企业（职业）年金（第二支柱）为补充，与个人养老金（第三支柱）相衔接的养老保险体系。中国当前养老保障体系仍以第一支柱基本养老保险为主，覆盖面广，保障水平有限。中国基本养老保险覆盖率逐年提升，2020年接近10亿人参保，覆盖率达70.7%，基金累积结存5.81万亿元，2020年城镇职工平均每人、每月领取养老金3 350.3元，当年城镇单位在岗职工的月均工资为8 114.9元，养老金替代率（人均养老金收入/平均工资收入）为41.3%，养老金替代水平较低，主要满足基本的生活开支。在现有的现收现付制的基础上，养老金的收支过度依赖人口的年龄结构，随着人口老龄化趋势深化，将为养老金带来巨大的资金负担，叠加养老金替代水平较低，因此将更为积极地发挥第二、第三支柱的作用。第二支柱企业/职业年金覆盖面较小，目前企业年金参保人主要集中于国有企业和少数大型民营企业，中小私营企业受盈利水平影响和税收优惠限制，发展企业年金的意愿较小；职业年金仅针对机关事业单位职工，由于公务员和事业单位人员编制数量较为稳定，增长空间非常有限。

商业保险公司作为专业的保险经营机构，是第三支柱个人养老金发展的主要参与者和产品供给者。大型保险公司的养老金融产品供给主要分为商业养老年金保险、政策支持型养老保险和具有养老属性的其他商业保险产品三类。养老年金保险是商业养老保险中养老属性最强、发展时间最长、市场覆盖最广的险种，长期以大型保险公司经营为主，近几年伴随老龄化主题崛起，部分中小型开发创新产品参与竞争。目前，商业养老年金险市场已形成一定规模，根据国新办及中国保险行业协会相关数据，2020年、2021年商业养老年金保险保费收入分别为712亿元、620亿元。养老年金保险普遍具有资金安全、储蓄规划、现金流稳定明确的独特优势，与个人养老需求高度契合。市场上常见养老年金保险的基本形态为支持多种缴费期限，提供固定领取金额的养老年金保障，最长保障至终身，部分产品可关联万能保险账户提供养老年金二次增值，以及对接养老社区、康养、医养等多样化、定制化的增值养老服务。政策支持型养老保险产品由国家提供政策支持和制度安排、由商业保险公司提供，是第三支柱个人商业养老金的重要组成部分，一般由大型保险公司率先参与试点。目前个人税收递延型养老保险是唯一享受税收优惠政策的个人养老保险产品，自2018年5月1日起实施试点，税延型养老保险的保费支出税前列支、投资收益延后征税、按一定比例个税减免，可减轻消费者的税收负担，利于享受政策便利、积极运用保险产品科学规划养老，截至2021年年末，全国所有试点地区累计实现保费收入6.29亿元。专属商业养老保险自2021年6月1日起，在浙江省（含宁波市）和重庆市开展试点，第一批参与试点的保险公司包括人保寿险、中国人寿、太平人寿、太保寿险、泰康人寿、新华人寿 6 家公司，积极探索服务新产业、新业态从业人员和各种灵活就业人员养老需求，鼓励试点保险公司积极探索将专属商业养老保险业务发展与养老、照护服务等相衔接，满足差异化养老需求。截至 2022 年 2 月末，6 家第一批试点公司累计承保7.18 万件保单，累计保费 4.72 亿元。在养老年金产品之外，诸如两全保险、长期年金险、长期重疾险、长期医疗险等产品也为老年期间提供有效补充保障。

二、大型保险公司健康保险的生态服务体系

近年来，在健康中国整体战略规划推动下，国家相继出台了一系列鼓励、推动保险业深度参与健康服务产业的制度性文件。"十四五"规划和 2035 年远景目标纲要提出"把保障人民健康放在优先发展的战略位置"的思想。世界卫生组织认为，健康长寿的影响因素中，遗传、社会、医疗、气候影响权重占 40%，60% 取决于自己，所以现在越来越多的人将保险纳入了自身健康管理计划。近年来，越来越多的保险公司开始打造健康险服务生态，旨在达成"医+药+险"的全链条模式，使用户在服务闭环中享受到健康保险、医疗健康管理以及互联网医疗科技平台等多重服务。当前，各大保险公司正积极寻找产品转型，从健康险到健康生态，保险业布局健康生态谋转型"医+药+险"全链条模式渐成熟。就保险机构而言，借助科技赋能，融合信息、文化、技术、产品、服务等要素，打造一套完整的、覆盖全生命周期的、全方位场景的人性化健康生态服务管理计划已经成为大家竞争保险产品生态服务赋能的新赛道。围绕一张保单建立健康生态，既是产品战略的考验，也是资本实力和金融科技实力的考验。

从目前的健康保险发展趋势和监管政策来看，健康产品的布局和产品服务的管理或将是各大保险公司差异化竞争的关键，其中保险保障链接健康管理服务，与其融合发展的路径已经愈发明显。过去一段时间，中国银保监会先后发布《健康险管理办法》《中国银保监会办公厅关于规范保险公司健康管理服务的通知》，明确了健康产品管理的主要内容及与健康保险的关系，提高了健康产品管理服务费用在健康保险保费中的占比，确立了保险机构开展健康产品管理服务的基本规则。商业健康险市场的未来不仅仅是责任和费率的比拼，更是健康管理服务赋能的竞争，多维度、多层次结合健康管理服务为客户提供保险保障。

不仅如此，2020 年胡润财富报告显示，健康服务管理将会成为后疫情时

代高净值人群家庭生活的重中之重，超过半数的高净值人群计划增加"运动支出"，约三成计划增加"医疗保健支出"，更有16%的企业家计划为个人/家庭购买保险计划。高净值家庭生活观的变化也将给未来中国市场的高端医疗、健康管理服务等行业领域带来发展机遇。未来，保险服务一体化将是保险从低频向中高频客户触点迁移的必然选择，通过保险串联医疗服务资源，基于客户视角的全流程、端到端的一站式服务体验将成为差异化竞争的关键。保险公司通过前端高品质的健康服务，一方面充分满足了客户的需求，另一方面也可增强客户黏性和品牌好感度，为健康险市场拓展了空间。保险产品与医疗、健康管理等服务深度融合，最终构建服务客户全生命周期的生态体系，将是未来整个保险行业的大势所趋。

当前国内大型保险公司发展健康保险的主流策略有以下几种。

（一）构建综合性健康管理服务体系

目前多家国内大型保险公司已发展成综合性的金融保险集团，它们采用以平台为主要媒介，连接医院、保险公司、用户、医保及多方健康服务平台的形式，构建起综合性健康管理服务体系。保险公司利用自身旗下的科技、医疗、数据平台，并与其他医疗服务机构合作，打通医疗数据壁垒。保险公司帮助用户解决全流程的健康问题，包括用户在发生健康风险的不同阶段，有针对性的根据用户的需求提出全方位的服务和健康问题解决方案。

（二）形成线上线下服务管理闭环

国内大型保险公司积极利用线上平台优势，推出多款线上医疗平台以及线上医疗团队，提供视频问诊、健康体检、齿科保健、海外医疗、中医诊疗、便捷购药、慢性病管理等服务。保险公司在健康大数据的基础上，一方面在客户未生病时提供健康检查与监测，另一方面在客户生病时协助治疗。此外，保险公司通过建设国家级医疗大数据基础设施，市场化运营数据平台和应用，提供公共卫生、保险创新、精准医疗、互联网医院等多种健康医疗数字化服务，实现"线上+线下"健康管理服务闭环。

（三）建设全周期健康服务管理

目前国内各大型保险公司形成"线上+线下"健康管理服务闭环，搭建全方位、全场景、全覆盖的"保险+科技+健康+医养"服务生态圈，加快打造健康管理服务平台、健康信息系统平台和医疗服务支撑平台，着力布局健康保险、健康管理、医疗服务、医养护理四大业务板块，打造服务客户全生命周期的健康产业综合生态圈。

三、大型保险公司健康保险的创新科技赋能

过去十年，健康险已经进入了飞速发展的阶段，随着保险业数字化转型的兴起和技术的进步，大健康布局成为健康险有效市场竞争的新解决方案。在创新浪潮中，保险公司转型已硕果累累，新兴科技与保险的有机融合也初见成效。随着数字化转型的持续推进，各类新技术如5G、物联网、区块链等应用，正在开启保险行业的新未来。

目前，智能化、数字化已成为各行业谋发展的普遍趋势，保险行业也在此契机下谋求转型，长期来看，保险公司构建线上线下融合生态的动作不断，行业在转型中也在以数字化为核心架构的基础之上不断突破，争取创造下一个黄金时代。这一时代将具有以新技术为基础设施，以智能化为未来创新驱动的显著特点，利用新技术拓宽保险获客与营销渠道，依托互联网平台，通过网页、App、微信小程序等载体多管齐下，提供产品上的宣传、推广、咨询等线上服务。保险公司依托大数据、云计算、人工智能等信息技术手段，在产品、营销、核保、理赔、客户服务、风险控制等领域进行创新优化、价值重塑。

在疫情的催化之下，2020年以来，"直播+社群+数字化导流"等新兴模式崛起，在符合监管的要求之下，保险短视频、网络直播营销也以独特的表现形式、传播速率以及高互动性，一定程度缓解了疫情给行业带来的运营冲击[①]。此外，科技创新还加速了保险产品的研发设计与改良，借助于云计算和大数据等技术，产品开发人员可以对全部数据样本进行数据分析，根据完整的数据表现，不断推动保险产品创新优化，进行更全面的风险评估，开发更符合市场需要、客户需求的保险产品，填补新场景、新型保险产品市场的空白和弱点。

（一）人工智能与应用

人工智能（AI）是一门计算机科学，它使用算法、启发式方法、模式匹配、规则、深度学习和认知计算，在没有直接人类输入指令的情况下得出与人类思维相似的结论。通过使用AI，可以攻克人类难以解决或几乎不可能解决的复杂问题。AI拥有巨大潜力，在优化基于价值的健康服务方面，AI扮演着多重角色。它可用于开发算法，从海量数据中获得洞察；通过"自我学习"和"自我纠正"，不断增强准确性，这些概念相互配合，有助于发现健康风险并预测结果[②]。目前，大型保险公司对于人工智能的应用也越来越多，主要在

---

① 资料来源：《2020年年度保险业数字化转型报告》。
② 资料来源：IBM商业价值研究院《基于价值的健康服务崭露头角》。

客户服务、智能核保、核赔领域。

在客户服务领域，国内大型保险公司以科技力量驱动赋能服务，更好地满足客户需求、提升服务能级、撬动发展动能的转换，加强公司核心竞争力：在线上投保方面，打通长短保险及产品组合方案在线承保全流程，应对多场景、多业态的保险销售模式，拓展承保能力，通过活体人脸识别、OCR 签名识别等，满足客户身份真实性的监管风控要求；在线上获客方面，全流程借助模块化配置，满足不同销售终端、产品、渠道和风控规则的差异化要求，满足多用户、多场景、多业态的购买体验，促进业务销售和客户资源积累；在线上增员方面，全流程支持营销员线上招募，并精准围绕五个关键环节捕捉营销员招募行为数据，做到从源头的分层分类管理，为环节过程提供管控抓手，助力打造行业新周期下的个人保险新队伍，挖掘未来长期线上招募潜力，提升团队持续发展动能及市场竞争力；在线上培训方面，上线空中课堂，完成全流程线上培训体系构建，建立实现场景化、社交化、开放化，移动化的线上培训平台；在线上队伍服务方面，基于现有平台，打造营销员专属微信助理平台及智慧服务平台，提供端到端的有温度的智能服务，为营销员提供 24 小时实时在线咨询答疑，满足营销员社交化的个性服务需求，解决营销员服务痛点，助力客户经营；在智能营销方面，以家庭保险需求为导向，利用自然语言理解技术和智能推荐算法，解答用户保险相关的咨询问题。此外，保险公司以客户体验为圆心，以保单全生命周期为服务半径，以提质增效为导向，加速智能科技应用，搭建有高度、有速度、有态度、有温度的线上线下融合的智慧客户服务体系，为客户、一线队伍带来极简、极致、极速的服务体验，引领智慧化服务不断升级[①]。保险公司整合了 App、微信、网站、电话、短信、邮件等多渠道电子化服务平台，以"服务+科技"的创新模式，创建了以技术驱动、数据驱动、价值驱动的智能服务体系。保险公司并且突破了传统电话回访方式，创新智能微信回访新型服务模式，客户投保后可自助通过微信进行智能回访了解自身权益，三分钟即可完成。微信回访可在线人脸识别客户身份，严控回访真实性，档案、签名全流程可回溯，全程保障客户知情权、选择权，切实保障客户权益。

在智能核保、核赔领域，各大保险公司也充分发挥科技力量。在智能承保方面，通过产品规则的模块化定义，及对测试案例、场景、流程的解构，实现产品开发、测试的自动化、智能化，提升产品投放效率及质量，满足快速迭代

---

① 佚名. 科技点亮服务 新华保险智慧客服扬帆起航［N］. 潇湘晨报，2021-04-07.

的市场需求和保单全流程服务及风控需要；在智能核保方面，研发新型核保平台，为客户提供全方位的投保场景、高精度的核保咨询解答和信息服务，为公司提供智能审核决策辅助、预测式核保实现风险预警，并为内、外勤提供7×24小时不间断的核保业务响应；在智能理赔方面，前端平台与后端大数据结合，建立商保快赔服务新模式。在智能服务方面，运用人工智能业内成熟技术赋能双录业务场景，打造"一站式、全场景"的智能双录系统，解决传统双录模式下资料展示不清晰或展示遗漏、需多部设备多人协助等操作痛点。通过人脸识别、文字识别、图像识别技术实时响应，对双录（录音和录像）中进行检测并反馈结果，替代传统大量的事后人工审核工作以及避免重复录制工作，实现降本增效的目标。此外，保险公司构建覆盖保单全生命周期的电子化通知服务体系，确保客户通过短信、彩信、微信等方式实时获得保单承保、办理、权益等各类状态通知，同时各类账单及保单状态报告全部电子化，彻底告别纸质报告，客户体验和信息安全大幅提升。

（二）物联网（可穿戴设备）

在保险行业的积极转型之下，技术正在颠覆传统的保险业，物联网技术使保险公司能够更准确地确定风险，还有助于保险公司降低整个价值链中的大量成本，从而进一步提高利润，目前可穿戴设备是保险公司使用最多的物联网应用部分，眼镜、手环等能够传输信息的携带式载体都可以成为可穿戴设备，通过直接接触人体反馈客户信息，及时对客户进行健康管理和健康服务，还可为客户量身定做个性化服务。通过赠送健康手环的形式收集客户健康数据，既能增加保险产品的吸引力，又能改善保险公司与被保险人、医疗机构的信息不对称困境，积累精准定价经验，控制医疗风险。如对数据进一步分析了解投保人的健康风险、生活习惯，建立运动奖励机制，以经济手段降低其医疗健康风险，将后端风险转化为前期预防，实现保险公司与投保人的双赢。以智能可穿戴设备为技术平台，打破传统保险经营模式下以特定客户变量评估为基础的承保定价模式。

国外保险公司很早已意识到智能可穿戴设备将对健康险市场带来积极作用，一直在努力尝试创新。据美国波士顿研究咨询机构的调查发现，目前接近30%的美国保险公司正在尝试使用智能可穿戴设备。其运用的商业模式主要分为两种，一种是保险公司通过可穿戴设备提供特色医疗监控和治疗服务，另一种是保险公司在定价时根据设备收集的信息来调整保险费。目前，在国内，智能可穿戴设备的认可程度并不高，设备尚未成为不可或缺的产品得到大范围普及。此外，智能可穿戴设备面临的安全风险会让人忧虑个人信息的泄露问题，如果不能建立有效的隐私保护机制，就不会让消费者信赖保险公司、放心的购买保险产品。因此在中国，"智能可穿戴设备+健康险"模式还有很长的一段道路要走。

除了运用于疫情预测和日常健康监测，中国的智能手表厂商正试图融合健康管理、健康险，实现"弯道超车"，可穿戴智能设备在健康领域的需求正在被市场发掘。

未来，智能手表等穿戴设备若只提供单一的健康监测服务，竞争力显然不够，只有与健康管理、保险及医疗生态相融合，才能在可穿戴市场涌入健康服务的红海竞争中打开增量市场，"可穿戴设备+健康保险"的模式有待发展。

第二节　大型保险公司健康生态的业务创新模式分析

在被保险人的市场需求和政府政策相继出台的驱动下，发展具有健康生态管理功能的健康保险是大势所趋。保险公司不再仅负责消费者的医疗和健康服务，而是借助其支付方的功能，成为消费者健康管理方案的提供者和托管人。因此，健康生态管理与健康保险之间有着天然的融合纽带，而保险公司所涉及的健康管理，一方面可以借助差异化服务，更好地实现获客，除了保险产品本身条款和保障范围，用健康增值服务打动用户。另一方面，可以在提供传统风险保障的同时，承担整合健康服务资源的职责，贯穿客户生命旅程的全流程。如何布局和经营好健康生态业务，对于保险公司未来十年的发展至关重要。

根据投资的资金量、投资方式、投资风险的不同，资产投入逐渐由重转轻，保险机构自身的可控性也逐渐降低。

一、重资产投入模式

国内的重资产生态圈以泰康保险为代表，一直以来，保险业内都有一句话——"在中国，保险机构做养老只有两种模式，一种叫'泰康模式'，一种叫'其他模式'"。2016年5月27日，中共中央政治局召开第三十二次集体学习时强调："积极发展养老服务业，推进养老服务业制度、标准、设施、人才队伍建设，构建居家为基础、社区为依托、机构为补充、医养相结合的养老服务体系，更好满足老年人养老服务需求。"2017年国务院下发《关于加快发展商业养老保险的若干意见》的通知，鼓励商业保险机构以多种方式投资养老服务产业，中国保监会发布的《保险资金运用管理暂行办法》和《保险资金投资不动产暂行办法》，更是明确支持保险资金投资医疗机构和养老实体。随着老龄化社会的深入发展，养老服务体系的建设被提上日程。建设一个完善的养老服务体系需要动员各方力量，保险业基于其保险资金的长期性、稳定性、低成本性，以及养老客户和准客户的资源储备，天然适合发展养老事业，对接医疗健康产业，打造全年龄周期的产品。一方面，通过养老社区可促进保险业务的销售；另一方面，投身养老行业可撬动土地资源，实现不动产投资和增值，远比养老社区的运营更有价值。泰康正是抓住这一机遇，通过投资兴办养老服务机构和设施、提供养老保障计划、整合各方资源以专业化分工协作提升产业链效率的方式参与养老产业，自2010年3月成立中国首个养老社区（CCRC）投资实体——"泰康之家"起，泰康高品质养老社区已覆盖全国核心区域的24个重点城市，其中7地8家社区已开业运营，入住居民超过5 000人。其后五年，养老社区床位从6万张增加到10万张，这种养老生活方式不断向二线城市推进。泰康选择养老社区模式，体量足够大，有丰富的配套空间，可同时实现社区居家、机构养老，并配有更高等级的医疗机构，属于"相对高级的养老模式"，可最大化助力保险销售。泰康作为一家保险机构，本身已积累了一定数量的寿险客户群体，这些客户都有一定的闲置资金，开发养老社区无疑可以尽可能多地回笼已有的客户群，拓展保险业务。此外，养老社区多为拿地新建项目，在产品规划、空间设计上几乎不受物业条件限制，可以实现产品最佳呈现效果，而重资产的拿地建设模式，让养老社区可以享受资产的升值收益。一直以来，泰康坚持定位高端，主打一线城市市场，而寿险的基础和庞大的保险业务员体系，为其带来了充足的客源。养老社区采用会员制，客户一次性缴纳200万元的保费方可获得未来的优先入住资格，不住时，可享受投资收益。而针对非保险客户，泰康也推出了"乐泰卡"，即传统的"高押金+低月费"模式。泰康在各地建设养老社区时，都会提前建设、开放泰康之家生活体验馆，前置预售，发挥保险产品和社区的整合优势，树立"高知、高管、高干"的高净值人群的品牌定位，发挥"名人效应"，形成多头促销。"泰康之家·燕园"一期自2015年6月投入运营起，在不到两年的时间内，就达到了99.7%的入住率，遥遥领先同期开业的竞品。2017年8月18日开业的"泰康之家·燕园"二期则提前就已预订一空。高入住率、快速去化，也出现在"泰康之家·申园"，鉴于泰康目前主要在一线布局、运营，整体运营风险基本可控，且远远领先同期开业的其他养老社区。虽然重资产的投资选择需承担极大的风险，但对于泰康这类大型保险机构而言，因为自身掌握雄厚的财力，有稳定的保险收入来源，而且其量级也非一般公司可比，所以在做选择时，考虑更多的是是否与自身实力匹配，是否能够保持相当的独立性，这也就是泰康最后选择重资产投资的重要原因。泰康所打造的养老社区主要采取出租方式，向老人提供日常所需的生活照料及医疗护理，因此前期的投资主要通过房租及后续的运营净资金流来回收。具体而言，其收费模式是"保费/押金+房租+服务费+增值收入"。根据以往的经验，养老社区整体入住率达到约70%后，运营管理收入便可覆盖运营管理成本，从而产生正现金流。而对于选择重资产模式的泰康，前期拿地、建设成本通常不会摊入到运营公司，因此，养老社区运营收益空间更大。进一步分析泰康各年的收入构成之后，可以发现除了保险主业带来的庞大保费收入外，得益于泰康布局重资产的战略眼光，泰康的投资净收益占了总收益很大的比重。

二、轻资产投入模式

轻资产生态圈则以中国平安为典型代表。多年来，中国平安一直在探索轻资本发展模式，将科技作为新的利润增长点，希冀"金融+科技"双驱动战略带来盈利和价值上飞跃式的提升，以成为世界领先的金融科技公司。在中国平安30周年的股东大会上，董事长马明哲总结"中国平安第一个10年专注保险，第二个10年专注综合大金融，第三个10年专注金融+科技，公司展望未来10年的发展战略，将利用科技构建中国平安的生态，即金融+生态"。目前，平安已经形成涵盖政府服务、用户、服务方、支付方、研究机构、投资机构等12个子成员单位，构建起较为完善的全方位、多层次的健康生态圈。其中，中国平安旗下的平安万家医疗采取了轻资产模式，为基层医疗机构赋能。中国平安通过制定的医疗健康服务标准，为医疗机构的信誉背书，并协助医疗机构提升医疗能力和管理效率，增加患者对基层医疗机构的信心，提升就诊量。同时，中国平安通过线上平安好医生（2021年更名为平安健康）为线下机构导流，增加就诊流量，实现分级诊疗。

众所周知，公立医院有成熟的等级评审作为患者就医的指南，而基层一直缺乏类似的标准和机制，因此患者缺乏就医选择指导。标准的确立是分级诊疗的重要基础。2016年，平安万家医疗与国际医疗质量服务体系认证机构JCI、DNVGL合作，根据国内基层医疗机构实际情况，推出了"国际标准，中国实践"的平安万家医疗认证标准，填补了整个基层医疗行业的空白。资料显示，平安万家医疗认证标准分为初评和专评两个层次，经过初评、复审以及不定期抽查，申请认证的基层医疗机构将被授予三星、四星、五星等级证书。其中专业评认证标准以患者为中心，分9个部分和5个维度，以梯度化的认证体系来评审基层医疗机构。平安万家医疗还建立了平安万家医疗云诊所系统，推出 SaaS 模式的医疗云解决方案，提升基层信息化水平。比如，为基层医疗机构提供客户关系管理（预约管理、会员管理、健康档案等）、门诊临床管理（电子处方、电子病历、智能诊断等）、库存管理（医疗器械、耗材价格订单管理、出入库盘点管理等）、运营管理等，能有效提高医疗机构的运营效率。依托于平安集团的强大资源，可与平安旗下的金融、医疗和商保产品实现有序对接，提供多种服务，赋能诊所。

第三节　银行系保险公司参与健康生态的现状

《健康中国行动（2019—2030 年）》提出，到 2030 年，中国健康产业占 GDP 的比重将从现在的 5% 提高到 15%，达到现有欧美发达国家的水平。目前，中国的健康产业主要集中在医疗和药品两个领域，规模接近 5 万亿元，医疗管理和医疗服务业还处于起步阶段，预计到 2030 年健康产业规模有望突破 20 万亿元。近几年，商业健康保险成为保险行业增速最快的业务板块，保费收入在人身保险中的占比不断增加。在过去 10 年间，中国商业健康保险收入年均复合增长率达到 33%，增速为寿险、财险等其他险种的 2~3 倍[①]。据估计，到 2025 年，商业健康保险市场规模超过 2 万亿元[②]。

一、银行系保险公司健康保险的发展趋势及布局模式

早在 2013 年，国务院就曾印发《关于促进健康服务业发展的若干意见》（国发〔2013〕40 号），其中的内容就包括建立商业保险公司与医疗、体检、护理等机构合作的机制，加强对医疗行为的监督和对医疗费用的控制，促进医疗服务行为规范化，为参保人提供健康风险评估、健康风险干预等服务，并在此基础上探索健康管理组织等新型组织形式。此后出台的《关于加快推进健康与养老服务工程建设的通知》《关于加快发展商业健康保险的若干意见》等文件也都鼓励支持商业保险机构进入大健康产业，近年的"健康中国"战略实施对于健康产业发展也具有不言而喻的意义，而作为"健康中国"建设的行动纲领，《"健康中国 2030"规划纲要》中也提出——促进商业保险公司与

---

① 王锦，辛梦苇，吴晓薇，等. 奋楫正当时：中国商业健康险的挑战与破局［R］. 上海：麦肯锡，2022.

② 数据来源：《关于促进社会服务领域商业保险发展的意见》。

医疗、体检、护理等机构合作，发展健康管理组织等新型组织形式，支持保险业投资、设立医疗机构。因此借助健康险的良好发展势头，以及健康生态保险具有上下游产业链的丰富性，吸引了很多金融企业的参与，越来越多的保险公司争相寻求机会切入大健康生态领域，以期望保险公司在支撑主业发展的同时，能够打造具有高附加值的健康服务生态闭环。保险公司积极布局大健康产业：一方面，将健康保险产品作为保险业务新的增长点以及今后可持续健康发展的着力点；另一方面，保险公司基于自身发展，力图拓展服务范围，提供更多增值服务的尝试。

（一）银行系保险公司健康保险的发展现状及原因分析

在保险产业自身发展、市场竞争推动以及政府相继推出多项利好政策的鼓励背景之下，除各大传统保险公司努力进军布局健康生态及养老产业之外，银行系保险公司也在积极通过银保合作、银医合作等可行的模式探索布局大健康生态领域。而在现有的新形势下，要满足客户生命周期中健康、医疗等方面的风险保障、财务规划与资产传承等需求，银行保险公司的作用与价值凸显。在银行系保险公司尝试围绕大众的衣、食、住、行、玩、学、医、养等需求下共建服务生态圈的机遇时，可以借助银行具有大量信用数据和财务数据的优势，与自身大量医疗、健康数据融合，基于数据进行客户筛选、智能风控等，发挥保险长期资金的优势，不断加大健康养老医疗产业的投资布局，加大社会服务资源的整合，推出各种互联网远程医疗服务、药品福利、社区养老服务，以满足不同客户的多样化需求。此外，银行系保险公司还可以把银行的财富管理和保险的健康管理相融合，为客户提供全方位的财富管理和健康风险解决方案。

在新时代背景之下出现的新需求诸如健康生态、养老金融、场景营销等，正在从根本上改变银行系保险公司与客户间的关系，为银行系保险公司在银行与保险之间的深入融合提供了契机。银行系保险公司不再以成本费用、公司收益为博弈的核心，也不仅是银行保险产品的提供者，而是围绕全生命周期金融供给，以客户需求的转变为核心，通过构建"产品+服务"营销矩阵，从单纯的产品供给、费用竞争转向"产品+服务"整体解决方案，联合探索"场景+金融"客户共拓，通过银行与保险之间更加平等、深入、融合的合作，实现优势互补、互利共赢。一方面，保险公司和银行合作，为客户提供一揽子养老金融服务解决方案，将保险产品嵌入到存款、理财、基金、综合服务的整体框架中，并通过专属培训、客户分析等，扮演好保险产品与服务的专家角色，凸显在银行与保险合作中的价值。另一方面，通过为银行客户提供基于产品的快速理赔服务、财富解决方案和附加健康生态医疗资源，保险公司可以构建出对银行客户的营销矩阵，塑造不同于其他保险公司的服务优势与品牌优势。

（二）银行系保险公司的健康保险产业布局模式

一直以来，投资性保险产品的收益与寿险公司的经营效益息息相关，受市场利率的影响较小，并且具有不易发生纠纷、自留利润大、不需要预留高额责任准备金等特性，其传承财富、保全资产、融通资金、财富累积等功能可替代市场上众多理财产品，因此在很长一段时间内受到消费者和银行系寿险公司的热捧。市场对寿险产品投资功能的追捧自然而然导致其保障功能的缺失，关于"保险姓保"问题的讨论一度成为社会热门话题。目前中国银行系寿险公司已深刻认识到保险保障功能是保险行业赖以生存的基础，消费者对于保障型寿险产品的需求回温，在市场需求与监管要求的双重作用下，银行系寿险公司着力开发保障性能强的健康类保险产品，倾向强化产品结构的保障性能。

当前，银行系保险公司在前瞻性地推出能够满足客户养老和健康保障需求产品的同时，还着眼于银行已推出的产品和服务项目，探寻伴随的潜在需求，设计出能够融合的产品。银行系保险公司想要实现产品创新，必须开发并销售真正符合客户需求的产品。在巩固好公司传统优势的同时积极转型发展，开启"第二发展曲线"，围绕服务能力、技术能力、综合化资金运用能力这三大关键词，用转型的"提升"，实现发展的"稳健"。围绕客户的金融需求，从保险专业角度，构建起了立体化的服务体系。同时，深化"以客户为中心"的理念，围绕社会发展趋势、客户需求变化、新技术日趋成熟，不断对产品与服务推陈出新，把客户和社会大众对美好生活的向往，通过产品与服务变成现实。

二、银行系保险公司健康保险的生态服务体系

在保险产品同质化严重的今天，消费者对保险公司的服务能力要求越来越高，优秀的保险公司并不会单纯以"产品销售"为核心，更多的是落地践行以"服务客户"为核心的理念。2021年的《政府工作报告》中提到，要"提升保险保障和服务功能"，首次将保险的服务功能与保障功能并列，进一步体现了对保险服务的重视。在现有的服务经济时代，"以客户为中心"是服务的本质属性，保险新服务时代，意味着保险要紧紧围绕着客户，满足客户的新需求、适应新场景、开发新产品、解决新问题，最终打造服务的新业态。保险作为金融服务的重要组成部分，其功能从保障、保值到财富传承，从帮助人们规避风险到服务于人民的美好生活，随着人们需求不断延展、丰富并被重新定义，快步迈入新服务时代。因为"新服务"更意味着企业经营及管理的全面

转型，所以保险公司需要通过观察客户，来挖掘真实需求、了解客户痛点，为客户提供适合的产品和服务。依据新服务时代的主导逻辑，对于人身险而言，保险的功能是抵御风险，即用现金补偿的方式让我们在医疗条件允许的情况下获得健康，服务于我们对于人生长度和生命质量的需求。

在如今的互联网金融生态下，传统保险公司和银行系保险公司都面临着流量获客、新客户转化的挑战。基于此，围绕多层次健康延伸服务，探索"构建场景+健康服务生态"的建设就此展开，根据"生老病死""衣食住行"等基础场景，未来银行系保险公司深入客户生态圈层面进行研究的前景尤为广泛。此外，围绕养老保障需求，银行系保险公司还打造"银行+保险产业+养老产业"的模式，在大零售金融服务的新赛场，深度整合健康养老资源链条将成为保险公司的最大助攻。

目前国内各保险公司针对客户不同的使用习惯提供一对一个性化服务，打造了标准化柜面、保单服务人员上门代办、快递上门代办等形式多样的服务方式，全面提升客户服务体验。各保险公司并以客户体验为圆心，以保单全生命周期为服务半径，通过不断完善"六位一体"的产品体系，以健康险、意外险、养老险、终身寿险等保障性产品为主导，制定符合客户需求的产品服务方案和未来服务体系搭建规划。此外，各公司提出健康管理服务，计划通过智慧健康管理，帮助客户管理"未病"。在服务内容上，覆盖了"移动健康、私人健康助手、就医安排、高端体检、国际会诊、全球救援"等健康管理服务内容；在服务方式上则打造以移动互联为主要方式的健康管理平台。国内各大保险公司为客户提供健康增值服务的同时，进一步探索"保险+健康"的服务闭环，致力于为客户提供更优的保险保障产品和健康管理服务。

各个保险公司都在健康养老领域深耕细作，建信人寿成立于1998年，因股权变更，2011年更名为建信人寿保险有限公司，并于2016年完成股份制改革，又更名为建信人寿保险股份有限公司。自股权变更以来，建信人寿全面融入中国建设银行的综合金融平台，业务快速发展。回首发展历程，建信人寿始终保持对银行系保险公司经营规律的深刻探索，坚持贯彻价值转型战略，在内涵式发展和可持续发展的道路上阔步前行，现已完成了综合化经营布局，在数字化的引领下，发力健康生态领域。

建信人寿，作为建行金融集团的一员，坚持做客户心声的应答者，客户健康的守护者。始终秉承"人民至上"初心使命，积极践行责任担当，矢志不渝将人民健康作为战略方向，坚守切实解决老百姓最迫切的健康问题的初心使命，努力满足人民对健康美好生活的向往。2018年，源于"健康幸福家，悦享越健康"理念,建信人寿推出"悦享健康"健康管理服务品牌,正式上线"悦享健康"服务平台,启动重疾就医绿通服务,直击重疾客户就医难的痛点,由此正式拉开健康生态布局的序幕。2021年,建信人寿结合后疫情时代客户就医习惯的改变,"悦享健康"线上平台焕新亮相,着力打造线上轻问诊服务亮点,主业全科医生团队,7×12小时为客户提供图文、视频健康咨询、电子复诊处方、在线购药和送药上门的"一站式"服务。

目前,建信人寿已构筑起多元高频"健康生活"和专业引领"疾病管理"两大板块、7大类和22项服务项目的体系框架,服务内容从面向健康人群的健康知识科普、健康体检,延伸至小病常见病的线上轻问诊服务系列,再到急病、重病人群的专业化就医路径的策划和协助,成为可以满足客户全流程生命周期场景的健康管理服务提供者。

三、银行系保险公司健康保险的创新科技赋能

随着移动互联网、云计算、大数据等新技术的快速发展,技术发展正在为保险业的发展带来全新的契机,目前科技的持续助力更加速了智慧保险的创新与开发,2020年突如其来的新冠病毒感染,也倒逼保险机构向线上转型,进一步推动保险公司在创新领域的产品和服务开发,扩展保险的服务边界和价值边界,并为提升客户服务提供有力抓手。移动金融作为丰富金融服务渠道、创新金融产品和服务模式、发展普惠金融的有效途径和方法,将发挥越来越重要的作用。保险作为金融产业的重要组成部分,只有构建先进、灵活的移动应用信息化支持体系,才能实现保险产品、服务和渠道的创新,从而更好地为客户服务。在提升客户体验的同时,移动互联网带来的全新保险运营模式更是大大降低了保险公司的经营成本,为保险公司推出更优惠的保险产品创造了条件。对保险公司来说,移动互联网降低了其市场开拓成本,扩大了其服务范围,带来了更多的利润空间;对保险客户来说,投保渠道更加便捷,保险产品的选择更加灵活,保险服务的获取更加有效。

移动互联网的迅速普及和移动技术的快速发展,为保险行业新一轮创新发展和转型变革带来机遇。借助新技术,为客户打造全方位的服务体系,为营销队伍提供全方位的后台支持;为内部管理提供全时点、全方位、全领域的决策支撑,成为新时期保险科技工作的重要使命。随着移动互联网的快速发展,手机、平板等移动终端设备的大量普及,社会群体,特别是年轻客户群体对移动终端设备的依赖越来越强,偏好于通过移动设备获取信息、了解和办理各种业务。在保险行业,移动互联网引发的相关业务和技术创新将逐渐成为行业变革的

重要驱动力。互联网与保险业务的融合，将促使保险公司转变传统的经营方式，销售渠道和服务方式更加公开、透明，保险产品设计更加符合客户需求。同时，在保险营销方式变革的过程中，大量新技术和集成技术的采用，也将给保险公司带来技术支撑和系统运维方面的挑战，对保险信息科技工作提出更高要求。

（一）人工智能与应用（智能核保核赔）

随着保险业数字化的发展，金融科技越来越成为企业转型的重要方向，尤其在面对激烈的市场竞争和不断变化的市场新需求，传统保险公司竞相展开数字化转型战略布局，科技已经逐渐介入保险的核心业务流程，在数字化转型和人工智能引领的浪潮下，金融服务场景不断创新，保险业因客而变，人工智能技术的应用与创新在诸多领域取得突破。然而，伴随新技术不断深入运用，互联网保险作为保险销售与服务的新形态，在快速发展的同时也暴露出诸多问题和风险隐患，例如销售误导、信息安全、售后服务等。保险公司既需要不断开发服务新场景，又需要谨慎防范新风险的产生。保险公司要运用数据挖掘、机器学习等技术提高风险识别和处置的准确性，提升销售和服务的透明化水平，切实保护保险消费者权益。

不少寿险公司利用各自"科技利器"，通过科技赋能，对内容与质量进行优化升级，进而打造全方位服务系统，全面提升服务效率及品质。例如拓展微信自助服务功能、不断优化投保流程，为线上客户服务再升级。目前，移动行销出单已成为主力出单渠道之一，新单投保、保单查询、保单变更、续期交费、理赔、增值服务申请、万能利率查询等11类服务均可通过微信在线自助办理，回访、保全、理赔服务也陆续上线，实现了移动投保与服务一体化，客户服务受理件数持续攀升。此外，各寿险公司更是推出App，实现线上保险流程。"自动化理赔"新模式依托高新科技手段的辅助，通过系统自动完成保险金理算、审核、审批以及付款等操作，无须人工介入，实现理赔款"秒到账"，为客户提供"小额案件，申请即结案"的极致体验，有效提升理赔服务，改变以往人工审核费时又费力的情景，案件处理时效大幅缩短，处理效率大大提升。

建信人寿的"利器"就是金融科技，它以金融科技为支撑，聚合客户、接入场景、集成数据，打造面向市场和客户的综合保险服务平台。其充分利用信息技术和数据分析技术，实现服务管理智能化，推动一体化客户体系，开通远程视频服务支持，强化客户需求识别，扩大保险服务辐射半径和服务门类，推动运营集约化，提高服务效能。通过聚合前沿科技、金融场景，实现了线上线下有机结合。在技术应用方面，建信人寿不断升级业务专用移动App"建信

e 保"，提升安全防护级别，引入人脸识别功能，打通了建信 e 保和微信两大移动互联平台之间的数据竖井；数据集成平台项目功能的进一步优化，制定了机构、客户、渠道的数据标准。同时，在海量的数据中，建信人寿运用大数据技术初步完成了客户信息归并，为个人客户构建企业级统一编号，打实了用户画像的基础，提升了对客户定制化、个性化服务的能力。此外，其自有渠道官方微信、官方网站购买渠道引入身份证自动识别技术，投保审核更为快捷。其中，官方微信公众号新增自助理赔功能，电子投保、电子发票、电子保单等功能实现全覆盖，自助服务功能进一步完善。

（二）互联网创新

近年来，各大保险公司积极建设完成新一代互联网核心业务系统，使公司业务管理迈向科技化、自动化。例如保险公司运用应用电子签名及影像收集技术、电子回执技术，提出标准化作业流程，嵌入智能方案推荐模型。此外，为了提升客户体验，公司根据客户偏好，为其推荐适合的产品和方案，同时利用大数据分析，不断地训练和改进模型，从而提高销售的智能化程度，更好地帮助销售人员。

下面以建信人寿为例。建信人寿于 2014 年开始"银保+互联网"的数字化转型，自 2016 年起实施全面的转型发展，确定了借助互联网发展的全面转型战略，2019 年明确将打造以"人工智能平台"为核心的五大数字化运营平台。经过多年的转型发展，建信人寿先后以"管理年""创新年""价值年""服务年""质量年""数字赋能年"和"客户赋能年"为年度主题，有针对性地提升专业能力，夯实基础管理、提高财务资产管理能力、创新产品和服务，在加快打造公司特色的同时提升市场化竞争力，取得了扎实而显著的成果。在网络业务方面，建信人寿以"银保+互联网"方式，通过与建设银行合作，入驻了建行生活、网银和手机银行三大渠道，并延伸至银行网点的自助设备，成为国内首家同时入驻银行网点、网银、移动三个渠道的保险公司。除在网络渠道销售意外险以外，还开发了适用网络渠道的年金、重疾、医疗等产品。此外，建信人寿还在数字金融上发力，推出"裕农安心保""建融租客保"和"普惠龙意保"三款可通过数字人民币投保的人身险产品，并成功签署首张数字人民币人身险保单；在陕西，融入智慧政务建设，探索"政务平台+保险"新模式；在安徽，保险保障嵌入旅游集团线上平台，连接景点、酒店、民宿，搭建"银行+保险+旅游"生态，助力地方市场扩容。

第四节　银行系保险公司健康生态相关保险产品及健康生态的业务创新模式分析

一、健康保险产品分析

过去，储蓄型或者投资型业务是银行系保险公司的主力产品类型，但随着银行客户经营意识的强化以及"保险姓保"的行业共识，银行系保险公司对于保险的态度也发生了变化，更多地站在了满足消费者多元的金融服务需求这一角度，而从这方面考虑，储蓄型和投资型保险产品普遍存在替代产品，但是具有风险保障功能的保险却是无可替代的，它是满足客户多元金融需求的必备产品之一。所以无论是建信人寿的"用保险的保障之长补母行之短"、农银人寿的"高端传统保障业务和普通银行代储业务同样重要"、工银安盛的"在子女教育、退休规划、家庭保障和财富管理推陈出新"，还是交银康联的"打造个人健康管家"，都反映出银行系保险公司对于保障型产品越来越多的重视。之前银保产品普遍定位模糊、强化短期限储蓄替代作用，而现在多家银行系保险公司的产品转型之路已经开启，如何快速找到清晰的银行系保险产品定位，将对改善银行系保险公司的整体业务结构起到一定作用。银行系保险公司凭借组织架构的独特优势，更易获得高端客户群，且这类存量客户更容易接受内含价值更高的保障型产品和年金产品。因此银行系保险公司的业务范围就可以覆盖高端客户从财产积累到财产传承，从人身健康防范到人身健康保障，从子女教育到养老等一系列多样化的需求。

目前来看，国内各大寿险公司的保险产品基本构架为：人寿保险、健康险和意外险，但是具体侧重点和发展方向有所不同。保险产品的保险保障和财富管理的双重功能得到充分发挥。除了基本的具有针对性保障功能保险产品，多数保险公司已开始拓展价值增值业务和个性化定制保险服务，针对不同客户群体的需求，精准定制产品内容，使得客群覆盖面更广、需求针对力度更大，以此助力财富传承和财富管理。接下来以建信人寿为例，分析当前国内保险公司关于保险产品的主流发展方向。

建信人寿认为现阶段银行系保险公司要充分利用保险产品所具有的风险保障和长期储蓄特性，填补控股银行整体理财规划中的相应空白，实现协同互补，通过有效的协同机制，为控股银行客户提供更为全面的"一站式"金融理财规划服务和保险产品。建信人寿以保险普惠为支撑，不断丰富产品，用一系列低门槛、高保障的产品让保险回归保障作用，形成价值类产品体系。从现有产品体系类别来看（见图 10-2），建信人寿产品种类和数量丰富，健全的健康险产品线包含享受国家税收优惠政策的税优健康险，普惠型的龙安 e 生医疗、孝敬保（B 款）医疗保险，定向面对儿童、成人的康乐宝贝、乐享守护、瑞享康佑、惠享康佑疾病保险系列。建信人寿于 2022 年 6 月上市了少儿单倍重疾，为各类人群提供了优惠便捷的保障选择。建信人寿的重疾险以返还型的定期保险为主，能够有效贴合市场需求。在对私渠道和高端渠道大力推动价值型期缴业务的过程中，不断优化业务结构，推出附加终身托管式医疗服务；在对公渠道，又主推效益型、创新型业务，推出团体重疾，白领、金领保障产品以及"保障产品+健康管理"服务模式。《龙安 e 生百万医疗保险产品》投保年龄范围广，出生满 30 天至 59 周岁的人均可投保，最高可续保至 100 岁。无论客户有无社保，均可购买，年缴保费最低至 146 元，就能享受百万保障。若客户是初次罹患恶性肿瘤（必须是被保险人于本合同等待期后因初次出现的症状或体征被医疗机构的专科医生确诊初次发生恶性肿瘤），保险金额还能增加一倍。

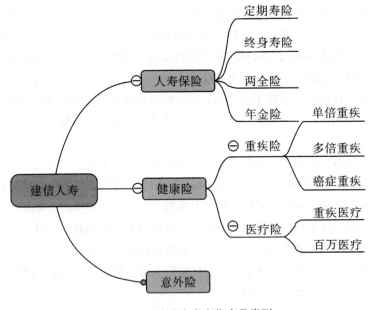

图 10-2　建信人寿在售产品类型

二、健康保险产品的健康管理（增值服务）

近年来，随着消费者保险意识的增强，保险知识的普及，以及国内经济水平的增长，中产阶级的崛起，大家对于商业保险已从之前的排斥到现在的主动咨询投保，国内消费者的保险意识正在逐步提高。其中以健康险为代表的保障型产品，由于更切中人们对于健康风险的关切点，受到越来越多消费者的欢迎。贴合消费者的需求变化、消费者的保险意识觉醒，以及伴随市场竞争愈演愈烈，消费者对于保险公司的高要求，保险不再仅仅是一种支付手段，而是一种有效的综合解决方案。但由于保险产品本身容易被复制，保险公司往往容易陷入同质化竞争之中，拼价格、拼手续费成为常态，不仅置保险公司自身于费差损风险之中，也不利于该业务健康可持续发展。因此在产品高度同质化的竞争之中，能够为消费者真正构建起健康的"护城河"的就是差异化服务。当然，服务本身也容易被复制，所以，考验服务能力，不仅是考验保险公司的资源整合能力，还是考验保险公司的运营能力和运营效率。坚持以人民为中心的发展理念，用保险产品减少因病返贫、因灾致贫，助力共同富裕，满足人民群众对美好生活的向往，是保险公司高质量发展的终极目标。无论科技如何发展，衡量服务的终极标准始终是客户体验。在新服务时代，一切服务管理与创新，必须回归服务体验。保险公司要为客户提供适合的产品和服务，需要企业通过观察客户，来挖掘和了解客户的真实需求和痛点，解决用户的燃眉之急是服务创新的原点。

目前，以服务创新作为切入口正成为国内保险业一大显著特征，"保险+医疗""保险+养老"更是人身险领域的两大热点，大量企业相继投身其中。这背后反映的，既有消费者需求升级，也有市场竞争升级。为了提升客户体验，增强产品的市场竞争力，越来越多的公司为自家销售的健康险产品提供了各类医疗健康增值类服务，这也是不少保险公司尝试打造大健康生态服务闭环的第一步。但仔细观察这些健康险产品可以发现，服务内容趋于同质化，而且一些增值服务并未能够与保险产品产生较强的关联，这自然使得生态联动难以实现。同时，由于客户健康管理依从性较弱，保险公司难以通过健康管理起到控制风险、提高黏性的作用，附加的健康服务还会增加保险公司的经营成本[1]。

当前国内的寿险公司着力打造个性化保险服务，其中增值服务包括重疾咨

---

[1] 安永、太保安联健康险联合发布《中国商业健康保险白皮书》。

询、二次诊断、住院安排、手术安排、全程就医陪同、康复追踪、协助申请理赔等服务，在服务过程中，进行保险产品的个性化推荐以及健康状态跟踪，并通过服务与保险产品的结合，将为更多客户解决就医难题。此外保险公司还有针对高净值客户、老年人群体等的针对性保险服务。针对高净值客户的服务以价值为导向，以细分为突破，为客户创造更有温度的关怀与礼遇，满足客户多元化的服务需求。而针对老年人，为满足老年群体的差异化保险服务需求，利用智能科技助力其跨越"数字鸿沟"，力求为老年客户群体提供更有温度、更有情怀的优良服务体验。并且，目前医疗险与健康服务相结合也是不可忽视的一大服务方向。医疗健康险服务覆盖了客户的全周期就医流程，它重新定义了长期风险管理方式，将其从被动接受升级为主动管理，第三方服务合作机构全科医生7×24小时在线全年无休，提供日常疾病和健康咨询，帮助客户早发现、早诊断、早治疗，守护客户未来健康。健康管理服务中的全面健康管家，从健康教育和专题咨询、健康体检、亚健康干预和线上线下就医协助四个方面，为客户提供一体化、全方位的健康管理服务。尽最大可能帮助客户解决"亚健康严重、慢性病恶化、误诊误治风险高发、看专家难"等问题，从而让客户生活得更健康，实现健康财富的正增长。以下以建信人寿的保险产品与健康管理服务为例。

建信人寿作为建设银行集团保险板块的重要支柱，致力于在保险领域打造具有"建行品质"的服务，将建设银行良好的服务举措和高标准的服务水平引入保险领域，做到服务体验与保险产品无缝衔接，坚持以"客户为中心"，根据建行客户的特点，与各项业务深入协同，打造出一套成熟、先进的服务体系。

建信人寿的"悦享健康"健康管理服务，搭建了"疾病保障+健康管理+就医服务"一揽子解决方案，包含家庭医生、自助挂号、健康档案、体检报告解读、健康咨询、心理咨询、重疾绿通和VIP就医八项服务。其中，家庭医生功能可以让客户在线选择医师问诊，通过电话、图文等形式解决客户日常生活中遇到的各类健康问题，确保客户足不出户即可享受快速、便捷、专业的医疗咨询服务，且服务时间不少于7×12小时；自助挂号功能可以帮助客户实现公共挂号资源一站式全览，根据客户的不同需求选择所需地域、医疗机构、科室进行自助挂号；健康档案功能会根据客户基本资料信息、家族病史、就医记录、体检报告、生活方式、问卷调查等信息，建立一整套可持续更新的电子健康档案；体检报告解读功能会根据客户上传的报告进行在线解读，对于体检异常指标精准查看，并提出科学有效的持续性改善指导意见，帮助客户通过日常的体检报告养成、提高自身健康管理的好习惯，在前期改善、提升客户的身体素质；健康咨询功能涵盖养身、减肥健身、心理健康、两性、美容、母婴、慢性管理七大领域，客户可以随时查看搜索咨询并共享给身边的亲友；心理咨询功能是专门针对婚恋、亲子关系、家庭问题、人际关系、人生发展、神经病（焦虑症、抑郁症、强迫症、恐惧症等）的免费咨询与治疗；专属重疾绿通服务会根据客户报案时的身体状况，协助客户匹配最适合的专家，同时建立高效的就医路径，安排专家进行手术，在最短的时间找到最好的医院、最好的专家、完成重要的检查、打通诊疗的全流程；VIP 就医服务是不限疾病种类的名医绿通。

此外，在保单服务方面，建信人寿利用银行系保险公司的天然优势，大力推动保险服务进银行，率先在建行网点推出了犹豫期退保、保单签约或解约、续期缴费、保单信息变更、满期金给付等一系列便民举措；对于一些查询类的服务项目，消费者只需持一张银行卡即可完成，免去了输入保单资料的麻烦，显著减少了客户为办理保险业务投入的精力和时间。

三、健康生态的业务创新模式

在健康险承保端与销售端创新涌动的大背景下，保险行业各大公司均纷纷加快布局，努力打造"保险+医疗"的服务闭环，以形成"更广、更深"的服务网络。

（一）连接外部机构合作

在中国人寿、中国平安、泰康、中国太保等保险巨头竞相投资大健康产业的背景之下，中国更多中小型保险公司，尤其是银行系保险公司，亦通过积极参与连接医疗机构，借助第三方机构的力量，与外部 TPA 公司合作、签署双方发展战略协议、购买服务产品等方式搭建生态服务体系，构建涵盖"预防—治疗—康复—护理"，以实现"保险+医养"的整合型医疗保健服务，深化对健康服务业的了解，提高专业能力，形成大健康产业链、服务链和生态圈，丰富多样化的健康生态业务创新模式，有效延伸健康险的保障空间、服务空间和投资空间，不仅能够促进健康险销售的主业发展，还能深化产品服务内涵，提升风险赔付控制，延伸投资链条，形成多元盈利，加强自身竞争力。

（二）成立健康管理子公司

对于大多数保险产品而言，健康管理服务是嵌入产品的，只有部分保单客户可以享受到。而在健康管理子公司成立之后，保险公司可以搭建健康教育、健康信息采集、健康检测、健康干预、健康评估等一系列大健康管理手段，把医疗资源集中到该平台上，持续对客户的健康加以改善，将客户群扩展到非保单客户，为更多保单客户、非保单客户提供健康医疗服务。

国内部分银行系保险公司已提供从健康促进、疾病预防到就医协助、慢性病管理等集预防、治疗、康复于一体的整体医疗解决方案，目前主要围绕四个方面进行大健康生态布局：第一，自建健康管理团队。通过与三甲医院的医生团队合作，组建医疗专家委员会，导入国内外医学技术和质控标准；第二，对细分群体提供有针对性健康管理产品。围绕着消费者日常就医、大病就医、健康管理三大就医场景和行为，发展出私人医生、海外日常就医、赴韩医美等产品；第三，在日常就医方面，提供健康促进、疾病预防到就医协助、健康管理的整合式医疗解决方案；第四，运用创新技术激励用户养成健康的生活习惯，持续改进健康状况，以此降低未来的医疗费用支出，增强客户黏性。

第五节　本章小结

目前，各大保险公司已纷纷进入健康生态领域的竞争，一方面能够提高客户黏性，不断促进保险公司与客户之间的互动，实现老客户加保；另一方面，通过健康管理让保险提前进入客户的疾病治疗，实现降本控费。在健康险产品同质化严重、竞争激烈、盈利空间被挤压缩减的行业格局中，健康生态的搭建是目前破解健康险困局的重要手段，除了通过高素质的代理人构建自身竞争优势，通过资本投入打通整条健康产业链，将保险产品与健康医疗服务相结合，满足客户全方位的医疗健康需求，成为发展的必然之路。

从健康管理供给端来看，中国当前医疗资源分布并不平衡，限制了健康管理服务的供给。保险公司介入日常化的健康服务与管理，可有效解决与客户交流的低频次问题。从低频保险到高频服务的转变，有助于提高客户黏性，提高续保率及复购率。同时，保险公司也在通过嵌入生活场景，鼓励客户采取健康的生活方式和对疾病进行提前监测，例如：步数累计可以兑换保险或提高保额、可穿戴式的设备随时监测自身身体状况以及鼓励客户进行疾病筛查或体检并给予一定折扣等。

如今，大型保险公司通过打造"健康保险+健康医疗"的全生命周期（包含预防、检查、诊断、医疗、康养等环节）健康管理闭环，覆盖客户的全医疗健康周期，参与到客户的前端健康引导检测到后端康复疗养的整个流程，全方位实时获取客户的健康水平与状态数据。获取用户的健康数据和医疗数据，交由健康风险评估模型进行持续定价评估，充分利用健康信息开展产品设计、定价、核保和赔付等工作。通过在健康生态闭环中集分析和整合健康医疗数据，保险公司可以进一步打造数字化健康信息服务平台，利用健康生态信息经营医疗健康行业内信息系统研发和运维服务，提供数字化解决方案开拓医疗信息服务市场。未来，中国大型保险公司的健康生态还有更大的发展空间。

在大互联、大健康时代，人们对于保险以及传统型保险公司、银行系保险公司有着更高的期待，期待保险能够更加成熟的精准应对风险，期待保险公司从单一的风险保障支付方升级为多维度健康管理的服务方。在此背景下，健康险已不单是一种用于补偿经济损失的工具，更成为保险行业和整个大健康生态的"联接点"，以支付联接医疗，以保障支撑健康。客户的诉求不仅是通过保险保障获取充足的治疗资金，更希望通过保险服务获取优质的医疗资源，得到妥善最佳的治疗方案，最终康复。面对这样的需求，基于银行系保险公司自身股东拥有强大的资源禀赋，以及互联网时代对客户需求的精准洞悉、对医疗资源的跨界融合，银行系保险公司应该重新进行自我定位，从"健康养老的支付管理者"转变为"美好生活的生态共建者"。在需求为王、体验为王的时代，努力从产品硬件、服务软件上满足客户的显性需求、挖掘客户的隐性需求，成为赢得客户的认可和信任的保险公司。未来，银行系保险公司还应以实干笃定前行，服务践行初心，立足客户实际，继续加大产品创新力度，研发更多受市场认可的保险产品，为更好地服务经济特色和社会民生保障做出积极贡献。同时保险公司积极与更多科技型、医疗型、健康型等不同类型的公司战略伙伴实现更深入的合作，汇聚更大的发展合力，携手布局大健康产业，为企业与家庭提供一站式、一揽子健康医疗服务解决方案和金融保险保障服务，助力客户及家人活出更加健康长久的品质人生。

第四篇

保险业健康生态的未来展望

　　保险公司在积极创新融入健康生态的建设中，现阶段的产品与运营模式也呈现百花齐放的局面。但保险业健康生态未来发展方向在何方？什么样的模式才能更好地契合健康生态业务发展方向？什么样的经营战略能匹配健康生态未来的发展？这些问题是我们当代保险从业者需要认真思考的。在第四篇中，我们对保险业健康生态的未来进行了展望，结合案例与数据提出了新时代下保险公司参与健康生态各个环节的路径与模式，并提出了配套的经营战略与实施措施。

第十一章 保险业健康生态未来图景分析

第一节 保险公司参与健康生态的效益分析

"保险+健康管理"成为当前保险公司参与健康生态的发展趋势,保险公司将为客户提供全流程的健康管理体系和综合性的健康管理解决方案,即前端的健康管理、中端的医疗管理、后端的康复管理,以代替传统单一的保险产品。这一方面突出了健康险的健康保障功能,是"保险姓保"的本源回归,也是企业履行社会责任的体现;另一方面也有助于企业在现有健康服务的基础上扩展空间和业务边界,增强客户黏性。在病程管理方面,对疾病演变全过程的监测、干预和管理,能够有效控制疾病的发展,既可以促进客户养成良好的生活习惯,降低疾病恶化概率,提升客户健康水平,减少社会医疗资源的浪费,又能控制保险公司赔付成本,增加盈利水平。

一、保险公司的效益定义

(一)狭义的效益

近年来,中国保险业保费规模大幅增长,从 2000 年的 1 598 亿元增加至 2020 年的 4.5 万亿元,保费收入的年均增长率约为 30%,保费增速在国际保险市场中居于前列。保险行业的高速发展伴随着保险公司间激烈的竞争,而效率是保险公司保持竞争力的关键。在经济学中,经营效率可理解为企业在最大产出下的最小投入或在最小投入下的最大产出,即产出与投入比。产投比越大,则说明效率越高,反之效率越低,产投比一定程度上反映了企业的盈利能力。从财务的角度出发,盈利能力越强,企业效率就越高。

（二）广义的效益

从居民角度来看，中国居民健康意识不断提升，对健康保障需求也不断增加，尤其是新冠病毒感染的暴发，激发了居民对自己和家人身体健康状态的关注，这为保险公司构建健康生态奠定了需求基础。从保险公司角度来看，参与健康生态是保险公司开展"健康保险+健康管理"体系逐渐完善的过程，通过为客户提供综合性的健康管理解决方案，即前端的健康管理、中端的医疗管理、后端的康复管理，不仅能够增强客户与保险公司的黏性，还能有效控制经营风险，有助于开发更多的利润增长点。从政府角度来看，中共中央、国务院《"健康中国"2030 规划纲要》中提出，促进商业保险公司与医疗、体检、护理等机构合作，发展健康管理组织等新型组织形式。2019 年中国银保监会修订的《健康保险管理办法》中指出，保险公司可以将健康保险产品与健康管理服务相结合，降低健康风险，减少疾病损失。保险公司积极响应政府号召，参与健康生态是履行社会责任的表现，对保险公司的口碑和商誉有显著的正向影响。本节主要从效益的广义角度出发，分析保险公司参与健康生态获得的效益，即经济效益、社会效益等多方面效益分析。

二、保险公司参与健康生态的社会需求分析

（一）消费者的健康管理需求

本部分采用一项关于消费者对健康管理应用于健康保险的需求的调查问卷①相关数据来讨论消费者的健康管理需求。该问卷主要从受访者基本信息、健康状况、对健康保险和健康管理的接纳度以及健康管理服务的要求和开展方式等方面来设计。问卷结果显示，运动频率与受访者的健康状态高度相关，经常运动的人慢性病发病率降低，有 77.75% 的受访者很关心自身健康问题并积极采取行动，有少部分人存在抵触就医、不关注自身健康管理的情况；购买过商业健康保险相较于未购买过的受访者更支持健康管理服务在健康保险中的应用，有 59.75% 的受访者购买过商业健康保险，该类人群中有 65.25% 的受访者对于健康保险附带健康管理服务持支持态度；有 65.5% 的受访者选择积极的健康管理方案，在"未病"防治上更有期待，而不是仅限于被动的医疗层面，且年轻人更倾向于选择该方案，有近一半的受访者表示愿意参与付费型健康管理服务；在健康管理服务方式的选择上，有一半的受访者选择智能健康生活指引、一对一专家就诊及定期体检，37% 的受访者选择人工健康管家，16.5% 的受访者选择特定慢性病管理，消费者更愿意接受能定时为自己提供健康管理服务的贴身医生，且对专业程度要

---

① 段紫欣. 健康管理在我国健康保险发展中的应用研究［D］. 石家庄：河北经贸大学，2021.

求较高，对新事物的接受程度不高，保险公司还需要进一步对消费者的健康管理理念开展宣传和教育；大部分受访者在健康管理方式选择上倾向于便捷性更高的智能可穿戴设备，其次是智能软件、智能家居和人工管理。

以上调查结果表示，消费者对自身的健康状况均较为关注，对于健康管理服务也具有较高的需求且接纳度较高，这为保险公司开展健康管理服务奠定了需求基础。

（二）缓解社会医疗保障体系压力

目前中国社会医疗保险体系压力仍然较大。中国常住人口中 15～64 岁人口的占比由 2010 年的 74.5% 降至 2020 年的 68.6%，降低了 5.9 个百分点。与之趋势相反的是 65 岁及以上人口的占比由 2010 年的 8.9% 上升至 2020 年的 13.5%（见图 11-1），增加了 4.6 个百分点。随着人口老龄化问题的加剧，医保账户缴费人数的减少，中国社会医疗保险体系支出压力持续增加，根据目前的增长速度，预计 2025 年前后中国卫生总费用可能突破 10 万亿元。此外，随着中国经济由高速增长阶段转向高质量发展阶段，财政收入增速也有所回落，医疗费用的增加必然会加重中国财政负担，影响中国经济社会的可持续发展。数据显示，2019 年中国商业健康险的保费收入为 6 226 余亿元，相当于基本医疗保障体系筹资额的 27%，这意味着商业健康险有很大的空间并在构建国家多层次医疗保障体系方面发挥重要作用，发展健康产业有助于解决公共卫生资源稀缺难题，缓解中国社会医疗保障体系压力。

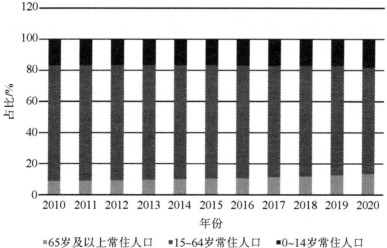

图 11-1　2010—2020 年中国常住人口结构

（数据来源：《中国统计年鉴》）

三、保险公司参与健康生态获取效益的机制分析

（一）进一步完善保险公司数据库，解决信息不对称问题

保险公司与客户、医疗机构多方均存在信息不对称的问题。一是在保险公司与客户之间，中国保险公司对客户的健康状况、就诊信息等数据的获取渠道主要来源于客户投保前填写的健康告知，客户的住院病历以及赔付档案，健康告知由客户自主填写，可能出现填写情况与真实情况不符，导致逆选择，将增加保险公司的赔付风险，进而导致盈利减少；在保险合同生效期间，被保险人的费用支出风险转移给了保险公司，被保险人可能会降低对健康风险的控制度，如高油高盐高糖的不良饮食习惯、抽烟喝酒、不运动等不健康生活习惯，使触发赔付条件的概率大幅增加，还有可能引发过度医疗等道德风险。二是在保险公司与医疗机构之间，双方相互独立，信息交换程度有限，保险公司缺乏对医疗机构行为的有效监控和成本约束机制，所以当有保险事故触发保险条款时，容易引发医患合谋或过度医疗等状况。保险公司只能在赔付后获取客户的住院病历与赔付档案，导致信息滞后。

保险公司通过参与健康生态引入健康管理，能改变原有的独立信息传播链，构建较完善的信息网络。一是为客户建立个人健康档案，将健康管理每一个环节收集到的数据存放在档案中，加上其他维度搜集到的客户信息，建立客户画像。二是在对客户进行健康检查、咨询和评估的过程中，能够准确采集客户的血压、血糖、血脂等健康指标和慢性疾病数据信息；通过便携式或可穿戴的医疗设备对客户的身体健康状况进行实时监测和数据采集。三是在对患病客户干预治疗过程中，有助于了解各种疾病的特点，记录各类疾病的相关数据以形成经验数据。

通过完善数据库，构建人物画像，可以有效降低信息不对称风险。保险公司对客户提供健康体检、健康评估、健康咨询、健康干预，疾病治疗与康复的全流程健康服务，全方位监测客户健康状况、获取身体健康数据，有效规范就医行为，进而降低客户的道德风险。通过自建医疗团队或是与医疗机构合作，一方面能够实现数据共享与同步，便于保险公司进一步了解客户的健康状况，及时进行健康干预，将疾病控制在病程初期，有效帮助客户发现问题解决问题，切实保障了客户的身体健康水平，同时能够将企业的赔付成本降到最低值；另一方面能够及时监督、评估和规范医疗机构行为，减少过度医疗，控制企业成本，有效降低逆选择风险。

（二）提高保险公司的合理定价能力，提高保费收入

近年来，保险业伴随健康险保费收入激增，健康险赔付率也在增加，相较

于其他险种，健康险所面临的疾病风险的多样性、不确定性和客户风险特征的复杂性、不稳定性增加了保险公司健康险费率厘定的难度。从行业的赔付经验看，实际赔付率高于重疾发生率表，一方面重大疾病经验发生率表（2020年）发生率高于重大疾病经验发生率表（2006—2010年），重疾经验发生率表科学优化了风险边际，引导保险公司重新合理化此类产品的定价；另一方面，以风险为导向的偿付能力体系中，偿二代二期针对重疾发生率，在考虑恶化因子的基础上，增加疾病趋势因子。

目前，保险公司健康险经营结构较为单一、同质化严重，缺乏针对不同客户的个性化定价创新。商业健康保险产品定价，预定利率、疾病发生率、费用等是厘定费率的主要因素，其中，疾病发生率（含核保因子、恶化因子、趋势因子等）是保险公司未来能否有效覆盖赔付支出的关键因素。以重疾险为例，为了增强产品竞争力，企业通常从增加重症、轻中症的疾病种类和一次性赔付转向多次赔付这两方面对产品进行升级，产品不断升级的同时，保单的最大保额也在增加，使保险公司潜在赔付受疾病发生率影响更大。然而，保险公司对新增疾病的相关数据掌握程度有限，如疾病发生率、疾病诊治过程（例如过度医疗）及对未来变化趋势的预测等方面缺乏数据支持和专业支持，导致保险公司在厘定费率时难以准确定价。

根据前文所述，保险公司通过提供"保险+健康管理"，搭建全健康链条，丰富完善健康管理服务形式，从预防疾病发生、控制疾病发展、促进疾病康复、降低疾病发生率、提升健康水平，有效控制赔付成本。通过提供健康管理服务，不断完善客户的个人健康档案以获得客户健康信息，在对身体状况实时监测和疾病干预过程中，不仅能精准的判断客户的健康风险，还能收集疾病相关数据，了解疾病的特点和发病率，完善多种疾病的基础数据统计，在此基础上进行健康风险评估，达到控制风险的作用的同时帮助精算人员预测健康风险发生的概率，这对费率厘定起到重要的作用，合理的定价还能提高产品的竞争力。在实际操作中，可以用风险评估工具对客户的健康风险进行评估与测评，将测评结果分为不同风险等级，再根据不同等级来差别定价，实现保费差异化，获得更高的保费收入。

（三）降低医疗、健康赔付支出成本

保险公司通过健康监测、健康风险评估和预测等健康管理服务，将客户的健康状况、患病概率进行等级划分，可将客户人群分为健康人群、亚健康人群和患病人群，再针对不同人群开展健康干预和指导。一是对于健康人群，第一步是开展健康教育，通过开设健康知识小课堂、线上视频或动画形式普及养生知识，帮助客户提升健康管理理念，让客户自觉的定期对其身体健康状况进行评估和维护，能有效降低疾病发生率，减少赔付支出。二是对于亚健康人群，可通过便携式或可穿戴的医疗设备对客户的身体健康状况进行实时监测，及时汇总数据，并采用专业的数据处理软件对数据进行分析与预测，根据其面临的疾病危险因素与程度进行干预和指导，持续改善客户健康状况。三是对于患病人群，及时对疾病进行诊疗干预、就诊指导，根据客户的患病程度监督医疗机构制定合理有效的治疗方案，在保障客户健康权益的同时监督医疗机构进行合理的医疗行为，避免过度医疗等情况，降低保险公司支出成本。尤其是慢性疾病，慢性病具有流行广、病程长、致残致死率高和费用耗费大的特点，如果能在早期及时预防慢性病的发生，将极大地减少客户自身和保险公司的医疗支出费用。在患者康复期间，对其进行康复指导，帮助其恢复到健康人群状态。

通过开展健康指导与干预、疾病诊疗与康复指导，可以降低并转移亚健康人群和患病人群的疾病风险，改善这两类人群的身体状况，促使其向健康人群转化。所以，通过对客户实施健康管理服务，能不同程度降低客户的疾病风险，减少其医疗费用支出，进而降低保险公司的赔付金额。现代社会生活节奏逐渐加快，随之带来了工作压力、精神压力，以及吃外卖、不运动等不健康的饮食和生活习惯，导致亚健康人群比例的攀升和疾病发生率的不断提高，而积极的健康管理措施将有利于慢性疾病的控制和亚健康状态的蔓延，有效减少和延缓疾病的发生。下面将从两方面具体说明健康管理在降低疾病发生率方面的重要作用。

1. 健康体检与健康干预

健康体检通过检查客户的健康状况，能及时地发现部分潜在的健康问题，再通过非医疗干预，如运动和营养干预、心理和睡眠干预、中医治未病等，促进客户达到健康状态，降低客户患病几率，进而降低保险的出险概率。对于需要医疗干预的疾病，能够及时发现问题，根据客户实际状况制定相应的医疗方案，部分疾病可以避免严重化，既能够减小客户的身体损伤，又能够缩小保险公司的赔付支出。

案例一："健康通行证"计划是1990年夏威夷医疗保险服务公司开展的健康管理和疾病预防计划，实施期间为1990—2000年，服务对象是年满18岁且其保险项目中自付部分较高的客户。参与该计划的客户需要填写健康风险评估表，保险公司安排客户进行指标检查，开展健康风险评估，为其制定健康计划并进行具体的健康指导。实施结果显示，该计划对保险公司效益的提升主要体现在三方面：一是降低了总医疗支出，计划参与者相较于非参与者平均每年减少 200 美元的医疗支出；二是减少了住院时间和住院花费，计划参与者相较于非参与者平均住院时间减少 2 天，平均住院花费减少 509 美元；三是降低了客户的健康风险，危险因素少的客户人数占比提升，危险因素多的客户人数占比降低。

2. 慢性疾病管理

国务院新闻办公室发布的《中国居民营养与慢性病状况报告（2020年）》显示，2019 年中国因慢性病导致的死亡人数占总死亡人数的 88.5%，其中心脑血管病、慢性呼吸系统疾病和癌症所占死亡比例为 80.7%。慢性病严重威胁了中国居民健康，高血压、高胆固醇血症、糖尿病等疾病发生率逐年上升，已成为影响中国经济社会发展的重大问题。工作压力大、熬夜、睡眠质量差、体育锻炼不足是导致慢性病趋于年轻化的主要因素。关注年轻人的身体健康状态，加强"未病"的健康管理，改善年轻人目前的生活方式，有助于降低青年群体的保险出险率。中国慢性病发病率呈现逐年上升且向年轻化发展的趋势，开展健康管理服务刻不容缓，健康管理行业的高质量发展将对中国保险公司健康保险的持续收入、居民身体健康状态和打造健康中国产生重要影响。

案例一：通过对 2008 年参与天津医科大学总医院健康管理中心健康管理的 65 个单位的 2 555 名员工开展全面体检，再依据体检结果，有针对性地对患病人群进行临床治疗，并对参加体检的 2 555 名员工进行健康教育和生活方式、膳食营养干预。干预 1 年后复检并评估，结果发现 2008 年体检检出的主要疾病如高脂血症、高血压、高尿酸血症，在采取干预措施 1 年后，检出率较干预前下降，且差异具有统计学意义（P<0.01），表明健康干预具有良好的健康促进作用。

案例二：某综合性医院应用健康管理模式对脑血管患者进行管理，健康服务包括健康数据采集，风险评估，疾病风险预测以及健康干预和跟踪等方面。研究对象为连续 4 年在该医院进行健康管理的人群和脑血管疾病高危人群。首先，对研究对象通过问卷和体检等方式收集健康信息，在评估系统中对个体信息进行分析，生成脑血管病的患病风险报告；随后，针对报告重点分析肥胖、运动和三高等危险因素，有针对性的改善研究对象的不良生活习惯或进行干预治疗。研究结果显示，一是研究对象脑血管发病风险指数明显下降；二是研究对象的生活方式发生了改变，2010 年和 2011 年的戒烟率分别为 10.34%和 16.35%。

（四）差异化、精细化服务覆盖更多人群

在国家战略层面建设"健康中国 2030"以及保险业快速发展的大背景下，

国民对保险的需求日益精细化，保险公司需要加大产品创新力度，不断推出针对性较强的适销性产品，满足人们日益增加的健康保险产品需求。在健康服务市场，供需双方存在错位现象，人群覆盖面相对较窄。

目前，享受健康管理服务的人群以健康险产品消费者为主，而能够购买到健康险的人群主要是有一定购买力的健康人群，市场上多数健康险设置的最高承保年龄在 65 岁及以下，50 岁以上人群的保费过高甚至出现保费倒挂的情况，消费者通常难以接受。且中国亚健康人群占比逐年增高，对于亚健康人群和患病人群，保险公司常采用豁免或拒保的方式将其排除在承保范围之外，即对于健康管理服务有迫切需求的亚健康人群或患病人群不能得到健康管理服务，导致供需错位，同时保险公司也失去了大片市场，不利于保费的持续增长。从客户群体出发，产品开发初期未对客户群体进行细分，向健康人群或亚健康人群提供统一的产品，其中亚健康人群一般采取加费、部分责任除外等方式对投保。保险公司可以通过开发针对亚健康人群、高健康风险人群、轻症人群、重症人群、特殊人群等针对性较强的产品，拓宽产品保障范围，满足不同客户群体的需求。例如开发防癌险等单病种产品、不同健康等级人群定制型保险。在风险可控的基础上，开发保障范围更广、价格更低的保险产品，不断扩大商业健康保险的覆盖范围和人群。

健康管理与健康保险结合后，将全面发挥保险公司的平台优势与风险量化评估技术优势，解决供需不平衡、管理模式老化和产品单一的问题，逐步向差异化、精细化、全人群的方向发展。首先，随着保险公司专业化服务意识的提高，以及客户对健康管理服务需求的提升，健康管理将逐步脱离以往购买保险产品时的附加产品角色，将由销售前端向全方位管理方向延伸。针对客户潜在的患病风险，保险公司运用专业化"主动管理型"服务产品，从健康体检、风险评估、健康干预、病后康复和健康教育等环节，实现贯穿整个保单周期的"全风险周期管理"。其次，随着健康保险承保人群范围的不断扩大，亚健康人群和患病人群有望纳入承保范围之内；还可以针对高血压、糖尿病等慢性病患者提供保险产品与健康管理服务相结合的模式，提供配套的定制化健康管理服务。通过细分客户群，再针对不用群体提供定制化的解决方案与特色服务，客户群由健康人群向亚健康、慢性病患者及妇幼等人群扩展，目前这类个性化产品较为稀缺，但随着客户对健康服务多样化需求的增加，具有细分客户特征的差异化服务将成为健康服务的主流趋势。同时，慢性病管理已逐渐成为健康行业的重要探索方向，如针对慢性病患者的相关健康险产品，其健康管理服务涉及患者的风险评估、用药指导、紧急事件预警、生活方式干预等多个不同方面，根据患者患病的严重程度、用药习惯、生活行为和风险特征等不同维度提供差异化的健康干预服务，引导患者养成良好的生活方式和用药习惯，达到改善病情、延缓并发症的目的。该模式对患者来说，可持续监测并有效控制病情，减少或延缓并发症的发生；对保险公司来说，能够有效控制健康保险赔付成本，提升客户黏性，将健康保险从以往的重治疗模式向未来重预防模式引导，减轻社会基本医疗保障体系压力，也从一定程度上解决人均医疗资源不足、看病难的问题，是一种个人、企业和政府多方共赢的模式。

（五）产品创新提升企业竞争力

目前，中国健康保险市场上的产品同质化严重，缺少差异化、个性化产品。社会医疗保障制度对商业健康保险具有一定的挤出效应，但是医保只能对费用的部分比例进行报销，一些昂贵的进口药、靶向药、手术器材未完全纳入医保报销范围，随着医疗成本的不断增长，患者自付部分的医疗费用绝对值也将不断增加，且社会医疗保险有起付线、封顶线设置，对部分患者来讲，仍旧是较大的经济负担，这也促使居民意识到补充商业保险的重要性。以重疾险为例，重疾险是给付型保险，侧重于对工作收入损失、康复费用等方面的补偿，随着居民保险意识的不断提高，在收入水平承受范围之内，居民将倾向于选择更高层次的健康保障产品。随着商业健康保险的普及，各家保险公司的产品竞争日趋激烈，以重疾险为例，多家保险公司推出了多次赔付，确定年龄段确诊增加赔付额度，重病前症等责任类型产品，但仍然存在产品设计相似度高、产品趋于同质化的问题。

发达国家经验表明，健康保险的核心竞争力在于服务优势而非价格优势。若保险公司在设计保险产品时，引入健康管理来创新产品形式，可以在一定程度上提高产品竞争力。从客户角度出发，一方面可以为处于社会基本保险和重疾险赔付之间的空白地带的人群提供健康保障，减轻其经济压力；另一方面，可以增加产品的差异化和创新性，为客户提供增值服务。从保险公司考虑，一方面保险公司可以通过对接网络医疗服务平台资源为客户提供绿色就医通道、海外医疗及住院陪护等医疗保健服务项目，在此过程中，保险公司可以介入客户的保健和诊疗全过程，充分发挥保险公司的监督管理作用。以美国的某健康保险公司为例，该公司尝试以游戏的方式开展健康管理计划，激励客户做好自我健康管理，即客户通过按时锻炼或保持良好的饮食习惯可以获得保险公司的点数奖励。保险公司可以通过高质量和趣味性的活动内容，开展慢性病健康管理。以平安人寿为例，该企业推出"平安 RUN，健行天下"计划，计划主要内容是符合有关条件的客户完成健身目标，将步数上传至平台，可以获得相应的奖励。该计划推出之后，参与人数迅速增加，客户活跃度提高，提升了企业与客户的接触频率和保单加保率，从而实现客户和保险公司的双赢；另一方面保险公司可以通过健康管理这个桥梁，打破在保险合同存续期间与客户互动项目不丰富的局面。目前保险公司主要通过续期保费缴纳和客户出险理赔等项目与客户互动，引入健康管理可以让客户在整个生命周期享受到保险公司提供的全流程健康管理服务，为保险公司多接触、多服务客户提供契机。这不仅有助于提高产品续保率、客户黏性和客户的二次开发，而且有助于树立保险公司的服务品牌与口碑，扩大企业影响力。

未来，保险公司之间的竞争将不再局限于保险费率和责任范围的竞争，而是向健康管理服务赋能竞争扩展，这也倒逼保险公司加速转型，从多维度、多层次结合健康管理服务设计产品，为客户提供更全面的健康保障。

（六）拓展保险资金的多元投资，增加盈利来源

投资渠道的多元化可以扩大保险资金投资范围，分散保险公司承保风险和投资风险，增加保险公司的利润来源。保险服务业包含了医疗服务、健康管理、健康保险等服务，涉及公司药品、医疗器械、保健品、养老等多个产业，保险公司通过参与健康生态，在保持保险业务核心地位、创新经营模式的同时，让金融资本和产业资本结合，提升资金效率，获得稳定的回报，强化企业的综合竞争力。

1. 投资医疗产业

投资医疗产业是扩大利润分配空间的有效手段之一。通过医疗机构平台，保险公司可以实现全流程监控、控制费用支出，同时还能尽早发现客户的安全隐患，减少赔付支出；医疗机构也可以充分利用保险公司的资源，拓宽客户流量。

2. 投资医药产业与保健品产业

医药产业利润空间较大，2000年以来，行业收入年均增长21%，销售利润率维持在20%以上。但自医药卫生体质改革方案实施以来，具有规模优势和自主研发能力强的企业有明显的竞争优势。

中国保健品行业自2005年进入成长期，维持较高增速。该行业投资资金要求门槛低，盈利周期短，利润率高，吸引了较多投资，但具有长期、稳定发展前景的企业较少。未来，适合特定人群和环境的保健品，具有一定技术壁垒的创新保健品等产品经营企业具有较大的发展潜力。

3. 投资健康管理产业

健康管理产业作为新兴产业，投资风险和门槛较医疗产业和医药产业低，

有较大的发展空间。目前，设立体检机构是健康管理产业最常见的形式，发展也较为成熟，具有前期投入小、盈利周期短的特点，而且通过保险公司自身客户的销售和服务需求就基本可实现投资盈利，但是存在行业同质化严重的情况，摊薄了行业的整体利润。另一种方式是设立专业的健康管理公司，能够为客户提供更全面的、高性价比服务，维持或促进客户的身体健康状态，对患病人群实时监测并及时干预，形成保险公司与健康管理服务公司风险共担机制，从源头上控制医疗费用增长，控制保险公司赔付成本。

4. 投资养老产业

健康养老产业包括加入慢性病管理服务、医疗机构的预约就诊绿色通道服务和康复护理服务等。目前，中国保险公司在养老产业领域开展的实践主要是投资与商业养老保险相结合的高品质养老社区。从长期来看，保险公司投资健康养老产业有助于拓展失能保险、护理保险等新型险种，随着中国逐渐步入老龄化社会，这将为保险公司打造新的增长极。

第二节　保险公司参与健康生态的模式选择

中国的健康管理服务业蕴含着巨大的发展潜力。政策支持为健康管理服务业指明了发展方向；人民群众健康管理意识的提升为健康管理服务业提供了发展基础；生物科技的不断发展和技术创新为健康管理服务业提供了技术可能；老龄化社会的逐步到来和慢性病发病率逐年攀升为健康管理产业提供了庞大的消费群体，这些都是健康管理产业蓬勃发展的新动力。随着经济社会的高质量发展，5G时代的数字信息技术得到进一步提升，健康管理服务业面临的客户需求、技术模式等要素都在发生巨变，基于大数据、云计算、物联网的健康管理应用，如健康 App、移动医疗、智慧医疗、远程医疗、可穿戴健康管理设备等新概念、新模式层出不穷，这对健康管理服务业的发展来说是把双刃剑，若保险公司能抓住机遇、顺应时代需求，健康管理将成为保险公司一个新的利润增长点。目前，国内外参与健康生态模式主要有股权投资、自建式和联合构建生态圈，主要参与医疗、医药、保健品、健康管理服务和健康养老五大产业，为未来保险公司参与健康生态的模式选择具有一定的参考意义。在此基础上，保险公司应当充分发挥自身的资源优势，积极投身于健康管理服务产业，加大创新步伐，满足人们高层次和多样化的健康需求，助力中国构建多层次的健康管理服务体系。

一、大健康产业发展要素和发展趋势

大健康产业是全球各国重点发展的产业，各国结合自身实际制定了符合自身资源条件和市场需求的发展路径，但也体现出了一些共同之处，即大健康产业的发展由需求引发，在政策保障下逐渐起步，再由资本助其发展壮大，科技支持使大健康产业向纵深发展，这四点构成了大健康产业发展的重要因素。

（一）发展要素

1. 需求

随着老龄化社会的到来、亚健康人群占比逐年提高，以及中国居民收入水平和健康意识的提升，大健康产业迎来蓬勃发展是大势所趋，也为该产业发展奠定了坚实的需求基础。一是居民收入水平的提高为大健康产业发展奠定了物质基础。二是全球老龄化问题突出，催生了大量的养老需求。21世纪初，全球60岁以上人口超6亿人，且年增速约为2%。全球大量企业争相涉足养老市场，如日本"银发经济"推广的医养结合专业化养老服务，以及机构与社区互补的养老模式，并伴随着智能化、远程化和科技化；再如美国以发展养老社区的模式带动了房地产开发和信托基金的进一步发展。预计中国在2025年将进入深度老龄化社会，健康需求和养老需求会大幅攀升，养老、护理和康复将成为热点。三是亚健康人群数量逐年增加，世界卫生组织调查显示，调查样本人群中75%都处于亚健康状态；年轻人生活、工作压力变大，健康需求也逐渐多样化，健身保健、心理健康等服务需求也将持续增加。

2. 政策

大健康产业具有正外部性，社会效益大于个人效益，企业积极性需要进一步提升，所以需要政府的大力支持。美国是最早颁布健康相关法案的国家，随后欧洲国家、日本也先后制定了健康管理政策和计划，这为大健康产业的发展提供了政策指引与方向。中国于2016年颁布了《"健康中国2030"规划纲要》以及其他一系列健康计划，涉及医疗、医药、器械、健身等多个领域，为我国大健康产业快速发展奠定了良好的基础。

3. 资本

作为资本密集型产业，大健康产业具有高风险高收益的特点，资本需求大、试错成本高、回报周期长。但也正是因为其作为朝阳产业且高收益，所以吸引了大量资本投入，成为产业发展的重要推动力。据统计，2014年，全球健康医疗风险投资1 044项，交易额达156亿美元，同比增长82%；并购523项，交易额达4 036亿美元，同比增长385%，投资并购主要集中在生物制药和诊疗康复，还出现在健康管理等新兴领域。中国在该领域的逐步放松，也使得大量社会资本进入，助推健康产业发展。

4. 科技

生命科学领域具有发展速度快、创新性强、影响深远的特点，是大健康产业发展的基础和动力。2005年，美国投入到生物技术领域基础研究开发的资金达300亿美元，美国公司占世界生物技术研发机构数量的80%；2008年，日本神户约有81家科研企业进行以再生医疗为代表的生物科学研究。近年来，中国也越来越重视生命科学产业，2015年，科技部提出到2030年在精准医疗科技领域投资600亿元。

（二）发展趋势

随着健康管理覆盖面逐渐扩展，健康管理方法更加科学与智能，产业融合更加多样化，全球大健康产业正向科学化、智能化和融合化方向发展，大健康产业未来发展趋势主要有以下四方面。

1. 医疗科技不断发展创新

以生命科学为主的跨学科理论、方法和技术的进步，促进了医学研究深层次宽领域发展。"技术迭代"推动了药物仿制等医药产业的长足进步；"技术演进"孕育出细胞免疫治疗、基因治疗等新型医疗方法；技术融合促进了医疗手段的革新，如智能医疗、远程医疗等；技术颠覆如脑科学、综合生物学等科技，也会产生全新的生物学与医药手段。医学技术领域逐步形成了生物、材料、信息技术、工程技术等多学科融合进步的强劲动能，进一步推动了大健康行业的发展成熟。

2. 健康管理广度向全生命周期扩展

随着社会大众日益增加和多样化的健康需求，传统的医疗模式已满足不了人们的需求，不同群体对健康管理的需求不同，健康人群是维持健康状态的需求，亚健康人群是恢复健康状态的需求，患病人群是疾病治疗后的修养康复需求。大健康产业的产业链将向前后两端延伸，形成较为完整的健康产业链，不仅注重患病后的干预和治疗，还更加注重患病前的预防保健、发现风险苗头时的及时干预和患病后的修养康复，健康管理覆盖全生命周期是大势所趋，也是未来的发展方向。

3. 信息技术支撑健康产业智能化发展

以大数据和"互联网+"为基础的现代信息技术为大健康产业带来了新的机遇，也将为产业发展注入了新的活力。运用大数据与"互联网+技术"，能够有效地获得客户的信息，解决信息不对称问题，将大健康产业的资源进行整合，极大地提高健康行业的运行效率。保险公司将会以更主动的姿态深入研究科技和保险的融合，以科技赋能保险业务为目标，以大数据为基础、以人工智能为工具，将保险销售结合保险科技线上化、数字化、场景化，从各环节降低赔付风险，改善客户体验。同时推动大健康产业向高效率、高质量模式转变，个性化、差异化的健康管理也将成为大健康产业未来的发展趋势。

4. 产业间融合发展催生医疗新业态

未来大健康产业与其他行业融合发展、交叉渗透是大势所趋，如养老社区即是健康产业与房地产开发相结合的养老产业，日本的"医药制造+医疗+旅游产业""医疗+养生+旅游产业""医疗+人工智能"等新业态，产业之间带动互相融合发展，将成为大健康产业的新增长点。

二、保险公司参与健康生态的模式分析

随着中国保险业不断发展，中央关于"健康中国"的战略部署，中国保险公司逐渐回归保险本源，服务实体经济，积极参与到健康生态的建设中来，保险资金的投资规模和渠道不断扩宽，开始逐步布局健康生态。保险公司参与健康生态的方式和发展重心根据其自身资源禀赋、统筹能力和战略规划的不同而有不同的方向，总体来看主要有以下三种方式。

（一）股权投资达成战略合作

保险公司通过股权投资、兼并收购、联合经营等方式与第三方企业达成战略合作，形成利益共享、风险共担的机制，这是目前中国保险公司参与健康生态布局最常见、最高效、最便捷的模式。在该模式下，保险公司可从多方面获得收益，一方面健康生态布局成功后，可以获得稳定的、数额巨大的资本回报，另一方面保险公司通过股权投资获得了决策权能进一步获取保险生态的客户流量，从而反哺健康险业务，形成协同效应。实力较为雄厚的保险公司倾向于选择该模式；在大健康领域，卫宁健康、万达信息等均是其投资目标。并且随着中国社会医疗保障体系压力增大，人口老龄化等问题显现，保险公司在健康生态中的布局战略也较为清晰，部分企业利用其保险资金规模大、期限长等优势，开始投资线上互联网医疗、线下实体医院等健康生态中的关键节点。

（二）自建健康生态圈

自建式参与健康生态是资金投入最大、风险最高的方式，通常集团公司采用此方式，集团公司需要具备如下几个特点：母公司强有力的管控能力、子公司业务面宽广、集团内部资源统筹能力强、体制机制灵活等特点联合建立健康生态圈。

保险公司通过与其他企业联盟的方式共同构建健康生态圈，该方式拓展速度快，投资成本相对较低，但是存在协调复杂的问题。合作方可以围绕数据共享、技术交换、线下商铺和代理人共用、客群共同经营等方式来实现联盟，能够充分发挥各合作方的禀赋优势，通力协作、优势互补。各方积极参与，共同打造高效、全面的跨界合作平台，运用市场化经营模式，使各自创造的价值最大化，同时，合理、公平的利益分配机制也是联盟建立稳定的生态圈的黏合剂，在保证客户利益的前提下，生态圈的高效运转能够实现多方共赢。

三、保险公司参与健康生态各环节的模式选择

大健康产业指与维持健康、修复健康、促进健康相关的一系列健康产品生产经营、服务提供和信息传播等产业的统称，具体包括五大细分领域：一是以医疗服务机构为主体的医疗产业；二是以药品、医疗器械、医疗耗材产销为主体的医药产业；三是以保健食品、健康产品产销为主体的保健品产业；四是以健康检测评估、咨询服务、调理康复和保障促进等为主体的健康管理服务产业；五是以养老市场为主的健康养老产业。现阶段，中国大健康产业以医药产业和健康养老产业为主，市场占比分别达到 50.05%、33.04%；而健康管理服务产业占比最低，只有 2.71%，所以，中国的健康管理市场存在巨大的发展空间①。下面将从不同产业来具体分析保险公司的模式选择，主要分析医疗产业、健康管理产业和健康养老产业。

（一）医疗产业

医疗行业是大健康产业中的重要领域，也是保障民生的重点行业。国家高度重视基本医疗服务，持续加大医疗卫生、健康行业的财政支出，鼓励和支持保险公司等社会力量参与医疗健康事业，保险公司应乘势积极参与医疗产业，探索医疗服务的新模式和新业态发展，满足人们的差异化、多样化的健康需求。

1. 大型保险公司参与医疗产业的模式选择

大型保险公司具有雄厚的资金实力，可以凭借自身实力直接设立医疗机构，或与其他企业共同设立医疗机构，从而掌握对医疗机构的控制权。由于对医疗机构的管理较为复杂且专业性太强，整合医疗机构和保险公司之间的资源较为困难，若以保险公司参股医疗机构的方式开展合作会降低大型保险公司的话语权和优势。此外，保险公司也可以直接收购专科医院或中小型民营医院，

---

① 何剑钢. 健康管理，打造保险行业新生态 [J]. 保险理论与实践，2021 (27)：15-41.

收购成本较低，保险公司优势不会被削减使其成为最佳收购对象。

2. 中小型保险公司参与医疗产业的模式选择

中小型保险公司适合以参股地方性公立医院或专科医院的方式参与到医疗领域。地方性公立医院和专科医院与大型医院相比，资金规模较小，保险公司更容易以相对小的投资获得更有影响力的股权，双方形成利益共享、风险共担的合作模式。特别是专科医院具有显著的竞争优势，因其专业化程度和市场化程度较高、具有一定的市场份额，双方合作后管理方式、资源整合相对容易，降低了合作难度。

3. 管理式医疗

管理式医疗保险的核心在于将保险公司和医疗机构捆绑，形成一体化的医疗管理组织，保险公司对于医疗机构的医疗行为全程可视，医疗机构与保险公司利益共享，能够有效规避医疗机构的道德风险，使医疗资源达到最优配置。管理式医疗也在保险公司、医疗机构和客户之间形成了闭环服务。在客户体验方面，与传统报销型健康保险相比，融入管理式医疗的健康保险不仅具有保险的保障功能，还具有健康管理服务功能，将保险的服务范围进一步扩大，提升了客户的体验感。在医疗控费方面，管理式医疗将医疗机构和保险公司进行利益捆绑，也强化了保险公司对医疗行为的管控，能够促进医疗资源合理使用，很大程度上规避了过度医疗等行为引发的医疗费用上涨。所以，在管理式医疗模式中，健康管理不仅能提高保险公司的服务水平，成为保险公司健康险业务稳步增长的助推器，而且还能帮助保险公司加强对医疗行为的监控，有效降低医疗成本，成为保险公司健康险业务的风险助控器。

国际经验以美国的联合健康集团为例。该集团的核心业务主要分为健康保险和健康管理产业链两大板块，两个板块相互协作，健康管理服务板块在健康管理、药品服务和系统建设的专业化发展为保险业务的发展起到了强有力的推动作用。

(二) 健康管理产业

近年来，全球健康保险行业迅速发展，发展趋势也逐渐明朗。保险公司对健康保险的风险管控由单纯的财务风险控制向健康风险与财务风险控制的结合转变，健康管理由事后管理向事前、事中、事后的全面管理转变，健康保险由被动管理向主动管理转变。保险公司参与健康管理行业主要目的是控制客户的健康风险，维护客户的身体健康状态，减少客户的患病风险，提高客户整体的健康水平，进而降低保险公司的医疗费用支出和赔付率，控制保险公司赔付成本。保险公司通常从客户缴纳的保费中抽取部分费用用于健康管理支出。根据国内外的经验总结，健康保险和健康管理的结合模式可从以下几种模式进行选择。

1. 保险公司与医疗机构共建式健康管理模式

健康管理行业在中国刚刚起步，存在着保险公司参与度低、缺乏与客户的长期互动、服务质量不高、未形成完整的生态圈等问题，需要保险公司长期的建设和发展。在健康管理行业发展的初始阶段，医院是开展健康管理合作的最佳场所，因此，医疗和保险合作是发展健康管理服务的有效途径。一是保险公司与医疗机构能够优势互补。保险公司具有稳定的、一定规模的客户群体；医疗机构能提供专业的诊疗服务、康复训练等服务，社会大众对医院的专业水平更放心、认可程度较高。二是双方能够实现利益共享，风险共担。保险公司与医院合作，可以通过合理的利益分配机制实现双方共赢，同时还能平衡过度检查、过度医疗等情况，从支出端控制费用。三是双方合作的动力是追求利润最大化。受益于保险公司稳定的客户群，医疗机构能够获得大量的潜在客户，有助于医疗机构提升业绩；双方利益共享能够使医疗机构更积极配合保险公司有效控制医疗成本。

国际经验以美国的健康维护组织（HMO）的做法为例。HMO的控费途径主要有四方面。一是在医疗服务的供给方面，通过引入竞争机制，增加医疗机构之间的竞争，一定程度上能降低医疗费用；实行预付费制度，保险公司根据事先约定的方式向医疗机构付费，而不考虑实际发生的费用，进而激励医疗机构控制医疗费用以增加赢利，降低了经营的不对称性和客户与医疗机构的道德风险。二是在客户对医疗服务的需求方面，限制客户对医疗服务者的选择，且加强对客户的健康管理和预防保健教育，使客户养成良好的饮食、生活习惯，一定程度上控制了医疗费用支出。三是看门人制度，由初级保健医生承担该角色，对患者的诊疗行为进行分类后再决定是否转诊，该制度能够有效控制患者的就医行为，减少过度医疗的现象。四是严格的医疗审核，HMO通过预先审核、同步审核、就诊后审核和严重疾病的病例管理这四方面对患者的就诊流程和方案进行审核和评估，确保方案的合理性，减少医疗资源浪费，达到控制医疗费用的目的。HMO的做法在特定环境下使保险公司、医疗机构、消费者三方实现共赢，但在中国大部分医院为公立医院的背景下，付费方式、保费调整、收益分摊方式等方面的操作还有很多问题和困难，目前从民营、小型医院，社区卫生服务中心等机构入手相对容易些，进而探索出双方共赢的合作方式。保险公司最好能利用现有的医疗资源，聘请高级医疗专家、组建属于自己的医疗专家团队来承担守门人角色和医疗服务审查角色，能够更加迅速地提升保险公司的医疗服务利用控制能力，降低成本。

2. 保险公司自建式健康管理模式

自建式健康管理模式主要是指保险公司自己成立专业的健康管理公司或健康管理服务平台。中国第一家专业的健康保险公司即中国人民健康保险股份有限公司（以下简称"人保健康"）进行了"健康保险+健康管理"模式的试点运行，建立了以"病前健康管理、病中诊疗监控、病后赔付核查"为核心的风险管控机制。其"健康管理系统"为客户提供健康信息收集、档案管理、风险评估、健康干预、慢性病管理、绿色通道、异地转诊等健康管理服务，尝试将健康管理先进的服务形式融入健康保险业务领域。人保健康的主要服务对象为个人客户和团体客户。针对个人客户，系统首先根据客户填写的健康状况调查问卷对客户进行自动分类，分为一类正常人群、二类高危人群、三类患病人群，并识别出客户的健康危险因素，如高血压、肥胖、吸烟等，形成健康评估报告、疾病风险分析和运动膳食建议，针对不同客户制定个性化的健康干预指导计划。其针对团体客户，提供健康报告，并列明高危人群和制定相应的健康管理服务计划。

人保健康的双健模式整合了健康产业链的资源，利用自身技术平台和信息系统，从多个方面入手打造线上线下健康管理服务平台，不仅能为客户提供全面的综合性服务，还能提高运营效率和客户的体验，相关经验值得借鉴。一是在健康数据方面，人保健康和医疗机构的部分数据信息采用电子化同步，如客户的体检结果、影像资料等，并根据数据为客户建立健康档案，积极引导客户开展自助式健康管理。客户将化验单、医学报告等诊疗单拍照上传至人民健康App，可实现自动解读并上传至健康档案系统，方便对客户开展有针对性的健康管理服务。二是在医疗资源方面，人保健康覆盖了 3 000 家医院、10 万家药店、800 家体检机构、500 家牙科诊所，在 35 个城市建立健康管理中心，在260 个城市提供医疗上门服务，覆盖面广，对于拓展客户群体、树立保险公司的服务品牌与口碑具有重要意义。三是医疗服务方面，人保健康和医疗机构互通，在客户的就诊过程中提供较大便利，在 App 上即可实现挂号、同步医院处方、查看检查结果、支付、理赔等流程，极大地提高了客户的就诊效率，提高了客户的满意度和认可度。

3. 保险公司外包式健康管理模式

目前，中国有中国人民健康保险股份有限公司、和谐健康保险股份有限公司、平安健康保险股份有限公司、昆仑健康保险股份有限公司、太平安联健康保险股份有限公司、复星联合健康保险股份有限公司、瑞华健康保险股份有限公司 7 家专业健康保险公司，其余大多是由寿险公司、财险公司经营的健康险。保险公司自建健康管理公司较少，但近年来市场上独立的健康管理公司逐渐增加，这对于保险公司发展外包式健康管理服务提供了良好的基础，也是健康保险和健康管理相结合的较为理想的形式。由于大型医疗机构实力强、大众信任度高，保险公司在与其博弈的过程中处于弱势地位，且医疗机构的关注点集中在诊疗方面，短期内恐无暇与保险公司合作为其提供健康管理服务，双方难以形成利益共同体；保险公司自建健康管理公司对资金实力、专业实力要求过高，难度较大，且当前中国健康管理前景不明朗，发展不成熟，试错成本较高。所以，当前中国除大型保险公司以外的保险公司参与健康管理的优势路径为与第三方健康管理公司开展外包合作，这对保险公司的资金规模和谈判能力要求相对较低，有利于保险公司真正实现"健康保险+健康管理"一体化。通常外包服务项目主要包括健康体检、健康咨询、健康评估、预约挂号、生活习惯方式管理等。保险公司与健康管理公司签订合同之后，从缴纳的保费中提取部分资金作为健康管理的费用，由专业的健康管理公司运用健康咨询、健康教育、预防保健、医疗服务网络、康复指导等多种手段，持续改善和提高保险公司客户的健康状况，达到健康促进的目的，进而降低保险公司的赔付率，降低赔付成本。

4. 互动式保险计划

互动式保险计划首先是从健康管理服务流程中的健康干预入手，通过实时的追踪、监测、干预，促使客户养成良好的生活、饮食习惯，为客户提供差异化的专属健康管理方案。实践过程中，保险公司通常会通过趣味性的游戏化运营方式和健康管理算法、指数相结合，提高与客户的互动频率与效率，不仅能提高保险公司的获客能力，还能够较好的帮助客户养成良好的生活、饮食习惯，起到预防、降低患病概率的作用。互动式保单一方面能够扩大参保人群范围，解决保险公司的风险控制问题，另一方面能够推动保险公司提升服务质量，提供精准服务，引导客户形成积极健康的生活习惯，有效控制投保客户的身体健康水平，减少赔付支出，实现保险公司和客户双方共赢。

国际经验以美国的恒康保险为例。该企业是美国十大寿险公司之一，2018年开始该企业停止销售传统人寿保险，转为只销售互动式保单，即通过可穿戴设备和智能移动设备追踪客户的健康和健身数据。其"活力健康保险计划"为客户提供两个选择，一是通过 App 记录客户的身体健康、生活行为数据，提供专业的健身和营养搭配、健康咨询等相关服务，为客户设定个性化健康目标，创造出优质客户；二是通过可穿戴设备收集客户的健康数据，鼓励客户保持健康状态、预防疾病，然后给予客户相应的保费折扣和保额调整。

国内经验以中国太保（集团）股份有限公司为例。该企业投资设立的太平洋医疗健康管理有限公司与第三方健康科技公司发布了健康互动式保险计划——"太保妙健康"。该计划主要以专业的数据采集、挖掘、运营能力为依托，搭建起数字化移动健康管理平台，为客户提供"健康保险+健康管理"一揽子服务。

（三）健康养老产业

中国人口老龄化日趋加剧导致对健康养老产业的需求持续增加，但目前中国健康养老产业的供给缺口仍然较大，产品类型不丰富，尚不能满足人们日益增长的多样化、个性化养老需求。同时，中国政府出台了多项政策支持医养结合发展，鼓励社会资本积极参与健康养老产业。

健康养老产业具有"前期投资大、投资获利慢"的特征，产业与资本融合是该产业发展的必然趋势，而保险公司在健康养老产业发展中具有天然优势，一是保险资金流量稳定、期限长、成本低，与健康养老产业投资回报特征相匹配，可以为该产业提供长期稳定的资金支持，而健康养老产业也能帮助保险公司进行长期的价值投资，减少短期高风险资本运作。二是保险公司可以将医疗、养老、保险三者有机结合起来，为客户提供全生命周期的医养服务，使企业产品对客户更具有吸引力，还能增强客户黏性和忠诚度；同时还能提升保险公司的运营协同能力和控费能力，增强企业竞争力。三是保险公司具有专业的产品研发能力、强大的营销推广能力、广泛的客户群体和市场化的风控与财务管理机制，以及品牌效应、资源整合能力、投资能力，能够在健康养老产业及其延伸产业链发挥更大的作用。

保险公司大多通过自建、收购和合作等方式参与健康养老产业，在该领域积极探索，打造全生命周期生态服务闭环，实现了社会效益和经济效益共赢。目前，大多数保险公司采取自建养老社区的模式参与健康养老产业，经营模式主要有三种：一是通过养老财富计划与养老社区对接；二是直接提供房屋租赁服务；三是养老社区与保险产品直接对接。部分保险公司开始尝试对养老机构进行参股、收购。

第三节　本章小结

　　本章主要从保险公司的角度分析保险公司参与健康生态的效益和模式选择。随着生活节奏加快、生活和工作压力增加，人口老龄化问题的显现，社会大众对健康保险和健康管理的需求大幅提高。保险公司通过提供健康保险产品和全流程健康管理服务，不仅履行了社会责任，满足社会大众的健康需求，缓解社会医疗保障体系压力，还有助于提升客户的健康水平，增强了客户黏性和忠诚度，还能控制企业的赔付成本，减少社会医疗资源浪费。保险公司通过参与健康生态，能够进一步完善保险公司数据库，解决保险公司与医疗机构、客户三方之间的信息不对称问题，构建较完善的信息网络，有效降低道德风险和逆选择风险；通过获取更多的客户信息、疾病信息，能提高保险公司合理定价能力和产品的竞争力，有利于保费收入的增长；通过为客户提供健康监测、健康风险评估和预测等健康管理服务，能够降低客户的患病风险，有助于客户保持健康的身体状态，减少企业的赔付支出；通过创新产品种类与形式，提供差异化、个性化的产品，有助于树立保险公司的服务品牌与口碑；通过投资医疗产业、医药产业、健康管理产业、养老产业等多领域，分散保险公司承保风险和投资风险，增加保险公司的利润来源。

　　大健康产业的发展由需求引发，在政府政策的保障下逐渐起步，再由资本推动助其发展壮大，科技支持使大健康产业纵深发展，这四点构成了大健康产业发展的重要因素。当前中国保险公司参与健康生态主要通过股权投资、自建和联合建立健康生态圈三种形式，根据具体的产业划分，主要投向医疗产业、健康管理产业和健康养老产业。未来，大健康产业将向科学化、智能化、周期化和融合化方向发展，主要有四大发展趋势，医疗科技理论将不断发展创新，健康管理广度向全生命周期扩展，信息技术支撑健康产业智能化发展和产业间融合发展催生医疗新业态。

第十二章 保险业健康生态建设经营战略

保险业作为服务民生、支持实体经济发展的重要力量，中国保险公司发挥自身优势，积极参与"健康中国2030"建设，以医养类保险为突破口，探索融合模式，构建"保险+健康管理"生态闭环，借助互联网、大数据的发展潮流，布局大健康产业，满足消费者的保险及健康管理服务需求，发挥经济功能。经营战略是企业充满活力、有序发展的有效保证，是推动行业健康发展、增强企业市场竞争力的重要抓手。

第一节　产品策略

产品策略是7Ps营销理论（the marketing theory of 7Ps）的核心，也是渠道策略、人员策略等其他策略的基础。后疫情时代，在人口老龄化、慢性病年轻化加剧的社会背景下，国民健康意识不断提升，健康管理需求日益增长。目前中国保险业提供的健康保险产品、健康管理服务存在同质化严重、客户区分度低、服务缺乏广度和深度以及二者之间融合度较低等问题。产品是业务价值的载体，是保险公司经营活动的核心，产品可以有效匹配市场需求是保险公司保证可持续性发展的根本。健全产品体系，补齐短板，深化供给侧改革，强化市场研究，满足差异化需求，打好"组合拳"，推动健康保险与健康管理服务融合发展，探索健康险新业务形态，持续提升产品竞争力和创新力，是推动保险公司业务持续发展的关键。

一、健全产品体系，深化供给侧改革

保险公司基于客户特征、价值、需求等多维度，动态分层分群，挖掘客户需求和偏好，匹配涵盖养老规划、健康保障、医疗照护以及金融理财的需求，

建立立体、全面、多层次的产品供给体系。

（一）培育失能收入保险和护理保险

中国健康保险分为医疗保险、疾病保险、失能收入保险、护理保险以及医疗意外保险[①]。目前保险公司主要开展医疗保险、疾病保险和医疗意外保险业务，失能收入保险和护理保险供给严重不足。培育护理保险和失能保险等新险种，是奠定今后市场条件成熟快速发展的基础。

随着人口老龄化加剧，失能、半失能老人日益增多，医院不能养、养老院不能医问题日益突出。长期护理保险通过破解医养两难困境，帮助失能老人有尊严地安享晚年。2016 年 7 月人社部印发《关于开展长期护理保险制度试点的指导意见》，意见指明"在确保基金安全和有效监控前提下，积极发挥具有资质的商业保险机构等各类社会力量的作用，提高经办管理服务能力""鼓励商业保险公司开发适销对路的保险产品和服务，发展与长期护理社会保险相衔接的商业护理保险，满足多样化、多层次的长期护理保障需求"。失能险、护理险供给少、保障内容单一、保费高、发展较为落后，将与日益增加的需求存在矛盾，未来该市场具有较大的提升空间。

（二）健全健康管理服务体系

调研表明，客户在选择保险公司时，除了考虑保险公司的保障范围（67.4%）、公司实力（51.0%）等传统因素外，健康管理服务已成为影响消费者决策的第三大因素（44.1%）[②]。据不完全统计，共 79 家公司在官网展示了健康管理增值服务，其中提供最多的是就医服务占比超过 80%[③]，缺乏疾病预防、筛选、康复等服务。从目前保险公司构建健康生态圈的探索与创新成果看，保险公司主要通过布局医疗服务、自建医院、养老社区等形式提供健康管理服务[④]。为做好健康管理服务的顶层设计，保险公司以《保险业健康管理标准体系建设指南》为依据，健全健康管理服务体系。

在健康和疾病筛查服务、健康和风险评估服务中，以干预类健康管理服务方式，提供基因检测、体检等健康筛查项目服务，对人体的身体状况全面评估，实现精准健康管理，做到"未病先知，未病先治"，真正做到变"疾病管

---

① 资料来源：《健康保险管理办法》。

② 太保安联健康险公司，浪潮集团，零点有数，等. 大数据生态下的商业健康保险前沿发展模式研究白皮书 [R]. 北京：中国卫生信息与健康医疗大数据学健康保险工作委员会，2021.

③ 何剑钢，高雁，孔维政. 健康管理，打造保险行业新生态 [J]. 保险理论与实践，2021（27）：15-41.

④ 张伟. 构建全生命周期的新时代中国特色健康服务模式 [J]. 中国循证医学杂志，2019，19（12）：9.

理"为"健康管理"。

在健康教育服务、重疾早查方案服务中，以内容类、咨询类健康管理服务方式，在公司平台上推送健康资讯和视频、健康讲堂系列讲座、健康咨询、在线问诊、专家咨询、就医咨询等服务，提升客户健康意识和防范意识，防患于未然，提升行为转化率，促使客户形成健康的生活方式。

在运动管理、营养饮食、医嘱、健康方式养成等管理服务以及健康教练、专家咨询服务中，以工具类、数据类、咨询类、内容类等服务方式，通过搭建移动端健康管理平台、穿戴设备等，追踪记录用户的健康数据，构建用户画像，针对不同群体用户推送不同资讯、视频，对数据分析，对不同指标设定不同阈值、不同等级预警机制，提供相应的医嘱管理、健康管理计划制定，就医咨询、医疗预算等，减少健康风险事件的发生。

在医疗支持、健康指标和监测、康复护理服务中，通过咨询、干预、数据健康管理服务方式，通过提供就医指导、远程就诊、专家预约、陪诊、保险直付、医疗管家、电子健康档案管理、康复管理等服务，在出险时，有效解决客户去哪里看病、找谁看病、如何及时挂号、住院期间护理及后期康复等痛点问题，整合医疗资源，有效解决客户看病难的问题。

二、强化市场研究，满足差异化需求

保险公司以差异化需求为导向，不断丰富产品的保障内容、服务，增强客户黏性。新冠病毒感染疫情暴发，保险公司充分发挥社会责任，为医护工作者提供免费高额保障以及通过扩充保障责任，让存量客户深刻感受到保险的人道主义。同时，在惠民保、互联网保险等因素影响下，客户对保险的认知迅速提升，对保险的需求日益精细化，不同客户群体对保险需求差异化特征明显，市场供求错配严重，即需求多元化与供给市场产品结构较为单一相矛盾。

洞察差异化的客户需求，开发与其需求相匹配的保险产品。目前保险市场客户群体主要以收入为区分标准将客户分为高端客户、中端客户及普通客户。高端客户付费意识强、健康需求大、追求品质，更加注重全生命周期的健康管理；中端客户基本医保无法有效满足其需求，偏向自主选择健康险产品，比价意识强，理性消费；普通客户受限于收入，对产品价格比较敏感。保险公司积极开展市场调研，强化业务发展制约因素分析，借助互联网和大数据，刻画客户画像，融合客户和渠道需求矩阵，细分群体，充分挖掘需求，提供针对性较强的产品及服务。

三、打好"组合拳"，推动健康保险与健康管理服务融合发展

响应"健康中国"战略，打造健康管理新模式。健康管理是一种对个人或人群的健康危险因素进行全面管理的过程，其宗旨是有效地利用有限的资源达到最佳的健康效果①。2021 年 9 月 17 日，中国保险行业协会联合中国健康管理协会在北京正式发布的《保险业健康管理标准体系建设指南》中对保险业健康管理产品与服务标准及服务构成和服务形式均有了很明确的定义。

在健康生态圈运行机制中，保险公司在开展健康保险业务的同时，积极打造健康管理能力，明确"产品+服务"的发展方向，充分实现服务与风险控制的有机结合，积极打造"疾病保障+健康管理+就医服务"一体化产品方案，推进保险公司由以往单一的"支付人"角色，向健康管理方案"提供人""托管人"角色转变。此外，保险公司开展健康管理，作为风险管控手段，降低赔付率；作为保险的延伸服务，提升品牌溢价能力；作为一种投资形式，拓宽保险资金投资领域。

目前中国各大保险公司处于积极探索"保险+健康管理服务"模式阶段，中国人寿通过打造健康管理服务平台、健康信息系统平台和医疗服务支撑平台，布局健康保险、健康管理、医疗服务、医养护理四大业务板块，构建服务客户全生命周期的健康产业生态圈。

四、探索健康险新业务形态，加强产品创新

关注国家医疗保障体系和大政方针指引，参与经营城市定制型、普惠型等业务，探索长期险发展。研究开发细分产品，加快长期医疗险、高端医疗险的开发。

从政策出发，积极探索保险公司参与医保和大政方针的新路径，打造政企医疗合作模式，应对商业医疗险城市化定制新趋势。积极研究产品新形态，结合健康管理服务对特定客群、病种进行创新产品设计，形成特色健康险产品。积极摸索与药企等健康险的上下游机构合作新模式，提供风险保障与价格管理，打造价值医疗导向的支付创新。

从保障功能出发，挖掘不同市场需求，保险公司可借助场景式服务潮流，提供孕妇健康、婴幼儿健康、中老年健康、中高端医疗等保险产品；以覆盖就医需求为主，推出门诊、住院、特定疾病、医疗、重大疾病确诊、护理等保障

---

① 何剑钢，高雁，孔维政. 健康管理，打造保险行业新生态 [J]. 保险理论与实践，2021 (27)：15-41.

内容；增加特色条款，如"绿色通道""质子重离子治疗费用""海外就医""特效药医疗费用"等，不断创新产品的服务内容。

从客户群体出发，产品开发初期未对客户群体进行细分，向健康人群或亚健康人群提供统一的产品，其中亚健康人群一般采取加费、部分责任除外等投保。保险公司可开发针对亚健康人群、高健康风险人群、轻症人群、重症人群、特殊人群等针对性较强的创新产品，拓宽产品保障范围，满足不同客户群体的需求。例如开发防癌险等单病种产品、不同健康等级人群定制型保险。在风险可控的基础上，开发保障范围更广、价格更低的保险产品，不断扩大商业健康保险的覆盖范围和人群。

从产品组合出发，目前保险市场上健康险产品主要有重大疾病保险、医疗费用保险、专项健康险（税收优惠、税收递延类保险产品）及普惠保。市场主流是重大疾病保险与年金组合，重大疾病保险与百万医疗组合。融合保险产品、社区养老、医疗照护以及健康管理服务，突出生态圈营造，有效激发转化客户需求，将生态圈打造成为客户经营的核心模式和场景来源。例如客户购买寿险和年金保险，可以在社区里安享晚年；购买健康保险，可以在合作医疗网络内得到优质便捷高效的医疗服务。

第二节　渠道策略

近年来，中国保险业快速发展，但保险深度和保险密度与发达国家存在很大差距，产品营销难是影响保险业发展的主要原因之一。商业健康保险因为条款内容多且复杂、专业性较强，展业难度大。中国保险业营销渠道有专属个人代理人渠道、专业中介渠道、兼业代理渠道、直销渠道，如图 12-1 所示。从中国 5 家中资上市公司①2020 年渠道保费结构情况来看（见图 12-2），主要销售渠道类型为代理人渠道和银保渠道。

---

① 中国 5 家中资上市公司包括中国人寿、中国平安、中国太保、新华人寿、中国太平。

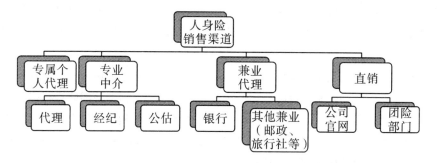

图 12-1 中国保险公司的销售渠道分类

（资料来源：《中国保险年鉴》）

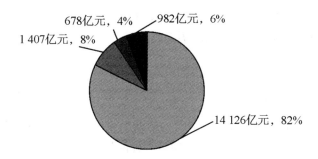

■代理人渠道 ■银保渠道 ■团险渠道 ■其他渠道

图 12-2 2020 年上市保险公司各渠道保费结构情况

（数据来源：上市保险公司 2020 年度报告①）

　　专属个人代理渠道就是我们常说的保险公司代理人渠道，模式比较特殊，是营销人员以个体身份与保险公司签订委托代理合同，根据保险人的委托，在保险人授权的范围内代为办理保险业务，并依法向保险人收取代理手续费的个人，专职销售一家保险公司的产品。保险公司对营销员直接进行管理、考核，相当于自建营销团队的直销模式。

　　银保渠道，是银行、邮政保险代理渠道，简称"银保"。这种渠道是保险公司通过与银行、邮政的等机构签订代理合同，借助银行的销售渠道向客户销售保险产品，保险公司支付一定的费用。这种渠道模式是金融混业经营的必然

---

　　① 中国太平年报币种为港元，以 100 港元＝82.02 元人民币计算；中国太保未单独展示银保渠道，银保渠道、其他渠道是根据合计数 107 亿元，以其他 4 家上市公司两个渠道结构占比作为拆分载体。

产物，目前已成为保险公司保费收入来源的主要渠道之一。中国银保监会有相关规定，每个商业银行网点在同一会计年度内只能与三家保险公司签订代理合同。

专业中介渠道是指依法设立的专门从事保险代理业务的法人机构，专业中介机构建立的营销团队，保险公司通过签订代理合同，借助该团队进行产品销售，并支付一定费用。该模式与保险公司自建团队较为相似，最大的区别在于专业中介机构可以与多家保险公司签订代理合同，即同时销售多家公司的产品。保险公司自建团队只能销售自家产品。

上述三个渠道都是个人业务是 ToC 端，团险渠道是 ToB（企业）或 ToG（政府）的业务，如学平险、建工险等。中国人身险市场主要面对是个人，团体业务占比较小。2020 年国内人身险市场寿险保费（含年金）中有 99.7% 为个人业务，健康险保费中有 83.6% 为个人业务。

一、明确渠道定位

（一）专属代理人渠道

专属代理人渠道是保险行业最重要的营销渠道，中国代理人队伍在经历 2015 年监管放开以后的一轮繁荣周期后，近两年，监管部门连续发文，从人员清虚、信息补全到整顿造假，一场系统性的代理人渠道整顿工作紧急铺开，2019 年行业注册代理人达到顶峰，人数达 950 万以上，截至 2021 年 6 月，人数降至 770 万左右，过去一年多的时间营销员脱落近 200 万人。代理人渠道是上市公司的主力渠道，代理人人数出现明显缩减。2021 年可谓是代理人渠道的寒冬，与代理人规模缩减相对应的是业务增长不景气，新业务保费收入同比大幅下降。代理人规模缩减的主要原因是监管收紧、疫情影响、客户需求变更等，过去粗放式业务增长模式，已快走到尽头，将不可持续，专属代理人的体制弊端日益凸显，代理人转型也是 2021 年提得最多的话题之一，呼声最高的当属提升代理人的专业能力、提升保单的续保率、优化代理人培训方案、提升培训预算等，不断规范代理人渠道市场。中国寿险市场相对集中，2020 年中国 5 家上市寿险公司保费规模占比超 50%，同时，产品同质化，监管政策日益强化保障属性，客户群体区分程度低等环境决定了专属代理人将在未来较长一段时间处于市场主导地位。

（二）银保渠道

从规模上来看，中国银保渠道占比与代理人渠道平分秋色，但价值贡献、盈利性均不高，与代理人渠道的价值贡献差异较大，这与现阶段保险公司与银行简单、粗犷的合作模式直接相关。保险公司的银保渠道增收不增利，即对公司规模贡献较大，价值贡献较低。一方面，银保渠道费用高，另一方面，主要竞争产品是银行的其他理财产品，要求收益率较高。因而，保险公司银保渠道追求高质量发展的前提是突破目前简单的代理模式，寻求与银行有较为深度的战略协同合作。目前头部保险公司加大对银保渠道发力。

（三）团险渠道

团体保险的发展取决于制度设计与政府引导，例如惠民保，就某种程度而言，惠民保也是团体保险的一种形式。截至 2021 年 6 月底，惠民保，覆盖客户数超过 6 000 万，保费收入超 50 亿元。统一的制度规定促进了惠民保的发展，如缴费形式多样化可以以医保余额抵扣，部分城市政府要求机关事业单位统一购买惠民保。政府或职能部门的介入程度明显会影响城市定制型保险的参保率。可见，团体渠道的大发展离不开"权威机构"的宣导和一定的制度设计。中国社会保障体制以第一支柱为主导，政府部门承担了较大部分的养老医疗负担。第二支柱基础薄弱，团体保险占比很低，一般为有政策导向的保险或优质大型企业的员工福利。现阶段中国社保的广覆盖使得保障水平较低。团体保险主要为基础保障型产品，附加价值较大（如高端医疗服务等）、个性化理财属性的产品较少，强化团险渠道理财产品开发，提升服务，推动团体保险逐渐快速发展。

二、多元渠道发展策略

坚持多元渠道发展策略，结合渠道特性形成各渠道特色健康险业务发展模式，推动各渠道健康险业务实现协同发展。

（一）专属代理人渠道

专属代理人渠道坚持价值渠道发展方向，提升队伍活动率与整体产能。打造"职业化""专业化"精干的销售队伍，避免人海战术，注重代理人诚信建设和服务质量提升。围绕代理人队伍发展需求与客户健康保障需求双核心，完善个险渠道健康险产品体系。优化差异化服务，以健康险、健康管理服务及健康管理资源网络实现个险渠道客户经营，促进代理人准客户资源的开发以及老客户的二次开发。针对不同客群，打造"1+N"产品组合策略，提升综合保障并增加产品卖点，进而提升过件的平均金额。围绕代理人队伍分层，优化代理人培训体系，加强代理人"保险+医疗"专业知识学习，培养业务员健康险专业能力，提升代理人产品销售技能，优化客户服务质量，促进队伍有效活动率与整体产能的提升。

（二）银保渠道

银保渠道，坚持价值业务引领导向，充分发挥银行业务范围广泛、客户群体稳定、品牌价值高等资源优势，利用银行网点拓展业务区域，提升业务价值。建立银保双向联动机制，高度聚焦战略合作银行客户的真实需求，打造定制化的"银行+保险"产品，主动嵌入各类金融服务场景，设计相应健康险产品，不断提升售后服务如健康管理服务，打造极致客户体验。深化对银行、保险双向数据的分析，围绕银保业务价值链推进大数据用户案例的规模化应用，重点提升长期重疾险等高价值期缴业务占比。在私人银行场景中，结合客户重要生命周期阶段，聚焦与保险业务高度相关的养老、健康、教育生态场景，将健康险嵌套在客户综合保障方案中，以管家式全流程高端健康管理服务等吸引客户。线下网点场景中，以"财富管理+健康保障"主题，通过微沙方式，唤醒客户健康保障需求，搭配销售健康险产品。在手机银行场景中，提供创新产品，提升客户购买体验和服务使用体验。此外，对银保系保险公司而言，母行在提供专业的销售队伍之外，更能在其他渠道为保险公司提供技术支持，银行系保险公司要充分发挥母行资源，不断优化营销策略，提升自身在寿险市场的竞争力。

（三）团险渠道

团险渠道打造企业客户专属服务，积极探索参与社会公共医疗保障体系。以集团业务为基础，努力打造全方位满足员工多样化保障需求的员工福利产品体系，同时建设企业员工个人保障平台，深挖个人客户价值，提供健康生活相关"健康险+健康管理服务"。以集团对公客户作为市场业务主要开拓方向，聚焦中小企业员福利，持续拓宽团险经营范围。积极研究职域开拓新模式，以健康险作为职域营销先锋产品。积极探索参与社会公共医疗保障体系新路径，适时参与政保合作，发挥保险的风险管理功能，助力社会治理。

三、健全服务质量管理机制

通过系统化的业务培训，不断更新营销理念，不断提升产品销售层次，不断优化营销模式，树立场景化、生态化的营销思维。拓宽产品营销思路。借助平台及品牌优势，提供完善的售后服务，强化追踪、反馈，不断提升自身的获客能力。设置科学的业务目标，强化市场环境分析能力，不断优化营销策略。以更加个性化、定制化、特色化的服务创新和产品升级，满足特定目标客群的产品需求。以更加科学化的绩效考核机制，提升营销人员的业务能力和绩效。强化指标考核力度，设置个人营销管理考核指标如活动率、会议的参会率、出勤率、工作日志、报表、培训及通关等，设置团队营销管理指标，如团队日、周、月、季度及年度规划、费用管理、计划达成情况跟踪、队伍建设、目标客户拓展、销售指导、培训等。

第三节 健康管理服务策略

目前健康险市场竞争日益加剧，在保障责任、费率等差异化竞争优势日渐展露疲态，聚焦服务差异化是未来保险公司构建核心竞争力的破局之路。在未来健康险市场，健康管理服务发展空间较大。

健康管理服务以现代健康理念和中医"治未病"思想为指导，运用医学、管理学等相关学科的理论、技术和方法，对个体或群体健康状况及影响健康的危险因素进行全面连续的检测、评估和干预，实现以促进人人健康为目标的新型医学服务过程。保险公司提供的健康管理服务，是指对客户健康进行监测、分析和评估，对健康危险因素进行干预，控制疾病发生、发展，保持健康状态的行为，包括健康体检、健康咨询、健康促进、疾病预防、慢性病管理、就医服务、康复护理等[①]。健康管理涉及日常健康管理、就医服务、大病管理、居家养老等方方面面，具有广阔的发展前景[②]。

一、搭建全健康链条，丰富完善健康管理服务形式

（一）生活方式管理

生活方式管理是健康管理的基本策略之一，生活方式管理的目标是预防疾病，改善健康。从健康角度考虑，基因给"健康枪"上了膛，生活方式最终扣动了扳机。从健康管理服务角度考虑，生活方式管理是指以个人或自我为核心的卫生保健活动[③]。该定义强调个人选择行为方式的重要性，因为后者直接影响人们的健康。生活方式管理是在科学方法的指导下，通过持续性的健康促进技术，培养健康生活方式，建立健康的生活习惯，减少健康风险因素，对健康的损害频率及程度。

保险公司通过开展健康教育，例如不同系列大讲堂、发放健康手册，提升消费者的健康意识、强化预防理念；与医疗机构、体检中心等第三方机构联合

---

① 资料来源：《关于规范保险公司健康管理服务的通知》（银保监办发〔2020〕83号）。

② 赖军. 商业保险公司构建健康生态的重要性［J］. 保险理论与实践，2020（8）：12.

③ 雷铭. 健康管理概论［M］. 北京：旅游教育出版社，2016.

提供定期体检服务，提供体检报告专家权威解读服务，制定个性化的教育方案，指导客户建立良好生活方式；制定激发客户运动机制，通过赠险、续期费率优惠等方式，激发客户训练积极性，降低疾病发生率；与知名康复中心、健身中心合作，提供健身服务，制定个性化的训练方案，提升保险+健康的融合广度，最终达成客户健康得到改善、慢性病和重疾发生率有效降低，保险公司控制赔付成本的双赢局面。

（二）需求管理

需求管理的本质是帮助客户维持健康状态、寻求供求相匹配的健康服务，控制医疗成本，合理化利用健康服务①。需求管理以改善客户健康状况的前提下，提升客户自我保健意识，减少昂贵、临床非必需医疗服务。

保险公司明确"产品+服务"的发展方向，构建信息数据平台，根据获取的信息，建立电子健康档案，开展健康风险评估，完善健康预警机制，向客户提供个性化的健康评估报告，使客户对自身健康状态有清晰的判断，提升寻求保健知识的主观能动性。与医疗组织协作，通过健康咨询、健康干预等方式提供需求管理服务，如健康指导、健康小卫士、24小时用药咨询、健康咨询、心理咨询、远程问诊、就医指导、陪诊、康复指导等满足客户不同健康状态的需求，充分实现服务与风险控制的有机结合。

（三）疾病管理

疾病管理是协调医疗健康干预和与病人沟通的系统，强调患者进行自我保健的重要性。疾病管理强调运用循证医学，强化疾病管理机制，预防疾病恶化，持续性改善患者健康状态②。人群识别、循证医学的指导、医生与服务提供者协调运作、患者自我管理教育、过程与结果的预测和管理以及定期的报告和反馈是疾病管理的主要内容。疾病管理集中在慢性病管理需求，保险公司通过与慢性病管理公司合作，借助后者丰富的管理经验，对慢性病患者实施全方位健康管理服务，如向"三高"客户提供指标监测、用药指导、生活方式干预、紧急事件预警、就诊方案等，实现对慢性病的有效控制，提高患者的健康水平，降低健康险的事故发生率，有效控制公司的赔付成本，形成特色健康保障产品。

重大疾病管理是疾病管理的一个特殊类型，常见于严重外伤、恶行肿瘤、脑中风、心肌梗死、肾衰竭等情形。重大疾病具有事故发生率低，服务周期

---

① 雷铭. 健康管理概论 [M]. 北京：旅游教育出版社，2016.
② 同①.

长、服务内容复杂、医疗花费大、服务专业性强等特征。保险公司构建健康管理服务平台，向患者提供专家预约、陪诊、绿色通道（在保额范围内垫付）等服务，与医院、第三方健康中心、康复机构合作，提供医疗管家和康复指导、监测，定期复查就医等服务，有效整合医疗资源，打造"疾病保障+健康管理+就医服务"的一体化产品方案，为客户提供从出险到康复的全过程一揽子服务，有效解决客户看病难的问题。

二、搭建客户全生命周期健康管理服务体系

习近平总书记在全国卫生与健康大会上强调"要坚定不移贯彻预防为主方针，坚持防治结合、联防联控、群防群控，努力为人民群众提供全生命周期的卫生与健康服务"，将全生命周期健康管理提到新的高度。全生命周期健康管理从健康影响因素的广泛性、社会性、整体性出发，以人的生命周期为主线，对婴儿期、幼儿期、儿童期、少年期、青年期、成年期、老年期等不同阶段进行连续的健康管理和服务，关注客户的身体、心理、社会、人文等全方位的影响因素，对影响健康的因素进行综合治理，根据不同群体的特点，在重点时期为重点人群提供精准健康干预，例如母婴保护计划、儿童营养计划、青少年健康促进、老人保健计划等。这种方式将健康管理的关口前移，精准地降低了健康损害的发生概率，力求实现少得病、少得大病、健康长寿的目标。

保险公司目前所面临的困境，一方面，在以产品为中心、以渠道为中心的传统销售模式下，产品开发缺乏充分的市场调研和需求分析，这必然导致产品同质化，产品同质化导致保险公司获客成本高，客户对产品、服务的体验感较差。另一方面，从客户全生命周期看，产品开发，未充分考虑客户的动态需求、缺乏对客户全流程的服务跟进，会导致保险公司与保险客户存在供求无法有效匹配的场景。为破解当前困境、提升服务效能、最大化客户服务效用，保险公司围绕客户全生命周期的健康服务需求，构建健康管理服务体系，提供全流程、全方位、多元、立体的健康管理服务。

保险公司从健康体检、健康风险评估、健康干预、健康促进、健康指导、就医服务、慢性病管理、康复管理方面入手（健康档案、健康评估、健康指导、健康体检、慢性病管理、疾病预防、康复指导[①]），搭建健康管理服务体系。一方面，保险公司通过提供健康体检服务，在开展疾病筛查和风险筛查的同时形成完善的客户健康管理电子档案，不断积累数据；另一方面，近年来，

[①] 黄功凤. 中国商业健康保险开展健康管理研究［D］. 成都：西南财经大学，2019.

在国家卫健委的要求和指导下，各省市积极完善健康信息收集机制，积极构建全生命周期健康大数据。保险公司通过整合不同渠道健康大数据信息，筛选风险因素，选取合适的健康评估方法和多疾病预测模型，对客户未来的健康水平和疾病风险提供预测，在年龄分层的基础上，进一步细化客户分层，精细化风险管理，提供定制化、产服一体化的健康干预方案，推动保险公司健康管理服务供给侧改革，开展精准化服务营销，实现健康管理服务差异化供给，破解健康产品同质化严重的困局。

三、强化数字化应用，推进健康管理服务升级

伴随互联网、大数据、云计算、人工智能、区块链等科技的加速创新，新技术日益融入经济社会的各个领域，形成孵化圈。数据成为驱动经济社会发展的关键生产要素，数字化成为推动产业转型升级的重要途径。在"2021年中国保险业数字化转型峰会"上，广东银保监局党委书记、局长裴光表示，在世界百年未有之大变局与世纪疫情交织叠加、新一轮科技革命和产业变革加速演进、中国保险业改革深入推进的关键时刻，推动数字化转型是保险业适应数字经济发展新形势的必然要求，是保险业提升服务实体经济能力的客观需要。

保险公司积极构建健康管理平台，结合内外部积累的客户数据，强化数据分析应用，创新客群细分方式，挖掘新客、盘活老客，提升差异化定价模型，配套定制化健康管理服务，合理管控风险，实现产品创新升级。如利用健康管理服务，丰富客群的健康水平数据，根据被保人的健康水平将其细筛选为健康人群、普通慢性病、复杂慢性病与重疾人群等类别，结合其他投保人与被保险人的日常健康习惯、其他保险情况、投保人与被保险人财务水平等信息，细化被保险人分组，通过数字化应用，实现差异化服务。

强化数据分析，精细化健康管理服务场景，精准细分保险风险，根据不同投保场景优化核保规则，目前健康险市场针对非健康体核保，以满足条件的标体承保、除外承保、拒保三种粗放形式，选择性接受客户，保险公司可提升专业化程度、差异化定价能力，积极探索因健康告知不通过被拒保人群未来实现承保的可能性，为其提供定制化、个性化的、优质化健康管理服务，扩大健康管理服务群体覆盖范围，实现规模化、精准化健康管理服务。此外，保险公司积极挖掘契合消费者追求健康生活方式的服务形式，探索、推广可穿戴设备在健康管理服务领域的应用，促使客户养成运动的习惯，延伸健康管理服务周期，提升物联网等新技术在健康保险领域的渗透率，实现远程化健康管理服务。

四、坚持健康管理服务，赋能保险主业

保险公司提供健康管理服务，一方面，旨在通过预防疾病发生、控制疾病发展、促进疾病康复、降低疾病发生率、提升健康水平，有效控制赔付成本，增强客户黏性，增加客户满意度。另一方面，丰富健康保险业务内涵，强化风险管理专业能力，促进健康服务资源的合理使用，优化健康服务资源的配置与整合，形成产品与服务一体化的营销路径，提升企业核心竞争力，充分利用"产品+服务""方案+服务"两个抓手，最终实现以服务赋能保险主业的发展目标。

保险公司作为满足客户保险保障需求的专业性服务平台，牢固树立客户导向理念，响应国家普惠金融服务建设。在健康险领域，加强大众客群细分，着力满足大众客户健康保障需求。个人客户依据年龄、性别、所处生命周期及家庭收入进行细分；团体客户根据企业类型、不同层级、职业发展阶段进行细分，识别不同客群的差异化服务需求，定制健康保障产品和服务。

保险公司结合产品定位，匹配客户健康状态，高度整合保险保障产品与服务，打造价值医疗导向的支付创新。普惠型医疗险产品主要提供线上问诊服务，通过健康管家520、视频医生服务，提升小病、常见病的诊疗效率。针对中老年健康保险客户，保险公司配置电话医生、线上处方和云药房服务，实现老人慢性病线上复诊、送药上门一条龙。针对重大疾病客户，保险公司打造重大疾病专案管理服务，推动保险公司由传统重疾产品保险金支付者向客户健康管理参与者转变。

保险公司通过早期风险筛查，对疑似病情提供早期介入服务；在问诊及就医过程中，协调医疗资源，提供全程陪诊服务；对住院安排，提供住院协同、第二诊疗意见服务、医疗垫付等服务；出院后，提供专业的康复护理、定期随访服务。保险公司积极探索与药企等上下游机构合作创新模式，向客户提供覆盖重大疾病诊疗过程的重大疾病专案管理服务，为客户提供人性化关怀。

第四节　后援策略

一、培养健康管理服务团队

人才是稀缺资源，是第一资源，也是各行各业发展的核心竞争力，没有高素质、专业能力强的人才队伍，保险业构建健康生态圈的策略就难以顺利实

施。健康生态圈的辐射范围，取决于该体系中每一个经营决策者的决策力。体系的组织效率、客户满意度水平，取决于该体系中每一项产品、服务提供者的专业水平和素养。推进健康管理服务团队的建设和管理对保险业构建健康生态圈至关重要。

专业化服务是社会分工细化的产物，健康管理服务需要专业的团队保障，依靠目前的人员兼业很难满足健康管理服务的需求，保险业构建健康管态圈需要构建新的专业队伍。一方面，保险公司通过自建组织提供健康管理服务，2019 年《健康保险管理办法》（中国银保监会 2019 年第 3 号令）出台，从政策层面推动健康险专业化经营，规定除健康保险公司外，保险公司经营健康保险业务应当成立专门健康保险事业部。优点是：优化获客工具，增强客户黏性，有利于健康管理信息平台构建，逐渐积累数据反哺产品开发和定价。缺点是：人力、财力成本投入大，从构建到达到有效获客周期长，资金使用效率难以量化。另一方面，保险公司通过建立多元化合作模式，为客户提供健康管理服务需要的专业医疗人员。保险业目前除两核岗外，医疗专业人员较少，为了保障客户顺利享受健康管理服务，提升客户满意度，需要引入专业医疗团队支持。保险公司通过与同医院、第三方医疗机构、体检中心等签订协议，让后者提供形式多样化的医疗支持，例如健康知识大讲堂、中医问诊、体检异常指标解读、就医指导等。

二、建设健康管理信息系统

技术支持是健康管理服务得以有效实施的强有力保证，贯穿健康管理服务全产业链。互联网和大数据平台是保证健康管理服务及时性、有效性、准确性的重要工具。对健康数据采集、健康数据分析、健康干预系统构建、健康管理系统平台建设等均需技术的有效支持。

从健康管理服务全产业链看，产业链上游搭载医疗器械，将用户的身体健康状况数据化，及时显示、上传后台，对人体健康数据进行收集、传输、分析、存储等行为。产业链中游，运用云计算、人工智能、区块链、大数据及物联网等目前较为成熟的技术拓宽业务范围、提升流程效率，延伸产业生态链。产业链下游即用户端，为用户提供健康管理服务平台，例如在线问诊、在线购药、智能支付、智能设备等。智能化推送提高服务的定制化程度，流程线上化可以有效节省用户时间。

保险公司构建健康管理信息系统，通过健康状态测评、健康报告生成、健康方案制定、方案执行及反馈等措施，借助健康工具实现查询、记录、分析、指导、回访等功能，构建健康管理服务链条，打造健康管理服务闭环，实现科技赋能。

三、完善健康管理服务反馈和评估机制

健康管理服务绩效评估有利于监督制度实施情况，提升健康管理服务的效能。保险公司通过展示健康管理服务的成果，可以获得客户的支持、理解。绩效状况的展示不仅能推动客户对保险业提供健康管理服务的监督、参与，还能提升企业的社会认可度、美誉度。

（一）建立客户反馈机制

为保证保险业健康管理服务平台，能够实现健康、高效、可持续运行，需建立客户反馈机制。一个良好的客户反馈机制需要具备开放性的信息流通渠道、完备的咨询服务、信息反馈渠道以及监督机制。建立客户反馈渠道，丰富信息反馈工具，在传统的可视化信息上传基础上，提供语音、截图等功能，满足不同客户群体的多样化需求。健康管理平台将收集到的客户信息进行分类整理。

（二）完善服务持续改进制度

服务质量是健康管理服务的永恒主题。近年来，随着人们健康认知的不断提升，医疗服务质量在健康管理服务体系中扮演愈来愈重要的角色，加强医疗服务质量的管理和建设，有利于提升健康管理服务质量。保险公司应始终贯彻落实以客户为中心的健康管理服务机制，不断加强医护质量的监督管理，不断加强对重点诊疗环节的管理，不断加强对重点服务对象的管理，不断加强预防措施管理，通过一个中心，四个"不断加强"，有效提升医疗服务质量，进一步提升客户对健康管理服务的满意度。

（三）构建健康管理服务绩效评估

采取科学的绩效评估方法有利于提升员工的积极性和责任感，维持团队的创造力、凝聚力、稳定力，增强公司的向心力。健康管理服务工作是以客户的满意为宗旨，因而保险公司采取以客户打分为主、以领导和其他员工打分为辅的绩效评估方式，最大程度保证评估的公平、公正。其包括：服务对象的满意度主要包括客户的满意度、医护团队的知名度和使用率等；服务数量主要包括健康大讲堂频次、健康管理档案数、健康管理合同数、平台主动医访量、重疾指导数量、慢性病指导数量等；服务质量主要包括诊断质量、对病患的跟踪服务、各项医疗病历的完整性等。

第五节　品牌建设策略

2021 年以来，无论是参加重要会议还是赴地方考察，品牌建设都是习近平总书记关注的重点。保险公司以加强品牌建设为重要抓手，优化产业供需结构、拉动内需，推动企业更好地融入"双循环"新发展格局。品牌建设是指企业对品牌进行建设、塑造和优化的过程和活动。品牌建设可以有效提升企业的投资价值，聚合配置资源，助力保险公司高质量发展，提升知名度、美誉度，扩大市场占有率，进一步提升保险公司的经济价值，进而可以有更多的资金支持保险公司品牌建设，形成螺旋式上升管理模式。

一、品牌定位策略

STP 理论也称市场定位理论，是由"现代营销学之父"菲利普·科特勒（Philip Kotler）最早提出的，是战略营销的核心内容。STP 理论即市场细分（segmentation）、目标市场选择（targeting）和市场定位（positioning）。企业通过市场调研，依据客户的需求、经济、购买习惯等差异，将目标客户分类，细化市场。在细分市场的基础上，企业结合自身战略目标、自身经营状况选择与自身契合度较高的市场类别，确定为目标市场。最后，企业根据所选择的目标市场对应的客户需求及其他符号，完成品牌定位。

（一）细分市场

保险公司定位健康管理服务品牌，首先从地理、人口、心理、行为四个维度对客户细分，具体变量如表 12-1 所述。

表 12-1　保险公司健康管理服务市场定位细分情况

细分因素	细分标准	细分市场
地理	地区	全国 34 个省级行政区
	城市	GDP、常住人口、收入、卫生健康支出等

表12-1(续)

细分因素	细分标准	细分市场
人文	年龄	全生命周期
	性别	男/女
	职业	中华人民共和国职业分类大典
	收入	不同收入水平
	教育	不同受教育程度
	健康程度	不同健康状态
	家庭人口	2、3、4、5、5+
	家庭类型	不同家庭类型
	家庭生命周期	家庭全生命周期
心理	社会阶层	上层、中层、底层
	生活方式	物质消费方式、精神生活方式、闲暇娱乐方式
行为	购买时机	不同年龄段、不同场景（投保渠道）
	追求利益	保障需求
	使用者状况	一站式服务、产品个性化考虑程度
	品牌忠诚程度	购买保险份数、产品类型、保费、保额等
	购买阶段	对风险的认知、对冲风险手段、对保险的了解程度
	态度	对销售人员的积极性、热心程度

保险公司根据已有客户信息设置不同的变量，通过因子分析、聚类分析等量化分析确定主要变量，并对变量的特征展开定性分析。

（二）目标市场选择

在国家政策支持以及人口老龄化、重视慢性病管理的形势下，保险公司应顺势而为，突破保险壁垒，积极响应"健康中国"号召，积极探索"保险+健康管理服务"模式，打造保险业健康生态圈。在细分客户市场的基础上，保险公司结合自身布局大健康生态的战略目标、自身经营状况，选择与自身契合度较高的"保险+健康管理服务"模式，确定为目标市场。

目前，保险公司对"保险+健康管理服务"模式处于积极探索实践阶段，主要通过自建、投资、合作等方式，积极布局大健康产业，整合医养等产业优质资源，提供健康保险、健康管理、医疗、医养结合等服务，打造多层次医疗服务网络，构建覆盖客户全生命周期的产业链闭环，为客户提供全生命周期的风险保障和健康管理服务。

（三）品牌定位

品牌定位是品牌建设的基石，品牌传播的根蒂，企业成功运营的前提。品牌定位从企业自身、客户、竞争者出发，考虑行业发展环境、市场情况，塑造企业差异化、个性化的竞争优势，提升品牌与客户的契合度。

保险公司在市场细分，目标市场已选择的基础上，对自身产品从保险类型、产品系列、价格、客户群（年龄、收入等）、客户需求、已购保险的保障责任、保障额度展开分析，并选取有代表性的客户，关于"保险+健康管理服务"项目，进行有针对性的深度访谈、总结，以客户需求为导向，提供差异化、个性化的"产品+服务"方案，明晰自身品牌定位。

二、品牌优化策略

在信息化、数字化转型的趋势下，科技给消费者带来便利的同时，后者生活方式、消费行为也在紧随其变，进而推动保险市场转型，形成新的竞争格局。保险公司通过建立健康管理服务品牌标识、坚持健康险核心产品系列的长期品牌策略、建设健康管理服务平台，开展品牌优化工作。

（一）建立健康管理服务品牌标识

保险公司推出健康管理服务专属品牌，打造品牌服务系列，统一冠名、统一策划、统一推广，形成品牌资产。保险公司强化品牌文化标识解读，挖掘品牌标识内涵，突出品牌个性，增强品牌辨识度，持续做好品牌延伸，充分挖掘客户需求，强化产品开发设计，不断升级健康管理服务理念，加强品牌造势，形成流量聚合。

（二）坚持健康险核心产品系列的长期品牌策略

保险公司在核心目标客户群和特定区域形成"产品+服务""方案+服务"等差异化、个性化的竞争优势，打造有口皆碑的核心产品系列，形成和巩固核心产品品牌效应。在健康管理服务矩阵基础上，逐步打造保险公司健康管理服务品牌，建立市场影响力。

（三）建设健康管理服务平台

保险公司梳理大健康生态发展逻辑，立足一站式、集约性和专业化，以全局化和发展性的眼光，统筹规划平台建设工作。

1. 打造"线上+线下"渠道，传递品牌价值

数字化时代，保险公司可实现与消费者"线上+线下"品牌互动，构建全

渠道消费体验，树立良好的品牌形象，传递品牌价值。通过打造集产品销售、营销活动、健康管理、客户服务和品牌宣传的综合性平台。保险公司可发挥互联网属性，引流获客，以健康服务为切入，做好客户互动和长期经营，培养客户使用习惯，沉淀经验，提升品牌吸引力，刺激消费决策。

2. 开发健康平台与客户互动功能

为消费提供全流程健康管理服务体验，增加与客户的互动频率，提升消费者对品牌的感知力，进一步提高品牌形象，保险公司可通过实现运动奖励、健康知识互动问卷、转发有礼等互动活动，给客户贴健康标签，激励积极主动达成各阶段健康目标。保险公司可深化客户经营，增强客户黏性，通过产品推荐、个性化报价、保费折扣、保额膨胀等实现业务转化目标。同时，保险公司提升客户满意度，提升企业品牌形象。

三、品牌传播策略

坚持塑造品牌"第一意识"，聚焦宣传推广工作。认清品牌资产是公司核心竞争力，统筹开展大健康生态建设大框架下的品牌宣传、产品宣传、健康管理服务宣传、公司平台门户宣传和客户服务宣传等系列工作，形成品牌集群效应。保险公司集中力量加大产品宣传力度，建立标准化宣传体系，包括产品创新、产品品牌形象设计、联合营销、交叉宣传、线上线下互推等。以建信人寿为例，其加强落地项目的总结和推广，探索积累大健康生态建设的成熟做法，积极宣传落地成果，通过典型标杆的示范引领作用，营造氛围，达到带动全局的效果。

第六节　人力资源策略

习近平总书记强调"发展是第一要务，人才是第一资源，创新是第一动力"，并指出"强起来要靠创新，创新要靠人才"。人才是企业的核心竞争力，是企业发展的第一要素。健康管理生态圈需要搭建人才生态，并进行科学、有效的管理。保险业需要聚焦三个关键环节，即吸引人才、培育人才、激发人才的潜力。中国目前健康管理服务专业人员比较欠缺，保险公司树立科学的人才理念，结合"企业+领导""薪酬+福利""职业规划+职位晋升"等组合拳策略，建立多元结构人才库，创新人才培养模式，完善人才评价、反馈机制，吸引人才、激励人才、留住人才，为保险业参与健康生态建设，提供智力支持。

一、树立科学的人才理念

树立和落实人才资源是第一资源的观念。树立多样化、多层次化的全面人才观念，是企业发展的关键。目前保险业正处于快速发展阶段，数字化转型、深耕健康养老板块，布局大健康产业，对保险公司的人才管理提出了更高的技术、专业、素质要求。树立"任人唯贤不论亲疏"的人才使用理念，不断强化人才管理机制，采取多种举措，有针对性的招聘技术、专业、管理人才，注重素质培养，构建多样性、多层次的健康管理人才培养体系。树立"以人为本"的人才使用理念，尊重人才，高度重视人力资源管理，结合员工表现、工作岗位、企业发展等因素，强化对员工的需求分析，想员工之所想，忧员工之所虑，认真对待员工的反馈，不断优化用人机制，助力保险公司健康生态圈建设。

二、"企业+领导"组合策略

保险公司重视企业文化建设，提升员工的集体意识和归属感；重视企业文化宣传，提升知名度，打造良好的口碑。保险公司明确自身布局大健康的战略规划及愿景，使员工产生共鸣，增加员工的认同感、责任感、使命感。保险公司营造积极、协调的工作氛围，有助于提升团队凝聚力。在实际工作开展中，领导的个人魅力对员工的影响很大，个人魅力主要体现在个人优秀的履历、行事风格和工作作风，强化"榜样"力量，吸引员工，让员工保持敬畏之心。同时，其有助于提升员工的主观能动性，追求成为更优秀的人，在公司愿景的引领下，助力公司战略目标的达成、增加员工的成就感。

三、"薪酬+福利"组合策略

目前保险公司有完整、公平、公正、科学的薪酬管理机制。在保险公司健康管理人才管理体系中，薪酬可以与企业现有薪酬制度统一，采取"固定工资+绩效"的模式。固定工资部分差异不大，绩效部分与工作性质、人才层次直接相关，受考核结果影响，差异较大，绩效一般有月度/季度奖励、利润分成、收入分成、计件工资、股权奖励等形式。健康管理需要引进医护人员，结合医护人员的工作内容，现有的考核形式、考核标准很难满足匹配其需求，建议可以通过市场调研并结合医院、护理人员、体检机构等考核机制，制定差异化的薪酬机制，鼓励长期从事医疗卫生行业的人员转型到保险业，为保险公司提供健康管理服务提供人力和智力支持。有竞争力的工资、基于绩效的加薪、奖金以及特殊的股票奖励计划，是吸引人才的有效手段。

提供多样化的福利，是吸引人才、稳定员工的重要工具。福利包括：法定福利"五险一金"、节假日；工作餐、工作服、团体保险、企业年金；健康关怀，体检、医疗基金、健身俱乐部；工会节假日礼物；员工协助计划；等等。

薪酬和福利一方面是企业调控人工成本与生产力管理的重要工具，有利于企业树立良好的社会形象，提高企业美誉度；另一方面，是吸引人才，提升员工积极性、留住人才的重要手段。

四、"职业规划+职务晋升"组合策略

我们处于知识经济时代，多样化的知识获取渠道，原本可以减少迷茫，但事实是，很多员工特别容易迷茫，年轻员工更甚，主要原因是看不到发展前景、缺乏经历，对自己的职业生涯没有完整的规划。企业需要根据自身发展目标预测未来的人力需求，例如保险公司参与大健康产业，需要大量的医护专业人员，可以提前有规划地积累此类人才。企业通过协助员工制定职业规划，为员工提供发展空间，使员工发展与企业发展有效融合。因此，从人才管理角度考虑，成熟的企业需要协助员工制定一份有价值、有意义、可行的职业规划，使员工明确不同职业阶段的目标，将个人发展融于企业发展，通过企业的培养和自身的努力，不断实现自身价值，超越自己，与企业共同进步。

根据马斯洛需求理论，人最高级别需求是自我实现。思想活跃、富有创新力、好奇心强、勇于挑战是当代大学生的标签，在物质需求得到基本满足的前提下，更看重未来的发展机会、职业上升空间。企业需要注重员工的需求，为员工发展创造空间和条件，制定公开化、透明化的内部晋升机制，并随着企业发展优化该机制。企业可根据自身情况，结合员工自身的素质，设置挑战性的工作、职位，让其感受到工作的乐趣和意义，激发其创造力，帮助员工设定不同的目标，采取公平竞争机制，为员工提供晋升机会。明晰的内部晋升机制，既可以满足员工自我实现需求，又可以锻炼员工实务能力，培养员工责任感、使命感，为企业发展储备人才，助力企业布局大健康产业战略目标及转型目标的达成。

五、建立多元结构人才库

公司内部人才储备，构建定向和非定向人才库，其中定向人才库包括高潜力人才库、关键岗位接替计划人才库；非定向人才库是动态人才储备库。高潜力人才库是公司高级管理人员的基础库，该人才库人才覆盖范围广，将长期以

来对公司做出稳定贡献或高潜力、绩效考核长期较高的人才全部纳入来。关键岗位接替计划人才库，顾名思义，该人才库是为了培养关键岗位接替人，将知识丰富、经验丰富、专业技能突出、领导人才技能突出、素养高的人才纳进此库，进行培养。动态人才库该库主要是为了人才发掘，通过高级管理人员推荐入库，经过培养，可以更快地达到高级人才的标准。

保险公司在人才市场上吸纳人才，可以通过与知名招聘网站、优质微信公众号、高校及猎头公司签订合作协议，及时掌握人才信息，挖掘人才。

六、人才培养策略

美国管理学家彼得圣吉提出建立学习型组织，是一个企业的持久优势。保险公司参与大健康产业，需要建立健康管理服务相关人员的培养机制，设置差异化培训目标，提升员工的学习能力。保险公司以提升服务能力、创新能力为目标，强化健康管理服务专业技术人员培养；以提升运营操作、精准化营销能力为目标，强化健康管理相关领域人才培养；以提升领导力、运营效率为目标，强化健康管理服务管理人才培养。这使员工实现自我超越、改善心智模式、建立共同愿景、团体学习、系统思考，促使企业保持核心竞争力。培养人才的目的是为了更好地促进员工与企业的融合发展，在制定人才培养体系，确定培训内容时，需考虑实用性，全面了解不同时期员工的培训需求，有针对性地为员工提供培训。

近年来，在保险公司数字化转型、布局大健康生态建设的趋势下，保险公司纷纷增加人力编制，加大具有健康管理运营、医疗护理、系统建设、商务拓展背景的人员招聘，建立健康管理人才培养体系，对健康管理服务专业人员提供系统化的培训和继续教育，设定科学化、细致化的培训内容，定期组织培训，逐步培养平台运营、供应商管理、"医疗+医药+医保"资源拓展的专业团队，为优化组织架构、布局未来科技、建立自主可控的大健康生态、深耕健康养老储备人才。保险公司通过设置专门的项目，开展人才储备工作。例如，建信人寿的"雏鹰计划"通过轮岗、"1+1"（导师辅导）、"双向选择""试岗"等培训机制，为应届毕业生打造多元化发展计划，吸引人才，为公司储备青年人才。

创新健康管理服务人才培养模式，优化人才评价机制。校企合作，协同育人，通过资源共享、人才双向流动，强化人才培养机制。"订单人才培养"也叫"人才定做"，是一种新型的、以行业需求为导向、以行业经验为依托的"校企合作、工学结合"、有针对性的培养"预备制员工"的人才培养模式。

在校企协同育人的基础上，保险公司须建立面向企业需求的人才质量追踪评价指标体系与反馈机制，科学评价人才的思想素质、知识结构、工作能力、工作业绩等，定期收集、分析人才的相关信息，及时掌握人才培养与行业需求之间的差距，通过调整培养方案，不断提升人才培养与行业需求的适配度。

七、建立开放性信息交流平台

开放性的信息交流平台可以让思想在这里碰撞、知识得到有效整合，有效激发人才的潜力。保险公司提升内在自我驱动力，激发人才的主观能动性和潜在能力，不断提升人才的生产力。通过建立公平、合理的收入分配机制和定量、定性相结合的考核机制，激发个体活力、鼓励创新，对优质的创新项目投资孵化，基于人力、财力、技术等支持，构建专业化、多元化的人才队伍。

第七节　资金运用策略

保险业拥有大量长期稳定的投资资金，是稳定资本市场的重要力量。截至2021年11月末，保险业总资产为 246 188.50 亿元，资金运用余额为227 619.95亿元，净资产为28 829.92 亿元①。保险业利润来自承保利润和投资利润，随着保险业的市场竞争加剧，承保利润不断降低，保险公司的盈利主要来自利益差，即投资业务。提升保险公司资金运用水平，是保险业实现可持续发展的关键。

保险公司资金来自保费收入、实收资本、资本公积、其他综合收益、未分配利润等，具有负债性、规模大、长期性、稳定性、收益性等特点。根据《关于加强和改进保险资金运用比例监管的通知》（保监发〔2014〕13 号）相关规定，保险公司投资资产（不含独立账户资产）划分为流动性资产、固定收益类资产、权益类资产、不动产类资产和其他金融资产五大类资产。截至2021年11月末，保险资金配置银行存款 25 406.59 亿元，占比 11.16%；投资各类债券89 668.59 亿元，占比 39.39%；投资股票和证券投资基金28 004.35亿元，占比 12.30%；投资包括长期股权、债权投资计划、股权投资计划，投资性不动产等另类资产在内的其他资产 84 540.42 亿元，占比 37.14%。总体来看，其较 2020 年年底固收类配置占比有所上升，权益类配置占比略微降低，

---

① 资料来源：中国银行保险监督管理委员会网站《2021 年 11 月保险业经营情况》。

整体配置结构基本稳定。

受国内外疫情反复以及宏观环境、实体经济、金融市场等一系列不确定性因素的影响，保险资金运用面临信用风险存在的不确定、利率下行以及"资产荒"等挑战，对保险公司参与大健康生态建设，提升资金运用水平提出了更高的要求。优化资产配置、盈利模式转变、强化资产负债匹配等策略，可以有效提升保险资金运用效能。

一、优化资产配置策略

在 2010 年以来保险投资新政密集出台的背景下，保险资金的投资渠道日益拓宽，保险资金运用市场化程度大幅提升，保险公司投资自主性不断提高，保险公司充分发挥保险资金规模大、稳定性、长期性等特征，构建全面化、多层次化的资产配置机制。在中国慢性病规模化、年轻化，重疾普及化，人口老龄化社会背景下，人民日益增长的健康需求，保险公司细化投资领域，积极布局大健康生态，丰富资产配置层次，推动公司构建经营发展第二曲线，增强金融服务国家战略、服务实体经济的能力。

一方面，提升另类投资产比，增加低流动性投资资产配置占比，加大基础设施和长期不动产投资，提升长久期资金配置的稳健性，聚焦国家战略、经济转型，布局上下游产业，增加金融服务实体经济的能力，充分利用政策红利，在满足监管要求的情况下，充分挖掘优质、实用性较强的投资项目，提高资金的使用效率。

另一方面，适当加大海外市场的资产配置占比，优化资产配置布局，有效分散系统性风险，不断提升中国保险公司的国际参与度、知名度和影响力。但海外投资须秉承审慎原则，充分考虑市场风险，利用金融衍生工具做好风险对冲。

二、盈利模式转变策略

(一) 负债端

从负债端考虑，目前保险公司利润主要由利差贡献，在利率下行及市场竞争激烈驱使下，保险公司须加快盈利模式转变，寻求依靠承保业务带来利润增长的可能性，缓解利差对利润的贡献压力。保险公司参与大健康生态建设，第一，有利于构建公司第二发展曲线，带动转型发展迈入新阶段。在继续做大做好业务发展第一曲线基础上，改变传统发展模式和路径依赖，以客户为中心，探索"上游健康预防""中游经济补偿"及"下游医疗服务"新业态，帮助客户管理健康，积累有效数据，支撑产品设计和风险控费，创造"三差"以外新的利润增长点。第二，打造差异化的服务体系，如大健康产业、大养老产业等，通过优质的服务来吸引客户，减少通过提高手续费促进销售的模式，为保险公司打造费差益的利润模式提供可能性。第三，为客户提供健康管理服务，降低客户的疾病发生风险，降低过度的医疗资源使用，减少被保险人医疗费用支出，减少保险公司的赔付支出，释放利润空间。第四，反哺保障型业务，促进健康险业务、寿险业务、年金业务的发展，保障型业务的预定利率低，可以有效降低公司整体负债成本，进而增加保险公司利润。

（二）资产端

从资产端考虑，保险公司须转变资产运用管理模式，筹建保险资产管理公司，形成"保险+资管"模式。一方面，保险公司减少委外投资业务，合理管控资金管理费用，提升资金运用的便捷性、专业性和投资收益率。另一方面，保险公司整合优质供应资源，发挥资管牌照优势，通过改建、收购和战略合作等多形式参与健康产业和生态搭建，打造新业务模式，形成新利润点。发挥自身投资优势，发展第三方资产管理业务，增加保险公司的收入和利润。2020年保险业 27 家专业保险资管公司（不含处于风险处置期的大家）营业收入为 368.15 亿元，同比增速为 51.3%，净利润为 172.95 亿元。其中，建信保险资产 2020 年净利润为 2.59 亿元，位于第 14 位[①]。

三、强化资产负债管理策略

后疫情时代，资本市场利率下行、资产荒、信用风险不确定性增大，保险资金再投资压力大、利率风险对冲难度加大以及违约风险增加，单一的负债驱动模式已不能满足保险资金运用的要求。资产负债管理的实质是资产、负债联动管理，资产和负债双轮驱动，二者形成良性互动，是保险业保持发展韧性的关键。目前多数保险公司资产、负债缺乏联动机制，存在"两张皮"问题。因此应：

（一）完善资产负债管理制度

加强顶层设计，制定保险公司资产负债管理框架及配套管理办法，从总体要求、战略目标、组织架构和职责、流程和方法、模型和工具、绩效考核评价体系、反馈机制等方面入手，以保险合同为起点，保障期限为周期资产负债闭环管理，形成资产和负债协同机制，提升资产负债管理能力。

---

① 资料来源：2020 年 27 家保险资管机构的机构年报。

（二）完善保险资产负债管理系统

建立信息共享平台，通过产品、精算、投资、财务、公司核心管理系统等数据库和系统，建立公司级全方位、全链条联动机制，形成产品设计、定价、精算准备金评估、经营状况、投资策略等沟通、协调机制，促进资产和负债良性互动。

（三）加强资产负债匹配管理

资产负债管理的基本原则是因未来资产负债的现金流而产生的资产负债风险缺口。

1. 期限结构匹配

目前行业负债久期高于资产久期，再投资风险大。久期缺口越大，资产负债利率对冲越不明显，加强久期分析，防范利率风险。修正久期、有效久期、关键久期是衡量价格对利率变化的敏感性的常用方法。修正久期适合衡量有固定现金流的产品；有效久期适合衡量有期权的产品，即现金流不固定，随利率变化而变化；关键久期是不同利率期限下多维度修正久期、有效久期的测度。

2. 成本收益匹配

成本率常用监管口径有最低保证成本率、资金成本率、有效成本率，从"资产=负债+所有者权益"角度考虑成本收益匹配，未充分反映股东收益，保险公司应引入"综合成本率=保证成本+非保证成本+股东收益"概念。

3. 现金流匹配

保险公司应强化现金流偏差分析，提高现金流预测的准确性，有效防范流动性风险。保险公司应考虑"健康产品+健康服务管理"覆盖客户全生命周期，并具有保障期限较长、预定利率低的特征。保险公司要加强久期分析、免疫和匹配技术研究，不断调整投资策略，优化资产配置，做好资产负债匹配管理。

资产负债匹配不是追求久期、成本收益、现金流的某时点的静态匹配，而是要通过资产和负债端联动，实现动态匹配。

第八节　保障措施

保险业健康生态建设经营策略的落地实施是一个复杂且难度较大的问题，因此实现核心资源闭环的必要性显而易见，做好顶层设计，完善制度建设，整合资源，打造健康管理生态系统闭环，推动保险公司健康生态建设。

一、完善健康管理服务制度建设

大健康生态建设具备长期性、系统性和联动性的特点，保险公司上下要提高重视，以生态场景的思维，研究思考转型发展路径，做好以客户为中心，全面化、系统化的战略部署，融合内外部资源，构建健康管理服务体系，制定服务策略，赋能保险业务和客户服务，打造未来竞争优势。

保险公司组建健康生态专项工作团队，设置关键岗位，做好统筹、指挥、协调与督导工作，打通自上而下的服务通道，持续优化健康管理服务相关组织管理。保险公司建立大健康生态工作的对口联系机制，定期追踪汇总健康管理服务业务进展及实施情况。保险公司面向总公司各部门及各分公司，形成多层次、多节点、多维度的标准化业务督导内容与形式，同时打造数字化平台，建立数据统计与分析功能，为服务使用追踪、服务评价、服务质量管控提供数字化抓手，定期推送、分析数据，挖掘数据背后的实际意义，助力业务促成目标达成。

保险公司制定健康管理增值服务方案，从产品、客群、客户分层多维度进行设计，同时建立客户健康管理服务评价反馈及投诉处理机制，及时总结反馈服务使用情况，并不断完善优化服务内容及服务流程。

二、构建健康生态闭环

构建健康生态闭环，做好大健康生态建设顶层设计，建立以客户为中心，产品与服务双轮驱动的发展模式，提升运营支撑、科技驱动和生态链上各方资源整合能力，助力保险公司实现健康、稳健、高质量发展。

保险公司建立立体、全面、多层次的产品供给体系，开发与健康管理服务高度契合的保险产品，通过收购、投资或自建互联网医院、养老机构、医疗服务机构等形式，尝试建立公司自有医疗、医药、体检等服务网络，加大把控力，实现服务与产品无缝连接，形成公司新的业务来源和利润增长点，打造较高进入壁垒。

三、建设健康管理服务专业化平台

将建设健康管理服务专业化平台纳入保险公司战略规划，充分利用数字化手段提升客户体验，优化前台服务交互平台，推动中台管理系统建设，实现后台健康数据积累与分析，打造大健康生态核心中枢。

围绕健康生态产业链上的各环节，将提升客户体验作为核心目标，建立智能核保、快速理赔能力，研究针对非健康体的风控体系。推动后端运营前置化，保险公司通过数字化运营及时让客户知晓其所处服务各环节和服务时效，通过可穿戴设备、专业平台的数据互通，盘活客户运营，支撑平台成长。

保险公司站在全公司视角，打通内外部资源，从客户、产品、业务三个维度将健康管理服务与保险深度融合，结合销售场景，规划健康管理平台，实现客户健康信息变化和健康管理服务的记录和管理、服务自动配置、服务数据统计分析、服务评价、供应商管理等功能，提升健康管理服务能力。

第九节　本章小结

保险业健康生态建设经营策略的落地实施是一个复杂且难度较大的问题。从保险公司经营管理角度考虑，产品是业务价值的载体，是保险公司经营活动的核心，产品可以有效匹配市场需求，是保险公司保证可持续性发展的根本。在产品同质化背景下，渠道策略是保险公司发力制胜市场的关键点，聚焦健康管理服务差异化是未来保险公司构建核心竞争力的破局之路。品牌建设是企业形成螺旋式上升管理模式的基石。人才是企业的核心竞争力，是企业发展的第一要素。提升保险公司资金运用水平，是保险业实现可持续发展关键。后援力量和保障措施助力保险公司经营战略目标的落地实施。

后疫情时代，在人口老龄化、慢性病年轻化加剧的社会背景下，国民健康意识不断增强，健康管理需求日益增长，保险市场竞争日益加剧，在保障责任、费率等差异化竞争优势日渐展露疲态。保险公司经营管理中存在产品同质化、客户区分度低、服务缺乏广度和深度以及二者之间融合度较低等产品问题，业务渠道集中度较高，精算、信息技术、健康管理人才欠缺，利润增长承压等问题以及保险资金运用面临信用风险存在的不确定、利率下行、"资产荒"以及再投资难等挑战。

本章深入探讨了产品策略、渠道策略、健康管理服务策略、后援策略、品牌建设策略、人力资源策略、资金运用策略、保障措施等经营策略，力求为保险公司围绕客户全生命周期，上游做好健康预防，中游做大保险支付，下游布局医疗服务，积累健康数据，反哺产品开发和风险管控，推动保险业产业升级，加快形成新发展格局，为实现"保险+健康管理"生态闭环提供战略支持。

参考文献

童伟，庄岩，2014. 俄罗斯医疗保障制度的启示与借鉴 [J]. 中央财经大学学报 (10)：18-24.

艾合坦木江·艾合买提，2015. "互联网+"趋势下大健康生态圈商业模式探析 [J]. 合作经济与科技 (250)：22-25.

雷铭，2016. 健康管理概论 [M]. 北京：旅游教育出版社.

冯鹏程，陆优优，2018. 保险公司参与健康服务业动因、路径及经验借鉴 [J]. 中国保险 (9)：11-14.

张伟，2019. 构建全生命周期的新时代中国特色健康服务模式 [J]. 中国循证医学杂志年 (12)：10-11.

商业价值研究院，(2019-11-01) [2022-04-15]. 基于价值的健康服务崭露头角 [R/OL]. https://www.ibm.com/search？lang=zh&cc=cn&expanded_search=true&q=%E3%80%8A%E5%9F%BA%E4%BA%8E%E4%BB%B7%E5%80%BC%E7%9A%84%E5%81%A5%E5%BA%B7%E6%9C%8D%E5%8A%A1%E5%B4%AD%E9%9C%B2%E5%A4%B4%E8%A7%92%E3%80%8B.

中国银行保险监督委员会，(2020-09-06) [2022-04-30]. 关于规范保险公司健康管理服务的通知 [EB/OL]. http://www.gov.cn/zhengce/zhengceku/2020-09/10/content_5542206.htm.

中国社会科学网，(2020-06-15) [2022-04-27]. 俄罗斯公共医疗体系改革及问题分析 [EB/OL]. https://baijiahao.baidu.com/s？id=166955 1247896193818.

何剑钢，高雁，孔维政，2021. 健康管理，打造保险行业新生态 [J]. 保险理论与实践 (2)，15-41.

刘芳瑞，2021. 健康保险：异军突起，各领风骚 [J]. 企业管理 (9)：23-24.

戴梦希，2021. 慢病保障需求井喷 健康险与健康管理加速融合 [N]. 金融时报 (012).

中国银行保险监督管理委员会，(2021-12-27) [2022-04-15]. 2021 年 11 月

保险业经营情况表［EB/OL］.http://www.cbirc.gov.cn/cn/view/pages/ItemDe-tail.html？docId＝1026339&itemId＝954&generaltype＝0.

中国保险行业协会，（2021-09-17）［2022-04-26］.保险业健康管理标准体系建设指南［R/OL］.https://max.book118.com/html/2021/0919/813101100 6004006.shtm.

中国银行保险报网，（2021-02-09）［2022-03-22］.规范行业健康发展 让健康险真正发挥保障作用［EB/OL］.http://shh.cbimc.cn/2021-02/09/content_382241.htm.

艾瑞网，（2021-01-27）［2022-05-22］.中国百万医疗险行业发展白皮书［R/OL］.https://www.iresearch.com.cn/.

中国保险行业协会，（2021-09-17）［2022-04-26］.保险业健康管理标准体系建设指南［R/OL］.http://www.iachina.cn/art/2021/9/17/art_22_105331.html

中国银行保险报网，（2021-02-09）［2022-03-22］.规范行业健康发展 让健康险真正发挥保障作用［EB/OL］.http://shh.cbimc.cn/2021-02/09/content_382241.htm.

众安科技，2022.2021年度保险业数字化转型报告［R］.上海：众安科技.